你就是自己的焦慮處方

專業心理醫師寫給情緒壓力族群的108則身心靈自癒指引

Dr. Russell Kennedy
羅素・甘迺迪醫師——著
蔡心語——譯

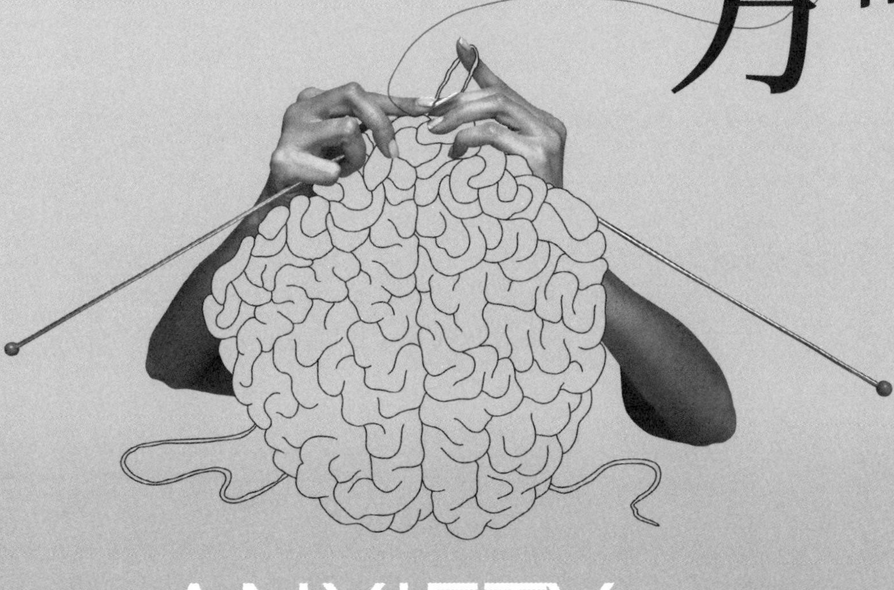

THE ANXIETY PRESCRIPTION

The Revolutionary Mind-Body Solution to Healing Your Chronic Anxiety

獻給父親：

這不是你的錯，也不是任何人的錯。
你的一生深具意義，就在這些書頁中。
你可以好好安息了。

獻給母親：

一直以來，妳恪守本分，任勞任怨。
付出的心血與生命難以數計。
謝謝妳。

獻給羅斯蒂（Rusty），**年輕時的我，**
我現在有你了。
我現在很愛你。
你可以好好休息了。

目錄

The Anxiety Prescription

〔序〕 008
〔新版引言〕 013
〔焦慮工具包〕 025
〔常用術語〕 033

第一部 認識心理

036 第一章 我的童年創傷
039 第二章 艱難的挑戰
043 第三章 立志行醫
045 第四章 放開香蕉
048 第五章 什麼是意識？
051 第六章 察覺受害者心態
053 第七章 焦慮跟你想像的不一樣
057 第八章 焦慮不是感覺
059 第九章 迷幻藥讓我看見未曾察覺的真相
063 第十章 迷幻藥與我
065 第十一章 意識與無意識
070 第十二章 壓抑而無能為力的人生
075 第十三章 藏在身體組織中的問題
078 第十四章 「自我」的保護性
081 第十五章 恐懼傾向
083 第十六章 思考無法解決感覺問題
086 第十七章 擔憂——暗中潛伏的忍者
088 第十八章 你在這裡（不在那裡）

092 第十九章 擔憂讓不確定變得確定
096 第二十章 當擔憂變成天性
099 第二十一章 你比你認為的更強大
103 第二十二章 感覺——思維循環
105 第二十三章 自覺意識帶來選擇
111 第二十四章 家人與騙子
113 第二十五章 是信念問題還是問題信念？
117 第二十六章 警報——焦慮循環
121 第二十七章 你不是你的想法
124 第二十八章 信念的力量
129 第二十九章 信念的力量 II
131 第三十章 在生存模式中失去理智
133 第三十一章 你的船底有洞
136 第三十二章 生理戰勝心理
138 第三十三章 身體警報
141 第三十四章 意念的力量
143 第三十五章 情緒問題不能靠思考解決
146 第三十六章 身體不安全時，我們會退回大腦

第二部 理解身體

154 第三十七章 痛苦根源：喚醒內在的睡虎
156 第三十八章 兩種警報
160 第三十九章 背景警報的來源
164 第四十章 背景警報如何在體內扎根
167 第四十一章 飛機要墜毀了，我還是可以吃零食？
169 第四十二章 修補船洞
173 第四十三章 警報是新的焦慮
179 第四十四章 鮪魚女士
184 第四十五章 當賦予意義變得毫無意義
188 第四十六章 前景警報和背景警報
192 第四十七章 自律神經系統：警報的無意識力量引擎
196 第四十八章 獵遊：警報系統在現實生活中如何運作
200 第四十九章 增強作用：加深記憶凹槽

202 第五十章 海怪遊戲
205 第五十一章 心臟第一，大腦第二
207 第五十二章 警報的目的
210 第五十三章 靈魂的黑夜
220 第五十四章 感受它，療癒它
225 第五十五章 身體記憶
230 第五十六章 警報的起因
232 第五十七章 射殺警報信使？
236 第五十八章 整合舊傷
239 第五十九章 解離同好會
242 第六十章 警報與解離的關聯
245 第六十一章 搖頭丸給我的啟示
252 第六十二章 找回你的安全感
254 第六十三章 等另一只鞋掉下來
258 第六十四章 我現在安全嗎？
262 第六十五章 找出（背景）警報
266 第六十六章 感受身體的焦慮
268 第六十七章 你無法改變看不到的東西：注意鉤子
270 第六十八章 感受但不解釋
277 第六十九章 改變對痛苦的看法
279 第七十章 找回失落的自我連結
283 第七十一章 打造安全場所
285 第七十二章 警報阻絕連結

第三部 覺察自我

290 第七十三章 生存與連結
293 第七十四章 ABCDE心法
295 第七十五章 意識帶來選擇
298 第七十六章 透過身體和呼吸打破循環
302 第七十七章 想法就是海妖
304 第七十八章 以連結和憐憫驅散恐懼
307 第七十九章 自律與轉移注意力
313 第八十章 一起來練習ABC心法
317 第八十一章 自我意識
321 第八十二章 自我與濫用權力

324 第八十三章 喚醒純真本性
327 第八十四章 與內在小孩連結
330 第八十五章 那些讓你保持分離的自我詭計（自我打擊）
334 第八十六章 自我詭計：自我批判
341 第八十七章 自我詭計：自我遺棄
343 第八十八章 自我詭計：自責與自我羞辱
347 第八十九章 自我詭計：受害者心態
353 第九十章 自我詭計：無法接受
357 第九十一章 自我技巧：防禦性分離
360 第九十二章 自我詭計：抗拒與退化
364 第九十三章 自我詭計：強迫性思維
367 第九十四章 讓凍結在過去的身體動起來
372 第九十五章 新的預設模式
374 第九十六章 改變焦點
376 第九十七章 進入活在當下的身體
382 第九十八章 社會脫離系統
388 第九十九章 啟動社會參與系統
405 第一〇〇章 嘿，你在找我嗎？
408 第一〇一章 運用或失去：自我憐憫
410 第一〇二章 ABC心法的最大障礙
413 第一〇三章 我超愛這招！又名「接納巨龍」
423 第一〇四章 胡蘿蔔與棍子
426 第一〇五章 思維對你的傷害比幫助還大
429 第一〇六章 信念
433 第一〇七章 信念沒有受害者，受害者也沒有信念
451 第一〇八章 感恩是終點，也是起點
455 第一〇九章 最後一顆珠子
專有名詞解析表 461
參考資料 465
作者介紹 470

序

一九七三年夏末的某天，天氣悶熱，十二歲的我還不太懂焦慮是什麼，但我確定自己缺乏安全感。父親企圖自殺，我眼睜睜看著救護車將他送往醫院，他患有思覺失調症和雙向情緒障礙[1]，為我帶來嚴重的精神創傷，但我知道父母依然愛我和弟弟，只是壓力太大，無法提供穩定的家庭生活。回想起來，我經常笑稱父親是精神病，母親是神經質，所以我自己的精神狀態也沒啥機會保持健全。

如果你是因為焦慮而閱讀本書，那麼你的內心深處可能積壓著舊傷，至今尚未找到治癒之道。焦慮可能是人一生中最大的挑戰，如果你的長期擔憂和焦慮已經治癒，可能會想要克服一些更輕鬆的挑戰並開始查閱相關書籍，比如說如何成為蒙眼拆彈專家或業餘太空人。

如果你曾經萬般痛苦，現在仍深陷其中，我是真的可以感同身受。幾十年來，我飽受嚴重焦慮所苦，曾經尋求各種心理療法，但每次都失望而歸。我深知那種滿懷解脫的希望卻落得空手而歸的深重挫敗感。

我撰寫本書的目的是將父親（以及母親、弟弟和我）的痛苦轉化為有益的養分，讓其他人從中獲得治癒焦慮的訊息。小時候，父親曾告訴我，他對未來有諸多規劃。但精神疾病奪走這些計畫，當著他的面將它們燒成灰燼，他只能無數次踩熄火焰，直到自己也被火焰吞噬。一九七三年夏末的那天，看著救護車將父親送走，我對自己發誓，他的痛苦，以及我們身為家人承受的混亂、困惑和心碎，我一定要找出這一切的意義。雖然他的未來被奪走，但我秉持十二歲立下的誓言，乘著他的教誨和精神賦予的能量，終有一天成為了醫師。我告訴自己，只要能當上醫師，就可以用昔日未能幫助父親的方式去幫助他人。

在這段療癒的路上，我有充分的資格為你們提供指導，原因如下：

我擁有醫學和神經科學的學士學位。

我在溫哥華的諾伊菲爾德學院（Neufeld Institute）接受發展心理學碩士培訓，總共接觸過十多萬名患者。

我透過死藤水（ayahuasca）[2]、迷幻藥（LSD）[3]、賽洛西賓（psilocybin）[4]和搖頭丸（MDMA）對焦慮進行個人觀察。我閱讀數百本焦慮主題書籍，從高度靈性層面到艱深的神經科學，可以說應有盡有。我也曾為了研究精神科學而住進印度寺廟。

我是領有合格證照的瑜伽和冥想教師。

我曾參加無數次焦慮和心理健康相關會議。

我多次參加學術和靈性靜修，探索身心心理（mind-body mental）與生理健康。多年來，我每

---

1 譯註：舊稱「精神分裂症」和「躁鬱症」。

2 譯註：亞馬遜熱帶雨林原住民經常使用的藥物，意指「死亡與靈魂之藤」，他們相信飲用此藥能排掉體內毒素並治癒病痛，甚至可以與神交流。

3 譯註：台灣法定名稱為麥角二乙胺，俗稱搖腳丸、一粒沙、方糖、加州陽光、白色閃光等等。

4 譯註：又稱迷幻蘑菇。

天與焦慮為伴。

我克服焦慮後，成為專業的脫口秀演員。

對了，你知道醫學院最後一名畢業的學生，後來被稱為什麼嗎？

「醫師」。

儘管我有上述豐富的學術經驗，但我幫助他人治療焦慮最充分的資格，可能就是我自己也曾長達數十年飽受此可怕疾病所苦。我既是治療焦慮症的醫師，也是焦慮症患者，這種不尋常的地位賦予我獨特能力，讓我從多個角度評估哪些方法有效，哪些無效。我不需要去找醫師報告病況，因為我就是醫師！

心理的焦慮念頭和生理的警報反應是截然不同之物，但心理學和精神病學領域當前的做法是將它們合併診斷為同一個問題，也就是焦慮症。大多數焦慮症療法都不太成功，因為幾乎都只治療內心的焦慮，卻忽略更大的問題——藏在體內的舊傷警報。

有機化學家弗雷德里希．奧古斯特．凱庫勒（Friedrich August Kekulé）有個故事。他長期苦尋苯的化學式，現在已知苯是六個碳原子組成的環狀結構。這六個碳如何組合在一起，他百思不得其解。以往科學家認為化學結構呈線性排列，當中的原子就像火車車廂一樣一個接一個。科學家知道苯有六個「車廂」，但也知道不可能呈線性排列。一天夜裡，凱庫勒在夢中看到一條蛇回過頭咬住尾巴，因而想到苯的結構不是線性，而是圓形。

我有過類似經驗，曾經在服用迷幻藥時也看到與傳統理論相悖的景象：我的焦慮大多不在心裡，而是在體內。傳統療法找錯地方了！我透過迷幻藥引發的幻覺，發展出本書的理論依據。

雖然本書無法改變你曾經遭受的痛苦，但能幫助你的身體和心理以不同方式看待那些經歷。當你改變對過去的看法，尤其是對「自我」的看法，也就改變了未來。本書既獨特又實用，不僅僅是那些無效傳統療法的翻版。

我本身有長期憂慮的問題，在尋求治癒的過程中，我不得不成為自己的醫師、諮商心理師和薩滿巫師。這本書融合了心理層面的神經科學原理與生理層面的精神，堪稱一絕。我在印度和服用迷幻藥後的「瘋狂」體驗中找到無法解釋的東西，為了尋求答案，我花了幾千個小時接受科學訓練，發現大多數焦慮症療法都忽略一個重點，也就是獲取體內蘊藏的療癒力和智慧，本書則著重探討這方面的觀點。雖然更多基於「醫學」和心理的療法很重要也有幫助（我也會討論這些方法），但唯有專注於連結身體，你才能完全康復。若要治癒長期憂慮，找出並平息體內的警報非常重要。

我們必須釐清需要治療的是什麼問題，才能採取最佳療法。焦慮是身體的痛苦和心理的焦慮思維互相助長，形成無止境的惡性循環。我會告訴你如何破除這種傷害性循環，讓你重回生活的正軌。

擺脫焦慮只需簡單轉換，將感知從心理轉到身體，就能遠離內心可怕的預測，回到身體帶來的穩定與安全感。

一旦你練就這種更新感知的本領，或許可以和醫師商量更新處方。

我父親從未停藥，事實上，就是藥物奪走他的生命。一九七三年那個夏天，我看著救護車將他送往醫院，此後的十四年裡，他一直在服藥。他過世那天，第一個發現的人是我。我在行醫生涯中看過眾多遺體，他則是第一具。一九八七年一月十二日，我在他的遺體旁發現一張字條。

上面寫著：「這不是你的錯，也不是任何人的錯。」

但從某方面看，我確實覺得自己有錯。我永遠幫不了他，沒人能幫他，他真的病得太重。他活著時，我甚至還沒當上醫師。他過世短短五個月後，我收到醫學院錄取通知，但我卻再也沒機會告訴他。

我無法幫助父親解決情緒的痛苦，但我決定全心全意幫助你解決痛苦。

新版引言

我的著作《**焦慮處方**》(*Anxiety Rx*)上市後受到熱烈歡迎，非常高興這次能改版。雖然本書的原則和理論沒變，但自從二〇二〇年《**焦慮處方**》首次出版以來，我已經多次使用並解釋它們，我自己的焦慮療法也在不斷進步，很高興和讀者分享更深入的理解。我確信，新版將以第一版的療法為基礎，並增加新的技巧和說明。此外，這一版會在開頭提供減少焦慮的策略和做法，以便討論到敏感話題時，你就能在需要時獲得可以提供幫助的工具。

這一切要從當初撰寫第一版的緣由說起。多年前，有位患者在電子郵件上寫著：「親愛的甘迺迪醫師，我的抗焦慮藥物快吃完了，需要你更新我的感知(renew my "perception")。」她原意應該是「幫我再開一次處方藥(renew my "prescription")」，但我想，如果她真能更新感知，可能就不需要處方藥了。

我非常喜歡這個故事，它傳達了我最希望與你分享的核心內容，那就是讓你——我的焦慮同伴，有能力更新你對自己和焦慮的感知，得以不需重開一次處方藥。話雖如此，我首先要強調，我並不反對藥物治療；在許多情況下，精神類藥物是極為有效的措施，我也絕不建議你在沒有諮詢醫師的情況下停止服藥。此外，本書不打算提供醫療建議，因為坦白講，我要分享的內容很少涉及我在傳統西醫療法中學到的知識。事實上，傳統醫學模式主張焦慮主要是心理問題，我認為這種觀點說好聽點是不夠精確，說難聽點就是有罪。「罪」(sin)的英文原始定義是「錯失目標」，而我認為傳統的精神病學和心理學模式之所以有罪，因為它們差不多把重點全放在一個觀念上：「焦慮主要是心理受到意識修正所引發的問題」，而完全忽視無意識引導的身體扮演著更關鍵的角色。如果你現在還不明白這點，我保證當你讀完這本革命性的書籍就會明白。

現代醫學的另一宗罪可能在於，它對影響數百萬人的疾病採取無效療法，再將病情沒有好轉歸咎於患者。我見過無數焦慮症患者，他們一方面怪罪自己，一方面認為傳統療法對他們沒有幫助，導致他們支離破碎，一直好不了。本書就是要告訴你，傳統療法之所以無效，因為它們依據的理論不準確，誤以為焦慮症純粹是心理障礙。我在本書提出新的理論，幫助你徹底了解焦慮，永遠改善症狀，讓你有能力從身心靈三方面著手，最後治癒自己，而不是依賴那些不理解焦慮，甚至將病情沒有好轉歸咎於患者的醫師。我曾收到傳統醫學專家的會診回信，上面寫著：「你的患者抗憂鬱治療失敗」之類的話。

他知不知道自己在說什麼？患者治療失敗？從我的專業角度來看，更準確的說法應該是「醫師沒能找到有效的療法」，但身為各科醫師和精神科醫師的我們，真的很難承認這個結果是我們造成的。

在此我要表明，我是醫師，但沒有專攻精神科。醫學院學生畢業後，至少要接受五年的精神科培訓，才能成為精神科醫師。我以專業人士的身分告訴你，他們通常會進入某種特定的藥物治療範疇，並且整個職業生涯都如此。我身為全科醫師，有充分自由探索許多非傳統醫療領域，並且正如你在後面章節看到的，我面對焦慮時不像一般醫師那樣思考。對於身體疾病，我會站在一般醫師的角度；但處理情緒問題時，一般醫學模式常忽略身體在心理療癒中扮演的角色，因而沒有正中目標。我尊重精神科醫師的工作，因為他們經常面對病情最嚴重的患者，在這些病例中，藥物往往是最有效的方式，但醫師往往會開過多的藥物，因為能用的也只有這些藥了。有人說，你若是一把錘子，所有東西看起來都會像釘子，醫師則被訓練成用藥大錘。平心而論，迷幻藥在精神醫學界愈來愈普及，拓展了醫師的眼界；一些精神科醫師也開始接受身體經驗療法（Somatic Therapy）的效用，但精神科醫師很少像我這樣接受身心整合觀點。

我將在本書陸續介紹我自己的療法，二〇一五年，我透過這些療法徹底擺脫選擇性血清素再吸收抑制劑（SSRI）／選擇性血清素與正腎上腺素再吸收抑制劑（SSNI）之類的藥物，我個人服用精神科藥物的資歷長達二十五年以上。我將向你介紹這些得來不易的觀念，如果你願意接受，我希望你也能減少或擺脫處方藥。但是，我要再次且不厭其煩地強調，只有在醫師指導下才能減少或停用處方藥。

在本書中，我想幫助你更新觀念，以全新方式看待自己和焦慮。這個方法救了我的命，也可能會救你一命。

身為醫師，我為人們治療焦慮症時，遇到的最大問題就是「焦慮」一詞缺乏統一定義。在谷歌上搜索「什麼是焦慮？」你會看到一長串身體和情緒症狀。當你需要治療某種病症，卻不知道它的底細，你該如何治療呢？大多數人（包括醫師和諮商心理師在內）提到「焦慮」時，往往將它和一大堆憂思與痛苦連結起來，就像某種神經質大雜燴一樣，菜色眾多，任君挑選。

這不是定義，而是好市多採購清單，你會得到一包洋芋片、幾顆高爾夫球、幾條綠色運動褲、一個兒童背包和微波爐。這是一堆完全不同的症狀，你可能有也可能沒有，要如何一一釐清並治療？從我的醫學專業角度來看，這是不可能的。身為醫師，我知道對疾病的定義和描述愈精確，治療效果就愈好。

反之亦然，愈不明確的東西愈難治療。焦慮症對精神科醫師和心理學家來說是一種出了名難治的病，因為他們缺乏一致且可預測的方法來精準描述症狀，而《精神疾病診斷與統計手冊》（*Diagnostic and Statistical Manual of Mental Disorders*, DSM）也幫不上什麼忙。

自從二〇二〇年**《焦慮處方》**問世以來，我有了更深刻的領悟，我們在意識中稱為焦慮的東西，更確切地說，其實是一種深藏在身體的無意識當中，為了生存而戰的警報。我甚至認為，之所以有那麼多焦慮症患者「治療失敗」，因為大多數傳統諮商心理師都犯了沒有打中目標的「罪」：把重點全放在改變心理，幾乎忽視了生理。

按照我的定義，焦慮只是心裡焦躁的想法。思緒本身沒有痛苦的成分，因此焦慮也沒有。這可能會讓你大吃一驚，你甚至會懷疑我的可信度。如果你無法接受「焦慮是一種無痛苦思維」的概念，容我向你保證，單單把焦慮和痛苦脫鉤，就已經讓我（還有許多人）從長期、殘酷、反覆的擔憂或恐懼思維中痊癒。

道理很簡單，焦慮本身其實無害，痛苦的部分來自焦慮的邪惡孿生兄弟：警報。我要說的是，你其實把焦慮（心裡產生潛在恐懼想法的過程）和我所說的「警報」（身體的痛苦感覺）混為一談了。

隨著本書開展各章節，你會清楚看到，你感受到的痛苦不是來自內心的焦慮想法，而是存在體內的警報。這種警報由兩個成分組成：一是交感神經系統的戰鬥或逃跑能量錯置，二是未解決的情緒創傷所引發的能量，這種情緒創傷長期積壓體內，可能從童年開始就出現。如果你為焦慮所苦，擔憂會加重體內的警報，表面上看來，內心的憂慮似乎是痛苦根源，但我會證明體內潛在的警報（往往長達數十年）才是不適的真正根源。

毫無疑問，心中的憂慮發揮一定作用，雖然確實是它啟動了警報，但不意味著憂慮就是根本原因。

我會證明我所說的警報——焦慮循環，這是一個自我強化的回饋循環。我也會證明焦慮不是單一存在，而是兩個結構組成的，所謂的焦慮是體內的警報與內心的憂思結合在一起。警報啟動焦慮，焦慮啟動警報。我們必須將兩者分離，一旦能破除這個循環，就可以展開真正的治癒。

再舉一個更清楚的例子，想像一下烤麵包機短路造成家中失火，出於某種瘋狂的原因，你點起一根又一根火柴，將它們扔到火焰上，導致火勢變得更猛烈，但一開始並不是這些火柴造成失火。如果你停止扔火柴，問題仍然存在，大火還在延燒，畢竟起火的是烤麵包機，而不是火柴。

體內潛藏的警報就是那台線路外露的烤麵包機，火柴則是內心的種種擔憂。要治癒焦慮，我們必須解決根本問題（烤麵包機），不要再去責怪火柴引發火災，它們確實助長了火勢，但並非始作俑者。即使滅了火，如果不更換烤麵包機，問題可能還會再次發生。但是，如果誤以為火柴（焦慮的想法）才是問題所在，我們就會拚命移走所有火柴，卻把故障的烤麵包機留在原地。

警報——焦慮循環

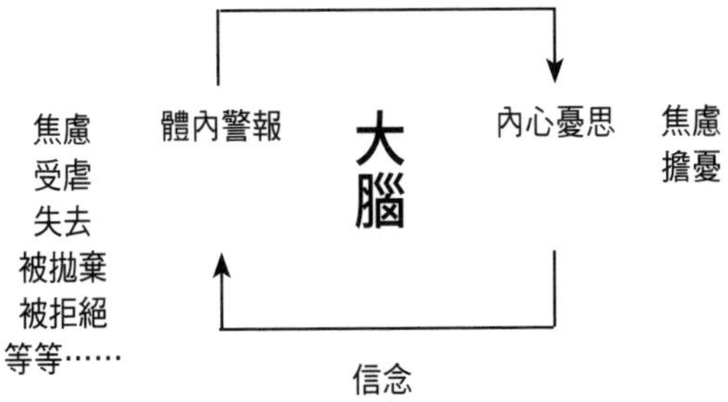

二〇一五年，我參加在英屬哥倫比亞省（British Columbia）的溫哥華舉行的焦慮症研討會。我知道這聽起來像是一堆緊張的人聚在一起，其實是一群醫師、社工、教師和心理學家聆聽治療焦慮的各種演講。其中很多內容都在意料中，對我來說並不新鮮，但發展心理學家戈登・諾伊菲爾德博士（Gordon Neufeld, PhD）發言時，他所說的話令我大為震撼。

「所有焦慮都是分離焦慮。」

我至今仍對諾伊菲爾德的這句話和其他話記憶猶新。焦慮和警報幾乎都來自童年的依附關係中斷，換句話說，就是分離的經歷。

當我們與依附對象在身體上或情感上分離時，身體會進入警報狀態。這是一種被啟動的反應，當發生真實或想像的分離時，身體會自動出現戰鬥或逃跑反應。然而，這種被啟動的反應並不是為了戰鬥或逃跑，而是為了促使我們追尋失去的連結。沒錯，我們之所以會出現戰鬥或逃跑反應，通常不是因為人身安全受到威脅，在現今社會，主要是因為情感安全受到威脅。我完全同意諾伊菲爾德的觀點，警報不是為了逃跑（遠離），而是為了追尋（朝向）。為了應對真實或想像的分離，我們會啟動基於警報的追尋，這是為了重新連結依附對象而進行的反射性嘗試。如果追尋失敗，雖然盡了最大努力，我們仍會感到與依附對象分離，警報就會加強，身體會長期處於警報狀態。（順帶一提，女性可能有更多這種追尋能量，因為她們在戰鬥或逃跑的壓力反應中比男性分泌更多催產素，研究員雪莉・泰勒博士將其稱為女性的「照料和結盟」反應。我不知道這是否有助於解釋，即使面臨令人焦慮且充滿壓力的關係，女性還能堅持下去。）

這種警報狀態始於童年對真實或想像的分離所產生的反應，因內心的焦慮想法而加劇和增強。時間一久，如果受到無法解決的警報狀態（如受虐、失去、被遺棄或被排斥）影響，或者沒人來關愛並讓我們平靜下來，這種警報狀態就會儲存在體內，使我們深陷其中。

如果你長期飽受焦慮想法所苦，很可能體內就有某個版本的警報狀態，它也許是在你生命中的某個時期出現，你覺得自己與依附對象分離，但無法挽回。以我為例，與患有思覺失調症的父親在情感上分離，使我的身體啟動警報狀態，迫切尋求與他重新連結的方法。然而，當時他的心理狀態已經分崩離析，無法連結，導致我始終無法拉近彼此間的距離，因此內心的警報愈來愈頻繁及強烈。

這種警報能量長期留存體內，在內心激發更多虛假的憂思。更棘手的是，警報能量讓我覺得生存受到威脅，以致削弱了大腦的理性思考功能，無法看穿這些想法的虛假本質。因此，我開始相信自己製造的虛假憂思，或者賦予它們力量，進一步強化警報的感覺，於是出現更多憂思，我那被削弱的理性大腦無法拆穿它們的假面具。我陷入警報——焦慮的自我強化回饋循環中，體內的警報在內心產生焦慮想法，而這些想法又在體內產生更多警報。

無數人告訴我，他們第一次聽見警報——焦慮循環概念時，不禁感嘆終於有人能用正確的方式來解釋焦慮。

從本質上講，我們所說的焦慮是身體的警報狀態和內心的焦慮想法結合在一起。我發現將身體警報與心理焦慮分開處理，不管是自己或患者都得到極大的緩解。我的康復主要得益於這個做法：把「焦慮」一詞單純用來指內心的焦慮想法，而把「警報」用來指身體的痛苦感覺。明確地說，我將「警報」和「焦慮」簡化到僅存本質並區分開來，因而得以清楚展現其組成部分是各自獨立且可分離的，從而打破這種循環。

大多數焦慮症療法之所以失敗或收效甚微，因為它們僅著重於治療內心的焦慮想法（在整個系統中只涵蓋了警報的影響），而忽略了真正的根本原因，也就是卡在體內的警報。換句話說，我們一直試圖消除屋子裡的火柴，卻忽略了短路的烤麵包機！用另一種方式來描述，傳統療法之所以失敗，因為它們誤以為我們可以把手伸進鏡中來改變倒影，殊不知要真正解決問題，你不能僅僅改變它的表象，必須深入問題核心。

早年我曾住在印度鄉間的寺廟裡，後來也在溫哥華市中心教授瑜伽課程，我看到很多人脖子上掛著一串念珠，稱為念誦鬘（japa malas）。印度教徒和佛教徒在禪坐默禱時，常利用念珠來保持心神集中（嬉皮也會以念珠來展現自己注重靈性的特質）。傳統的念珠有一百零八顆珠子，「一〇八」被視為神聖的數字，據說在太陽系可以找到與它有關的比例，比如太陽的直徑是地球的一百零八倍，地球到月球的距離相當於月球直徑的一百零八倍。（我實際計算過，結果很接近，但不是完全準確。）

我能肯定的是，一〇八這個三位數是三的倍數（三乘以三十六），而它的數字總和是九（三乘以三）。據說三也是平衡之數，你從鼓凳的三腳底座不難看出這一點，鼓手的動作自由奔放，但他必須坐在穩固平衡的位置上才能盡情打鼓。

本書描述我走遍世界尋找情緒平衡，以治療心中無休止的焦慮。我在外面世界走得愈遠，就愈深入內心的自我。在此引用伊莉莎白．吉兒伯特在《享受吧，一個人的旅行》（*Eat, Pray, Love*）書中的一段話：「將這些故事以『念誦鬘』的結構串連起來，這很，結構化。」雖然這麼說可能不太符合男性的主流觀點，但我真的很喜歡那本書。我想，如果我自己要寫書，也打算按照這種模式，於是就有了現在這本書。

在第一部的三十六章中，我們將前往「心理意識」之地。我會告訴你，你必須以全新觀點看待焦慮的想法，因為人無法改變自己看不到的東西。我也會教你運用覺察力審視焦慮想法，懷著不帶任何批判的好奇心，有意識地做出選擇，讓這些擔憂煙消雲散，而不是圍著它們打轉，甚至愈抓愈緊。我會告訴你，焦慮想法在意識和心流中無法生存，這就解除了焦慮——警報循環的焦慮部分。

在第二部的三十六章中，我們將造訪「身體意識」這個遙遠的國度，它致力於識別並緩解循環中的警報部分。我將傳授在自己和患者身上使用過的技巧和策略，以平靜神經系統，保持身心連結。我會教你一些簡單的方法，讓你專注於身體當下的感覺，避免陷入那些（總是指向未來的）不安思緒。這種以感覺為基礎的處理方式有助於解除警報——焦慮循環中的警報部分。

在旅程最後階段的「自我意識」中，我們將回溯過去，找到與自己的連結中斷的地方。這個階段的重點是重新連結，培養與自我和解的連結關係。從根本上來說，焦慮是心理與身體分離，是成人自我與童年自我分離。要徹底治癒焦慮，我們必須將心理與身體、成人自我與童年自我連結起來。你之所以焦慮，因為你曾經與自我分離，這個遭遇在體內產生深刻的警報感，至今依然留存。要治癒這種警報，你需要重新建立與自我之間的安全依附，讓身心重新協調一致，你的內心就會更加完整。

最後的三十六章著重於提供策略，以解決最初造成警報的分裂。一旦你治癒這種分裂，就能以建設性、適應性和充實的方式連結身心。

簡而言之，我們將脫離苟延殘喘，邁向欣欣向榮。

我們一起攜手踏上這段旅程，你將學會消除思想造成的障礙。我們將區別並揭露內在的批評聲浪，它總是批判、遺棄、責備並羞辱你（我將這四種負面聲浪簡稱為「自我打擊」）。也許，這將是你生平第一次學會與自己真正連結。你的人際關係不可能比你與自己的關係更好，一旦身心重新連結，你才能真正與他人連結，藉以獲得永久緩解警報所需的長期依附。焦慮來自於身心分離所產生的警報，少了這種分離它就無法存續，因此一旦你與自我真正連結，所謂的焦慮將別無選擇，只能退場，因為先前的警報能量已不復存在，無法繼續滋長憂慮。

身體的治癒會帶來心理的治癒，反之亦然，每一種治癒都會為另一種治癒打開新的大門。如果你只試圖治療其中一種（比如每天做十小時瑜伽療癒身體，或每天接受十小時心理治療），效果和效率遠不如每天各治療一小時。

看清焦慮和警報之間的區別，你將徹底明白它們是互相強化的循環，就像一對手足在汽車後座爭吵不休，情況愈演愈烈。一旦內心焦慮與體內警報分離，就會失去各自的能量來源。這時，心理焦慮和身體警報就可以分別處理，也就能平息爭吵，就像那對手足被關愛的父親或母親分開一樣。你將會明白，這位充滿愛心的家長就是你自己。

如果你認定自己「深受焦慮所苦」，務必要了解：你本身或神經系統沒有任何問題。事實上，身心完全按照你的成長方式在運作，你可能覺得這聽起來很奇怪，尤其是如果你已經焦慮了很長一段時間。然而，你只是學會無條件相信自己的想法，因為心裡某個部分認為，不分青紅皂白地相信那些憂慮就可以保障你的安全。你被自己的感知欺騙，這是一種內在條件反射，它叮嚀你要高度警覺且不斷擔心才能安全。小時候這種說法可能有一定道理，但你已經不再是孩子，這種警覺曾經幫助你生存，如今卻對你造成極大傷害。

你沒有罹患《精神疾病診斷與統計手冊》列載的疾病，只是學會恐懼性的感知模式，造成你所謂的焦慮。我將在後面的章節說明，你所謂的心理焦慮其實是身體警報，若想治癒它，必須對症下藥。焦慮很可能源自童年經歷的某種分離，它的痛苦程度超出了意識所能承受和處理的範圍，使得內在失衡。於是，意識中的痛苦被壓抑，深埋在身體的無意識中，變成一種警報狀態留存至今。

本書旨在提供各種方法，助你解除身心的創傷模式，以更健康、真實及清晰的認知取代原先錯誤的版本。你將在過程中學會接受這個事實：不需要盲目相信大腦浮現的每個念頭，你會找到那片內在寧靜之地，一個不需思考也能安然存在的地方。

現在回到《享受吧，一個人的旅行》：「每一串『念誦鬘』都有一顆特殊、額外的珠子——第一百零九顆珠子——懸盪在一百零八顆珠子串成的平衡圓圈外頭，有如綴飾。當你的手指在祈禱時接觸這個標記，你應當暫停專注凝神的禪坐，而感謝你的老師們。」

我終於寫完第一百零九顆珠子並出版本書，感謝吉兒伯特給了我結構方面的靈感，也感謝這條路上所有引領我前進的導師。在治癒長期焦慮的摸索過程中，我一直在尋找真相，這有點像一場毫無章法的混戰，因為我意識到自己既是追尋者，也是作家。當我寫到第一百零九顆珠子時，不得不承認焦慮是我這輩子最偉大的導師，也許這才是最重要的領悟。感謝宇宙對我的信任，讓我親身體驗焦慮，並得到這麼多導師的陪伴。感謝過程中學到的科學和精神知識，希望我能成為他人的導師，幫助個人乃至全世界治癒焦慮的根源。

本書初版因某些地方一再重複而受到批評，你可能也會在新版中發現重複之處。我之所以反覆強調某些重點，原因在於改變你對焦慮的**想法**其實很快，因為人的認知層面能迅速理解新觀點，但更重要的是改變你對焦慮的**感受**。然而，諷刺的是，擔憂和高度警覺在你的童年時期便已形成，為的是保障你的安全，這種模式已深植於內在多年，而且非常頑強，若只是教你在意識層面改變思維方式，依然無法助你擺脫焦慮。要想長期治癒焦慮，必須讓你的無意識身體產生不同**感受**，這就需要反覆練習。換句話說，如果你覺得某些概念一直重複，甚至令你感到些許不耐煩，那正是你的深層無意識正在轉變的跡象，而這就意味著我的目標正在實現！

在進入新版前，請注意，你可能無法完全理解前面幾章的內容。在神經科學中，有一個概念叫做「預示效應」（priming），這是一種先行鋪陳，幫助你事先做好準備，接下來隨著各章內容開展，你就能理解並吸收更多概念。本書的立論與傳統的焦慮治療模式截然不同，我的目標不僅是改變你對焦慮的想法，更重要的是改變你對焦慮的感受，這需要透過預示效應來引導你接受新概念。請注意，你不需要立刻並完全理解所有內容，但請放心，只要耐心讀下去，你會愈來愈明瞭這些概念。讀完本書後，你不僅會對焦慮改觀，最重要的是，你的**感受**也會不同。大多數療法僅憑改變思維就想要達到緩解焦慮的功效，但時間一久就會失效。焦慮和感受有關，唯有從感受層面下手，才能長期解決。

我每天都會收到一些訊息，來自許多人描述本書如何改善他們的生活，現在就讓我們一起進入《焦慮處方》的**進階版**《你就是自己的焦慮處方》吧！

焦慮工具包

閱讀本書時，請使用下列工具和策略：

・呼氣

這個方法快速又有效，可以讓體內的警報系統安靜下來。

用鼻子快速深吸兩口氣，然後用嘴慢慢呼出。

這樣做三到五個回合，就能立即緩解警報。

對於焦慮症患者，我會教他們加強效果。用鼻子快速深吸三口氣後，憋氣兩到三秒鐘，接著微微抿嘴且併攏牙齒徐徐吐氣，發出嘶嘶聲。

一邊聽著吐氣的嘶嘶聲，一邊想像一個過度充氣的輪胎或氣球正在放氣。

重複三到五個回合。

做愈多個回合，你的身心就愈能學會冷靜，所以不要等到壓力過大才開始練習！

‧「我現在安全嗎？」或「我現在很安全」

當你發現自己處於警報狀態，用手按著心口或你覺得警報出現的地方，然後問自己：「我現在安全嗎？」或者告訴自己：「我現在很安全。」

焦慮**始終**和未來有關，人擔憂的全是未來的事。當你從關愛自己的角度出發，把注意力留在當下，你就能擺脫想像中充滿災難的未來。

為了加強這種效果，不妨想想心愛的人或寵物，然後為**自己**付出相同程度的愛，確認你現在確實很安全（你在每個當下始終都很安全）。

比如現在。你現在安全嗎？儘管身體可能出現警報，但**你**仍然是安全的。

附帶一提，這是我夜半時分最喜歡採用的策略。

‧感受警報但不緊繃

這是我根據凱西‧凱恩（Kathy Kain）博士的研究成果改編的方法。

首先，容許自己感受警報，去感覺自己應對擔憂所帶來的痛苦。

然後注意警報周圍那股肌肉自動緊繃的衝動。我的收縮會出現在胸口下方和上腹部，有時需要一、兩分鐘才能看到和感覺到它，但我向你保證，它就在那裡。

這種緊繃往往在無意識的情況下自動出現，它是警報——焦慮循環的第一階段，而且極不明顯，幾乎微不可察。

然而，警報——焦慮循環需要你在擔憂時出現緊繃的情況，這樣它才能升高警報的等級。因此，如果你讓自主意識接棒，決定遏止肌肉收縮，並且專心呼吸，活在當下，保持鬆弛狀態，你就學會了主動察覺循環最重要的第一階段。

當你發現肌肉緊繃的衝動即將被觸發，你可以自主決定保持鬆弛狀態而不收縮，因為一旦在焦慮出現和警報大響時肌肉緊繃，就會啟動警報——焦慮循環。

為了加強效果，你可以撫摸有緊繃感的部位，專心去感受它，看看你能忍受這種不舒服的感覺多久，即使很痛也不要退卻（事實上，很痛時更該好好感受）。

・什麼是真正有用的？

當我們被警報淹沒，大腦的確認偏誤（confirmation bias）會優先尋找生活中痛苦或可怕的事。這是心理層面的確認偏誤，亦即傾向於相信自己已經認定的觀點。此外，我認為心理也會確認身體的感受，如果身體出現警報，心理就會優先尋找並相信那些擔憂。

因此，當身體處於警報狀態，大腦會更密切關注可怕的事，以致美好事物逐漸消失，深深埋進情緒底層下，我們不再意識到它們的存在。

在我稱之為堆積的過程中，令人擔憂的事一件又一件往上堆積，開始掌控我們。即使遇到許多好事，即使能與好人連結，大腦也不會讓我們「看到」這些人事物。

所以，這個工具旨在幫助你主動去尋找，看看生活中真正有用的是什麼，不一定非得是大事，這麼做只是要讓你明白，你的生活**也有**積極的一面，只是大腦不讓你看到而已。

提到這個工具，每每令我想起一則故事：某人常拿錘子一遍遍地敲打自己，別人問他為什麼這麼做，他說：「因為停止敲打後，感覺非常好。」有時候，我們只是停止朝消極方向前進，就會自動轉向積極。

為了加強效果，請播放你最愛的一首歌，**真切**地感受它。這將為你的身體打造不同的狀態，開始將偏差轉向更積極的方向，讓你看到生活中**真正**有用的事物。

‧拒絕受害者心態

這個工具與「什麼是真正有用的？」相輔相成。受害者往往將憂慮層層堆疊在自己身上，這種情況極難察覺，早在童年便成為固定模式，以致他們不知道自己多麼容易就做出最壞的假設和預期，然後在擔憂中製造最壞的狀況。

這種受害者心態會反映在心理和生理層面，成為神經系統自我應驗的預言。受害者的身體在憂慮中會製造皮質醇和腎上腺素，以便應付壓力和痛苦，因此他們習慣性尋找並注意到壓力和痛苦。

於是，許多人終其一生困在絕望的受害者心態中，永遠無法擺脫焦慮和警報，因為他們會對壓力產生的化學物質上癮。對於那些會對自己造成傷害的事物，包括憂慮在內，受害者簡直無法自拔。

我擺脫受害者心態的方法是激發內心的怒氣，好讓自己動起來。受害者心態是一種癱瘓狀態，生氣則是啟動狀態。當人類受到傷害或遭到利用時，生氣是一種保護機制。然而，我們往往在兒時就知道生氣於事無補（或因發脾氣而受罰），因此早早放棄這個工具，沒有怒氣保護的孩子別無選擇，只能成為受害者。

我並不是說要大發雷霆，兩者的程度截然不同。我經常會利用怒氣強迫自己起床，或是為身心注入能量，讓它啟動而非萎靡不振，讓我知道自己是成年人，而非無能為力的孩子。這種發怒主要針對**自己**，而非**他人**。

我有個很棒的主張：「我正利用內心的怒氣來阻止自己或他人成為受害者。」（本書後續將以一整章內容探討受害者心態）。

・重拾信念

這不一定意味著要有宗教信仰，儘管有宗教信仰的人通常焦慮程度較低。

那麼，若要把重拾信念當作緩解焦慮的工具，它可以提供哪些幫助？當我們兒時遭受創傷，父母或照顧者沒有及時解決，我們就會對這個世界的安全失去信心，並且得到它的副產品——高度警覺，以及（錯誤的）信念：如果父母不能保護我們，那麼一切都只能靠自己。

此外，孩童式的自我中心世界觀使得我們對環境產生極大控制欲，這種高度警覺、過度擔憂的心態往往讓人產生一種錯覺，以為自己能夠影響「可能」發生的事。

我們置身在惡性循環中，一旦對世界的安全失去信心，高度警覺的擔憂就會撲上來保護我們，而我們愈相信內心的擔憂，這些擔憂就愈讓我們覺得世界不安全。

憂慮會消除信念，反之亦然，信念會消除憂慮。

當我們恢復信念，就能消除對憂慮的控制欲，哪怕只是相信自己不需要做任何事。當我們結合「重拾信念」與「感受警報但不緊繃」兩種工具，就能找到一個平和之處，那裡有一種超越自身的力量和平靜，足以停止我們心中的憂慮。

若要培養足夠的信念，把世界視為安全之地，這並非易事，畢竟這與兒時採取的應對憂慮策略背道而馳。

信念是解除憂慮最有效的良藥之一。關於這一點，我們後面再談！

・自我撫觸

許多人兒時沒有得到足夠的愛的撫觸。

愛的撫觸會深深觸動大腦，讓它安全而茁壯地發展。缺乏撫觸將導致大腦過分關注危險和生存。

你將在本書中看到，所謂的心理焦慮其實是身體的警報狀態，我會告訴你，透過生理來平復心理比透過心理來平復生理有效得多。

感到焦慮時，請試著跳脫思緒，轉而尋找體內是否存在令你不適的警報。對許多人來說，它是一種喉嚨、心臟、太陽神經叢[1]或腹部的疼痛或壓迫感，通常位於身體的中線。

告訴你一個小祕密。這個疼痛是幼小時期受傷自我的餘孽，它正是你所謂的焦慮真正的根源。

把手放在疼痛或壓迫感的部位上，可以的話，對著警報感呼吸，輕拍它，按揉它，與它建立愛的連結。從很多方面來說，這種感覺就是內在受傷的孩子，他們希望被看見、被傾聽、被保護、被愛，所以，現在就用你的撫觸和關注滿足他們的需求。如果你無法立刻找到這種感覺，也不要太擔心，你很快就能找到。

・感受但不解釋

我把最好的工具留到最後，這是所有工具中最難實施的，但也是對你的療癒最有效的。如果你還不太明白這個概念，不用擔心（哈哈），我之所以提早讓你的心理（和生理）接觸這個關鍵概念，因為它對你緩解長期焦慮至關重要。

要打破警報——焦慮循環，你必須學會將心裡的不安與體內儲存的痛苦警報區分開來。我們所謂的「焦慮」正是源自這種無意識的循環。身體的警報啟動內心的憂慮，而內心的憂慮又加重身體的警報；因此，要想治癒它，我們必須學會將兩者從對方的能量中分離出來。

我再次強調，警報是身體的感覺，我將在本書後面的部分闡明這一點。當你陷入擔憂時，不妨試著暫停思考，將注意力轉到身體的感覺，尋找強烈的不適。我自己是在太陽神經叢找到警報感，其他常見的地方還有心臟、喉嚨或腹部，也可能出現在其他部位。這種感覺像壓力、疼痛或隱隱作痛，有些人形容它就像親友過世或失戀時的心痛。

如果你無法立刻找到它也無妨，我說過，我會在本書後面的部分教你找出警報。此外，你還有另一種選擇，也就是我的線上課程 MBRX，它詳細介紹如何尋找和解除警報。再次強調，我只

---

1 譯註：位於肚臍和肋骨之間。

是先讓你熟悉這個非常有用的工具，隨著後面的章節陸續開展，你會愈來愈熟練。

如果你能在陷入憂慮時找到體內這種令你不適的能量，然後把注意力集中在警報感上，你就能學會具體且直接地把注意力從腦中的思緒轉移到身體的感覺。我會想像額頭有一個「暫停」鍵，實際伸手按下它，然後把手移到有警報感的太陽神經叢，輕輕撫摸這個部位。這一連串動作是一種信號，象徵我的自主意識將注意力從思考轉向感覺。

這也是使用「感受警報但不緊繃」工具的大好時機，你可以好好感受，但不要抗拒肌肉產生的緊繃。這些工具對你的療癒有多麼重要，以致我再怎麼強調都不為過。我把最後一個工具稱為「感受但不解釋」，它是一種有意識的行為，讓你去感受體內那股不舒服的警報，而不是任由大腦瘋狂地想著「警告」（Warning）、「假設」（What if）和「最壞情況」（Worst case scenario）（又稱「擔憂的三個W」）。

簡而言之，當你發現自己又無法自拔地陷入擔憂，不妨按下暫停思考鍵，將精力重新集中到身體的感覺，即使它令你很不舒服。當你有意識地從思考轉向感受，你就能開始有效地化解痛苦的根源（儲存在體內的警報），而不是陷入無止境的循環，總是在設想「擔憂的三個W」有一天會奇蹟般地找到解決辦法，因而希望一再落空。

再次強調，一開始你可能無法將感受和思考徹底分開，但你愈是掌握將憂慮思維轉向身體感受的技巧，你就愈有可能永遠破除警報——焦慮循環。

這些工具將在你的生活和閱讀本書的過程中提供幫助。所以，如果你已經準備好了，我們現在就開始探索焦慮的本質，以及如何治癒它。

常用術語

童年創傷：虐待、失去、遺棄、排斥、早熟、羞辱或羞愧。

自我打擊：批判、遺棄、責備、羞辱或羞愧。

無意識行為：藥物、成癮、轉移注意力、解離。

自我照護：看到、聽到、接受、理解、愛、保護內在小孩。

第一部

認識心理

第一章 我的童年創傷

一九七三年的我是個非常瘦弱、心煩意亂的十二歲孩子，留著一頭金髮，還有一口暴牙。某個夏日，我穿著喇叭牛仔褲，在臥室裡看著窗外的救護車正準備將父親送往精神病院。我已經有好幾年懷疑爸不太對勁，但和大多數孩子一樣，因為無從比較，我把父母的一切情況視為理所當然。許多人說我在父親生病時做到了「化悲痛為力量」，但我要說，在他自殺前的十四年間，我始終深陷痛苦，無法自拔。那個夏日已經過了將近五十年，如今這本書是我真正「化悲痛為力量」的嘗試，透過父親的痛苦來幫助自己，也幫助那些受焦慮折磨的人。

父親是個慈愛的人，個性非常幽默風趣。他個子不高，大約只有一百七十公分，但嗓門很大。事實上，這副大嗓門讓他成為廣播節目主持人，在我剛出生的一九六〇年代，對於一個二十六歲的男人來說，這可是了不起的成就。母親告訴我，知名新聞主播彼得．詹寧斯（Peter Jennings）曾說，我父親的聲音是他聽過最動聽的。

就在一九七三年的這一天，他又要被送進精神病院，因為除了他自己在廣播節目中如絲般順滑的聲音，他還聽到其他聲音。

我爸從不虐待別人，也不會暴力相向，但他偶爾會和現實脫節，相信一些事，比如他是世界上最聰明的人、他可以直接與各國領袖對話，或者他是一隻貓。好吧，貓的這部分是我編的，但只是為了說明他的病況。事實上，他不只一次被「強制收治」（我們這些醫師的專業術語，形容違背某人意願，將其送入精神病院治療）。

我一直是個敏感的孩子，但我相信，童年目睹父親陷入精神病性憂鬱，感覺與他如此疏遠，我的焦慮才真正開始扎根。

這不是他的錯。我愛他，知道他也愛我，但他的行為愈來愈反覆無常，我也愈來愈沒有安全感。他通常會保持神智清醒幾個月，期間也會好好教養我，教我打球、騎車和下棋，你知道的，就是爸爸會教小孩的那些事。然而，就像是不小心被家裡的狗咬了一口，你和狗的一百次正面接觸才能抵消一次負面接觸，如果狗再咬你一口，你很可能再也不會相信牠，尤其是那隻狗居然認為自己是一隻會下棋的貓。

我被父親「咬」過很多次，他總是重新贏得我的信任，然後再次失去。如果你的父母或照顧者生病、有毒癮、酗酒或不在身邊，或者更糟糕，對你實施精神、身體或性方面的虐待，你就會明白我所謂的被「咬」是什麼意思。你被咬的次數愈多，就愈有可能罹患焦慮症或眾多情緒疾病。我的焦慮源於對自我的迷失和界限的模糊，我漸漸看不清那條線在哪裡，不知道他們該在哪裡結束，我又該從哪裡開始。當父親（或母親）吸走整個家庭的能量，孩子往往會將注意力從探索自我轉移到有需要的父母（或照顧者）身上，全心全意地解讀對方心思，並照顧對方的需求，因為孩子下意識明白：「要是父親（或母親）不安全，我也不安全」。

許多人之所以焦慮，是因為我們放棄了安全、茁壯、真實的自我，換來一個僅能生存、時刻反應的自我。我們被稱為高敏感族、善解人意的人和討好型人格。我們常因從小就承擔成人的角色而受到稱讚，卻因此與自身需求脫節，因為我們認為某人過得好，自己才能生存下去。許多人善於關心並照顧他人，但長期忽視自身需求，以致這種自覺意識逐漸萎縮。我們在與父母的關係中承擔了照顧者的角色，並且不斷強化這種模式，因為這種角色讓我們在感到無助或束手無策時獲得力量。時間一久，我們與自身真正的需求失去連結，也慢慢地失去自我。於是，內在出現分裂，我們總是選擇生存（依附有問題的父母並為他們付出），而不是茁壯成長（依附自己並為自己付出）。

當你與父母的依附關係是健康的，你會自然發展出自我了解和關愛的能力，因為父母願意主動了解並關愛**你**。當你與關愛的父親（或母親）建立安全依附關係，你的大腦某些區域會發展，為你培養出自我撫慰及掌握全局的能力。當外在世界充滿狂風暴雨，你可以進入深層、冷靜的自我，生活表面再怎麼波濤洶湧，你都不會受到影響。兒時如果缺乏這種基礎性的撫慰與關愛，你頂多只能學會在驚濤駭浪中衝浪，下場就是被拋來拋去，而且經常如此。

思考要點：你曾經在尚未準備好之際就被迫承擔哪些成人角色？

第二章　艱難的挑戰

一九八七年是我人生中最艱難的一年。在短短九個月裡，我失去父親，而且必須讀完神經科學學位的最後一學期（還要取得非常優異的成績才能進入醫學院繼續深造）。此外，我也結了婚，搬到四千公里外，與新婚妻子和十八個月大的女兒住進新家，然後進入醫學院就讀。我從頭到尾都處於極度緊張的狀態。

儘管事隔多年，如今回想起來，我依然感到既自豪又難以置信，我不敢相信自己真的撐過來了。

一連串事件從那年年初開始，父親的雙向情緒障礙和思覺失調症對他的身心造成極大傷害，以致他在一月十二日因故意服用過量處方藥而身亡。那天早上，我有一種不祥的預感，一直覺得很不對勁，於是打電話給弟弟史考特。

弟弟和我前往父親的住處，我們發現他的遺體時毫不意外。當時我還不是醫師，甚至不是醫科學生，生平第一次看到的遺體就是父親。還記得我對弟弟說：「呃，爸就這樣走了。」

男孩失去父親時，會有一種失去保護者的感覺，雖然在父親去世前，我已經當了他的保護者很多年。他去世時，我已經是二十六歲的成熟男性，但心中的小男孩始終渴望爸爸會回來，盼望他依然是那個帶我去釣魚、教我騎自行車和打棒球的人。他的辭世引發我內心深處的衝突，我還記得除了難以忍受的痛苦，我同時感到無比欣慰。我痛苦的是失去了父親，欣慰的則是他的苦難終於到頭。

一九八七年的頭幾個月，為了逃避內心的痛苦，我將全部心力投入學業，拿到醫學預科學位後，我忙著向全國各地的醫學院提出入學申請。我當時很納悶自己竟然沒有為父親過世感到悲傷，現在回想起來，我恍然明白，那時的我已經完全解離，陷入深深的麻木中。或許你也曾經歷類似情形，情緒就像能量，不能憑空創造，也不能隨意消滅，只能轉化為不同的形態。我只能一直壓抑著悲痛，但它逐漸累積，我愈來愈覺得末日就要降臨，最後爆發生平頭一次的強烈恐慌。

五月分，第一批錄取名單公布，幾個朋友順利被多所醫學院提前錄取，我卻沒有。為此我感到脆弱、無力和自卑，幾乎吃不下睡不著，考試的壓力已經過去，我的腦海開始閃現發現父親遺體的情景。在焦慮和崩潰的狀態下，我不禁開始懷疑，等待我的會不會也是精神病和自殺的相同命運。

如今回想起來，當時我一直在想，如果我能考上醫學院，成為醫師，就可以一勞永逸地證明我不像爸，證明我沒有精神病。我愈來愈固執地認為，成為醫師將是我心理健康的最好證明，但事實上，踏上這條路反而讓我產生焦慮症和心理疾病。

一九八七年春天，我堅信只要成為羅素．甘迺迪醫師，我就能得救。然而，一所院接一所的醫學院未錄取我，我的希望愈來愈渺茫。到了六月，我每天焦急地察看信箱很多次，但一無所獲。（那時還沒有電子郵件！）夢想破滅，我的恐慌症每天發作，甚至數度出現所謂的「人格解離」（depersonalization），那是一種你不在自己體內的感覺，你會覺得自己是別人，聽著自己說話或看著自己喝水，彷彿你與自身分離，你在外面看著自己做事。這讓我陷入徹底的恐慌，因為我認定自己即將罹患思覺失調症或雙向情緒障礙。

我在絕望中度日，每過一天，我的心就更脆弱。兩個多月後，醫學院的新學年就要開學，時間已經不多了。就在這時，轉機出現，我終於可以鬆一口氣。一九八七年六月五日上午，我接到西安大略大學（University of Western Ontario）招生辦公室的電話，問我還有沒有興趣進他們的新生班。他們說我在候補名單上，正在確認名單上的人還有沒有意願就讀。

這是一九八七年這麼難熬的另一個原因。焦慮的典型特徵就是被困在兩條對立的道路之間。如果沒有被學校錄取，我將陷入迷茫，不知道自己還有沒有機會進醫學院。一旦錄取了，我很可能因此被迫跟女兒分開，因為我和女兒的母親尚未結婚，而她堅決反對遠赴異域，她不想離開她的家人。若要說我被兩股相反的力道拉扯，都還算是輕描淡寫。

長話短說，我被錄取，女友決定和我結婚，組成正式家庭。我們離開溫暖的英屬哥倫比亞省維多利亞市，來到天寒地凍的安大略省倫敦市。

我相信如果遭遇生平重大挑戰，這時你會完全不知所措。事實上，如果你遇到看似難以克服的挑戰，令你束手無策，這很可能就是你最初陷入焦慮的原因，尤其是這種挑戰發生在兒童或青少年時期。

如果你在十年前問我，這輩子遇過最大的挑戰是什麼，我會說是童年創傷，或是進醫學院求學，或是兩次離婚。但我現在知道，這些都不是。我人生中面臨的最大挑戰是如何應對不確定性。

像我們這種童年經歷過極度不確定性的人，成年後會想盡辦法增加確定感。你很快就會發現，擔憂之所以如此誘人，變成一種習慣，那是因為（一）它讓我們覺得自己沒有被恐懼嚇呆，至少還在做點什麼；（二）它似乎讓不確定的事變得更加確定。

很多焦慮症患者在童年或人生中最脆弱的時期，都經歷過很多不確定事件。不確定性是強大的無意識觸發因子，我們這些焦慮症患者往往無法忍受，因為它讓我們想起經歷過的重大、劇烈且不穩定的困惑和痛苦。如今，當我因不確定事件而憂心時，我知道這其實是童年的不確定感又被喚醒了，那時的我不知道接下來會如何，也不知道父親在做什麼，或者他有什麼感受。我們會想盡辦法避免不確定感，因此寧可陷入擔憂，也不要被它捆綁。

不確定性常常為兒時的我們帶來難以忍受的感覺，成年後依然如此，這種身體的不適感讓我們覺得必須不惜代價避免不確定性。將不確定性降到最低程度的另一個名稱是控制，小時候，我們試圖透過身體的不適暫時逃避內心的憂思，藉以控制不確定性帶來的痛苦。

為了控制和限制不確定性，我們乾脆不出門，迴避那些可能會讓我們產生不良反應的場所和人事物。我們不僅主動迴避那些不確定的事，還會透過反覆思考和擔憂來說服自己相信那些事不該做，進而強化迴避行為！

理智上，我們明白控制和確定感只是幻覺，但在無意識層面（大部分動力源於此處），我們又回到為了獲得控制感而努力的時期。兒時我們選擇以擔憂做為應對策略，成年後它成為我們的首選途徑，因為比起不確定性帶來的，呃，不確定感，我們還是寧可活在擔憂打造的確定性世界。

思考要點：定性的關係，以及你為了盡量減少它而花了多少心力。

第三章 立志行醫

小時候，我從不覺得自己重要。父親時好時壞的健康狀況和明顯的疾病耗掉全家大部分精力和注意力，我為了得到家人重視，開始扮演照顧父母的角色，並因此獲得一些肯定與身分認同。我看到很多焦慮症患者從小就背負過多責任，以致被迫提早長大。一方面，你會因為覺得自己有用且重要而自我膨脹。但另一方面，當你過早承擔過多責任，心底又隱約知道這其實超出了自己的能力範圍，你的神經系統就會進入長期警報狀態。

當時的我並不知道這一點，成為醫師後，我試圖找回少年時期過早承擔照顧責任帶來的自我膨脹感。那口井曾經緩解我對關注的渴求，我再度回到井邊，卻沒發現井裡裝的不是純淨水，而是混合了毒素的有害水。少年時期，我以為那些責任在滋養我，其實它們在慢慢地毒害我。當我繼續關愛他人並忽視自己，有害水的毒素愈來愈多，水愈來愈少，除了無法停止喝毒水，我還選擇了源源不絕提供有毒責任的職業。

我將在本書中一再強調，你無法改變看不到的東西，更進一步說，你註定會成為你所看不到的東西。我有太多焦慮症患者早就學會先照顧別人的需要，再考慮自己的需要。（大多數人現在依然如此，我希望你能看清楚，你如何為了照顧他人而拋棄自己）。以我為例，我的焦慮和警報愈演愈烈，而我卻看不出來主因正是這種先顧別人再顧自己的強迫性模式。

憂慮不斷傷害著我，我卻深陷其中無法自拔，此外，我也無法停止優先關愛他人，每一個兒時養成的模式都在彼此強化。還有一件事我也會一再強調，當你開始**看到**它，你就不必再**成為**它。我想幫助你看清，為何你成年後仍不自覺陷入那些兒時不正常（但很有吸引力，而且往往很難發現）的模式，使得你的焦慮變得更嚴重。

這就像一個老笑話，一個人對醫師說：「醫師，我的腿在三個地方骨折了。」醫師說：「唔，那你就別再去那三個地方了！」重要的是明白如何遠離那些令你痛苦的行為模式（以及場所），因為就像下意識優先考量別人的需求一樣，你往往不自覺地陷入產生焦慮的行為模式（以及場所），卻渾然不覺自己是如何掉進陷阱的。

佛洛伊德循著這些思路和模式，提出一個概念，稱之為「強迫性重複」（repetition compulsion）。我將在後續章節詳細討論，簡而言之，強迫性重複是一種強烈的衝動，想要在成年後重現童年的環境和模式，即使這些模式會為你帶來強烈的痛苦和焦慮。

對我來說，醫師簡直是「完美」的職業，因為優先照顧他人正是醫界這座「球場」對球技的基本要求（說到球場，我們都知道醫師多愛打高爾夫球）。強迫性重複是我兒時照顧父母（現在是病人）的癮，但它幾乎毀了我，因為我放不掉正在傷害我的東西，主要是因為照顧早已成為根深柢固的習慣，我根本沒有察覺到自己一直在照顧他人。

思考要點：你成年後複製了童年哪些模式？取悅他人、優先考量他人的需要並忽視自己，還是長期擔憂？（別擔心！我會告訴你如何看清這些模式，讓你不再被它們捆綁。）

第四章　放開香蕉

一則寓言描述如何捕捉猴子。有人架起一片鐵絲網，上面開了幾個洞，大小剛好可以讓一隻猴子把手掌和前臂穿過去。鐵絲網另一邊有根香蕉，猴子可以伸手過去抓住香蕉，但是洞不夠大，牠無法拿著香蕉縮回手。

一隻猴子看到香蕉立刻緊抓不放，旁邊隨即有人上前抓住牠。猴子只要放開香蕉並縮回手，就可以輕鬆逃脫。但是，由於牠不甘心鬆手，反而被限制住，解決困境的簡單方法明明擺在眼前，牠卻看不到。

當別人對你說「好了，別再擔心了」，他們的意思其實是「放開香蕉吧」。我們這些習慣憂慮的人之所以窮擔心，其中一個原因就是憂慮已經與我們合而為一。事實上，它已經熟悉到當我們不再憂慮時，反而會開始擔心自己是不是忽略了什麼！我們兒時（其實還有成年後）的大多數憂慮都沒有發生，因此我們得出錯誤的結論：「**正因為**我擔憂了，壞事才沒有發生」。許多人從小就在高度警覺和擔憂中成長，（錯誤地）相信它們能保護我們的安全。我們這些習慣擔憂的人覺得，一旦放開香蕉，停止擔憂，就等於放棄一直以來被我們視為有利於生存的東西。理智上，我們知道擔憂病理切片的化驗結果不會產生任何影響，但在童年的無意識深處，我們神奇地認為這可能有用。因此，我們會怕自己不夠擔心，即使想放開香蕉也放不掉。

二〇一〇年，在行醫近二十年後，我知道自己已燃燒殆盡，需要離開醫界，但我就是做不到。對我來說，當醫師就像抓著香蕉不放。內心某個角落依然相信它對我有益，但事實上它困住了我。

有些職業將頭銜烙印在你的身分中，與你的名字合而為一，醫師便是其中之一。醫學院一畢業，我立刻成為羅素・甘迺迪醫師。你可以說，我是被強行灌輸的（真巧，強行灌輸〔in*doc*trinate〕這個詞裡就有醫師的簡稱〔doc〕）。不知何故，其他工作不會這樣，你不會聽到有人喊你瓊斯水管工（Plumber Jones）或強森鑽地機師傅（Jackhammer Johnson）。（其實，我忽然想到，強森鑽地機師傅好像是某位成人片男星的名字，恕我離題。）

我想說的是，一旦你緊抓著那根象徵焦慮和憂思的香蕉，你會很難鬆手，哪怕你能清楚看到它在傷害你。

我知道行醫對我來說是一種傷害，但就是放不下那根有毒的香蕉，無法主動離開醫界。我在原生家庭裡強迫自己照顧他人，這已經成為根深柢固的習慣，我認為只有這樣家人才會注意到我。因此，我內在的小孩認為，一旦放棄行醫，童年那種被忽視且沒人愛的感覺就會重新找上我。

二〇一三年二月八日，我的左腳阿基里斯腱完全斷裂，因為我太自以為是，自行注射類固醇和局部麻醉劑。但是，所有醫師都會告訴你，雖然注射麻醉劑幾乎可以立即緩解疼痛（確實如此），但類固醇會弱化肌腱，使得它非常容易斷裂（我的情況就是如此）。

這一針，徹底摧毀了我的行醫生涯，我知道自己已經被判定出局。從那天起，我再也沒有以傳統醫師的身分行醫，不是因為阿基里斯腱斷裂（雖然它從未完全癒合），而是這件事迫使我放下香蕉，承認我的心理健康狀況不適合再行醫。

你有沒有聽說過「旁觀者清，當局者迷」這句話？英文慣以「置身瓶中看不見標籤」來形容。我心力交瘁，無法看清自己陷入強迫性（重複）幫助他人的模式，也不知道這麼做的代價竟是犧牲自己的福祉。如果你當時問我，我會說我是個好醫師，幫助別人是我畢生的志業。但是，我的身體一直處於戰鬥或逃跑的警戒狀態，內心也充滿焦慮的想法。

諷刺的是，我曾認定當上醫師能證明自己沒有精神病，但這個職業讓我深陷焦慮和精神病中，甚至一度萌生自殺的念頭。

我的狀況一團糟。當我開始考慮放棄當醫師，腦中不斷浮現那些灰暗的日子，那時的我很有可能永遠進不了醫學院。還記得我想起當年，我還不是醫師，但真的很想當醫師，而現在我已行醫多年，卻依然很不想當醫師。然而，「羅素．甘迺迪醫師」已經深植於自我認同中，我覺得一旦失去這個頭銜，我就會迷失方向，哪怕它差點要了我的命。這正是盲點所在！

如果說上癮是對不想要的東西欲罷不能，那麼我就是對「醫師」這個頭銜上癮，同時也對強迫性的憂慮上癮，兩者都正在摧毀我。

我擺脫「擔憂製造更多擔憂」的惡性循環，第一步（我會在後面章節詳細教你如何做到）就是培養自覺意識，目睹並真切感受內在的情緒變化，而不是逃進內心的想法和擔憂。這就是從瓶中跳出來，真正看到那張「你一直優先照顧別人但忽視自己」的標籤。

本書有個最關鍵、最具意義的重點，就是告訴你身體的感覺可以和內心的想法分開。你若是不知道心中的憂慮和自我認同可以分開且各自獨立，這些憂慮就會成為自我實現的預言，將你鎖在「你**就是**你的憂慮」錯誤認知中。換句話說，當你**看不見**那些憂慮，你就註定**成為**它們。

思考要點：不妨想像一下，身體的感覺和心中的想法可以是兩個獨立的存在。

第五章 什麼是意識？

我在療癒焦慮的過程中曾借助一些工具，對我幫助最大的不是技術、醫師、療法或藥物，而是一種意識感。強迫性重複的特徵是我們很難發現它，只是不停重複童年的行為模式（擔憂、取悅他人、避免衝突等），彷彿再也看不到這些老毛病。我曾透過一些非常寶貴的物質進入意識深處，徹底了解我的焦慮（以及如何治癒），這些物質就是迷幻藥，我馬上就會告訴你這段經歷。

市面上分析意識的書籍應有盡有，但我希望透過本書介紹幾個觀點，它們在我緩解焦慮的路途中給了我最大的幫助。

那麼，什麼是意識？

我們都能感知食物的味道、手握方向盤的觸感，以及別人呼喚我們的聲音，人便是透過意識的基本面來體驗世界。而我想說的意識是一種更深層的存在，通常被稱為自覺意識。

不自覺意識與自覺意識有很大的差異。不自覺意識是一種快速且自動的機制，透過反應引導注意力，它是你對某事當下的感覺，比如喝水時對吞進喉嚨裡的水有感覺。自覺意識則是主動將注意力集中在感覺上，細細推敲並品味，比如喝水時的水溫，液體順著食道流下的感覺。當你處在不自覺意識中，或者意識沒有特別關注的目標，時間就會自然而然流逝。但處在自覺意識時，人會有一種時間靜止的感覺，就能更緩慢、細緻地專注於特定事物或體驗。總而言之，自覺意識就是你察覺到自己有意識。

再舉一個例子，你很可能沒有意識到自己正在呼吸。處於自覺意識時，你可以刻意說：「我要來一次有意識、專注的呼吸。」你甚至可以閉上眼睛，注意氣息從鼻孔進出的感覺。不妨立刻試試看：有意識地慢慢吸氣和呼氣，細細品味每一次呼吸帶來的各種感覺。現在重複這個過程，在吸氣和呼氣準備轉換時，稍微拉長停頓的時間，現在你已真正對呼吸產生意識感。

從不自覺意識進入自覺意識，你就可以從白日夢轉為清醒，從過去或未來回到現在。事實上，自覺意識的特質就是把你鎖定在當下。

意識可以視為一種技能，以不帶偏見的好奇心進行觀察練習。冥想者可以透過這種練習掌握技巧，將眾多想法當作心情的展現，而不會輕易相信它們，也不會下意識將它們當成事實。當我們處於自覺意識，腦中浮現想法時，我們只是靜靜觀察，把它們視為心智的副產品。

如果沒有自覺意識以客觀好奇心來看待想法，大腦就會不自覺地將想法（焦慮或其他情緒）與自我畫上等號。我自己的經驗是，直到自覺意識讓我看清這些想法只是我的一部分，我才順利脫身。再說一次，若你從未意識到自己有看清想法的能力，你註定會成為你所想的樣子。不知道自己可以用另一種方式看待事物，你就會認為你對世界的單一看法就是它的真實樣貌。你從未想過要質疑自己的認知，因為你沒有理由質疑自己的經驗，以及對這些經驗的解釋。就像魚在水裡游，但看不到水。

在父母虐待或忽視中長大的孩子，往往會把這種童年經歷當作自我認同的全部，畢竟這就是他們認識的全世界。孩子長大後，看到教養方式還有很多種，不是只有虐待和忽視，他們才會明白世界還有另一種樣貌。他們開始意識到，並不是每個人的世界都像他們以為的那樣，並且終於明白，原來還可以用其他方式看待自己的主觀體驗。也就是在這時，他們赫然發現原來自己有選擇餘地。

從這個段落開始，本書談到的意識都是指自覺意識。自覺意識刻意把你的觀察力和好奇心轉向單一源頭，就像你在冥想中專心呼吸一樣。察覺到自己有意識，這就是自覺意識，它是擺脫負面思維自動產生的基礎，這種思維可能已經主宰你的生活很久了。意識為你提供空間，讓你看清習慣性憂慮並非現實。意識打造的其他選擇一直存在，只是之前的你看不到。

在我對童年行為模式產生強烈的意識之前，我覺得自己就像被動的受害者，籠罩在過去所投射的痛苦陰影中。小時候某件事朝某個方向發展，並不意味著它會舊事重演，我們若不能努力認清，到頭來很可能會成為它。我一直沒發現，自己總是下意識地拿過去的藍圖打造未來。我被自己對未來的悲觀預測絆倒，我被自己的預言捆綁，感覺不是自己在掌控人生，而是人生掌控著我。

思考要點：你成年後重現了哪一種童年行為模式？

第六章 察覺受害者心態

我發現慢性焦慮症患者往往會重現少年時期的受害狀態，而且鮮少例外。人類的心智和大腦有一個原則，當你的注意力愈集中在某件事上（有意或無意），它對你的影響就會愈大。當你的心智和思維不斷強化「我是受害者」的信念，不僅無法治癒長期憂慮，還會讓你更加深陷其中。你現在抓著的不是香蕉，而是一顆燙手山芋，但你依然不肯鬆手，因為你以為它在保護你。但其實它害你燙傷，這是最可怕的一種傷害，因為你在傷害自己。

身為家庭醫師，我有機會看到家人相處的各種模式。我透過觀察發現，人們的自我對待和對話方式，就是父母對待他們和對他們說話的方式，外部訊息轉化為內部訊息。舉例來說，完美主義者的子女往往會採用相同語氣和態度，以不可能達到的標準要求自己。受害者心態也會從父母傳給孩子，讓他們活在「這個世界很危險」的長期焦慮中。這些家庭中的互動表現出自我實現的預言，他們優先關注世界多麼不安全，造成自己壓迫自己的局面。

我與朋友米切爾是在一場個人成長靜修會認識，並且一見如故。當時他快要滿五十歲，頭髮微白，面容和藹，笑容可掬。我在小組裡講了一個笑話，他笑得比誰都開心，當下我就決定要跟這個人做朋友。

我們聊了很久，話題圍繞著童年，主要和父親有關。米切爾七歲起就遭到父親毆打，但年紀稍長的姊姊從未被打過，這讓他對自己產生極低的評價，成年後則對藥物、大麻和性愛上癮。他告訴我，他覺得自己是個受害者，永遠無法翻身。這想必正是當年那個七歲小男孩的感受。

米切爾完全有資格覺得自己受生活所害。小孩挨打本來就是一種受害，但成人可以選擇繼續把自己（以及生活和世界）視為不幸的受害者，或者意識到自己如何持續迫害自己並改變選擇。焦慮中最具破壞性的心態便是把自己當成受害者，只要你沒意識到自己一直抱持這種心態，你就會永遠當個受害者，永遠焦慮不安。

培養意識，察覺自己的受害者心態，你才有機會認清它，然後選擇以另一種方式行動。真正的意識不僅讓我察覺到受害者心態如何惡化焦慮，還讓我真正認清，只要我不允許自己成為受害者，焦慮就不會滋長。

一旦認清是我讓自己成為受害者，我隨即明白焦慮如何掌控著我。關於如何理解並解決受害者心態，我稍後會詳細論述，但現在我想說的是，只要不再向受害者心態屈服，焦慮就不會惡化。

思考要點：身為受害者，你如何看待自己？

第七章 焦慮跟你想像的不一樣

我被焦慮困擾了很久，它就像一團亂七八糟的痛苦，我永遠無法擺脫。就讀醫學院時，我很快就發現，我愈了解特定症候群或症狀的療法，我的治療效果就會愈好。換句話說，對病症的定義愈清楚，它就愈容易治療。我們正在談論的焦慮也是如此，在我看來，世人對焦慮的定義非常模糊。

如果我跟十個人聊天，並問他們「什麼是焦慮？」，我會得到十個不同的答案——而且在這十人當中，有四人甚至完全不知道焦慮是什麼。也許「焦慮」這個詞唯一讓我喜歡的地方，就是把「焦慮」的字母「anxiety」重新排列，就會得到「any exit」（任何出口）。當我陷入焦慮的深淵時，我會不顧一切尋找出口逃離它。所以，也許我們應該把它改名為「廣泛性任意出口障礙」或「社交任意出口障礙」，因為我知道，每當我感到社交焦慮時，哪怕只有一點點，我都會急切尋找可以開溜的出口。

為了縮小焦慮的範圍並準確定義它，我想先談談焦慮不是什麼。首先，焦慮不是疾病。（這可是一位醫師說的，那些當醫師的最喜歡把所有事都說成是疾病！）焦慮是正常的心理應對機制，只不過它失控了，這就好比在吸菸室裝上偵煙器。

焦慮是人類經驗的自然組成部分，它的存在是為了警告我們潛在的危險。它會短暫升高，啟動神經系統應對威脅，一旦威脅解除，它就會立即恢復正常狀態。然而，如果威脅長期持續又不明確，或者沒有完全解決（如童年創傷），原本正常的焦慮反應就會卡在「開啟」的狀態，一直關不掉。當人感知到危險，但不清楚它會不會發生，神經系統做出適應不良且過度活躍的反應，導致長期憂慮，但它不是疾病。

其次，焦慮不是性格缺陷或弱點。許多病人都會對我表明，他們為自己的過度擔憂感到自卑，覺得自己有缺陷。他們擔心（哈哈）自己有毛病，會因為擔憂而無法做需要和想要做的事。不過，大多數患者還是會在警報大響的情況下，勉強自己去做那些事。焦慮的人往往自認軟弱無能，事實卻恰恰相反，他們是我認識的人當中最堅強的。他們不僅會做自己害怕的事，而且是馱著一百磅的恐懼去做。我可以告訴你，我從未想過自己會成為脫口秀演員，因為我有焦慮症；但我曾讓無數焦慮症患者搭上飛機、在孩子的學校演講，以及做那些他們從不覺得自己辦得到的事。

我必須向他們（還有我自己）表明，如果你飽受焦慮所苦，這其實意味著你很堅強。其他人做的事你也照樣在做，舉凡上班、上學、養育子女、去雜貨店買東西等等，但你跟他們不一樣，你可是負重（焦慮）前行！如果你能改變看法，不再覺得自己軟弱無能，你就會發現焦慮不是缺陷，而是你在逆境中堅忍不拔的證明。

不管心理健康再怎麼良好，就讀醫學院都是艱難的挑戰，何況是我這個無時無刻都在焦慮的人，但我終究熬過來了（甚至表現得不錯），儘管當時的我偶爾會怕到連家門都不敢踏出去。因此，在焦慮的煎熬中還能活出自己的人生，意味著你就是堅強的勇者。自從我意識到這點，便開始用敏感和強大來形容自己的性格，而不再覺得自己焦慮且軟弱。

順帶一提，如果你想培養在焦慮中更加堅毅的本領，我大力推薦梅爾・羅賓斯寫的《5秒法則》（*The 5 Second Rule*）。有些事很困難或令人恐懼，但你知道自己亟需去做，這時你可以透過這本書得到一些幫助。為了避免過度自我保護機制介入，導致你無所作為，一旦意識到你應該去做某件對自己有益的事，請試著倒數五、四、三、二、一，然後立刻採取行動。許多飽受焦慮所苦的人已經將這個技巧當作應對機制，當你正在努力培養新習慣，以便「放開那根香蕉」，這個技巧可以派上用場，務必牢記在心！

第三，焦慮並不真實——這一點非常重要。

為什麼？因為焦慮和擔憂始終跟未來有關。既然未來的事尚未發生，可以完全歸類為想像的範疇，所以我們可以用「不真實的事物」這幾個字來定義焦慮。

此刻，你可能會抗拒這種想法，接下來我會試著以最清楚的方式來闡述焦慮，好讓你明白，你不必（事實上也不應該）和它對抗，不必試圖克服它、戰勝它，或對它做任何事。事實上，你愈是對抗或試圖戰勝，它就會顯得愈真實，因為你愈反抗某件事，神經系統就會愈陷入戰鬥或逃跑狀態，你就會變得更不理性。你的大腦愈不理性，愈被憂慮傷害，你就愈有可能失去當下的立場和意識，僅僅關注未來，因為所有憂慮都跟未來有關。當大腦的理性機制停擺，脫離當下，再離奇的擔憂也會顯得非常真實。焦慮並不真實，儘管它誘使我們相信它很真實。請記住，你永遠可以選擇放開香蕉並逃跑，而不是繼續奮力抓著香蕉，被自己的行為困住。

最後要告訴你，焦慮不是感覺——這很可能會讓你大吃一驚。但我要再說一遍：焦慮不是感覺。我明白你當初選擇這本書，那是因為你覺得我看起來像知道自己在說什麼，但我居然一反常態，說出這樣荒謬的言論。對於飽受焦慮所苦的人，我很清楚你的感受，或許該這麼說才正確，我很清楚你是怎麼想的。當我意識到焦慮純粹是大腦思維的投射，是對未來的預測、想像和念頭，我這才真正治癒了焦慮。因此，我要說，焦慮是思維，不是感覺。

當你願意接受這個新觀點，將焦慮視為純粹的思維問題，而非感覺問題，你在理解自己的「不適」（dis-easy）這條路上，就已邁出了一大步。

第八章 焦慮不是感覺

在繼續深入探討焦慮的本質之前，我想再稍微談談，剛剛在上一章結尾扔下的那顆炸彈會激起你哪些想法。你可能會這樣想：「你一直告訴我焦慮不是感覺，但焦慮確實讓我痛不欲生啊！」我這是在告訴你，我自己治癒焦慮的關鍵概念，明確地說，我把焦慮當成思維過程，它只是一連串的想法。

接下來，我將為你展示治癒焦慮最重要的方法。我們因焦慮而感受到的痛苦並非源自大腦，而是體內的警報感。

不妨思索一下，想到頭痛這件事時，這個想法本身會令你疼痛嗎？焦慮的想法也是一樣：大腦的念頭不會讓你痛。你感受到的痛苦，其實是有感覺的身體發出的警報，它才是令你痛苦的元凶。讀完這本書，你就會徹底了解焦慮的痛苦究竟來自何處，以及該如何應對，而你其實是錯把痛苦歸因於焦慮。我並不是要說，我們慣常認定的焦慮不會帶來痛苦，而是要清楚定義焦慮，並將它拆解為兩部分——內心的焦慮想法和體內的警報感，以便正確理解所謂的焦慮到底是什麼。一旦我們能理解焦慮的真正本質，就能處理並解決它的兩個組成要素——內心的憂思和體內的警報感。

在探討焦慮背後的痛苦之前，我必須先告訴你，如何將不適分解成易於處理的幾個部分，畢竟試圖一次解決所有問題會讓人力不從心。你若繼續把樓上內心的焦慮想法和樓下體內的痛苦警報視為一體並混為一談，就幾乎不可能突破它們的防禦機制。

想像一下，眼前有兩副耳機的線路纏在一起，你分不清楚哪個插頭屬於哪一副耳機。所有線路成了一團亂麻，無法分辨，當然也無法使用。你必須耐心地把兩副耳機分開，才能分清楚插頭，並正確使用耳機。傳統療法試圖透過大腦思維來解決感覺問題（身體的警報），我則透過幾十年不成功（而且昂貴！）的治療發現，單純從思維下手無法解決感覺問題。

簡而言之，焦慮思維和警報感覺已經在回饋循環中合而為一。傳統療法沒有將二者分開來看，僅僅關注思維部分，這就是認知行為療法（CBT）無法長期治癒你的原因。直到我拆解並釐清內心的憂慮如何啟動體內的警報，以及體內的警報又如何進一步加劇內心的憂慮，我才真正打破循環並治癒自己。當我們能夠完全明白、理解並區分二者，也就能分離並中和它們，進而打破循環。否則，我們會一直深陷在警報——焦慮的循環中，任憑腦中的焦慮思維強化體內的警報感，而警報感又餵給大腦更多的焦慮思維。

順便說一句，我直到五十多歲才意識到這種循環。在那之前，我被困在恐懼中長達幾十年，始終認定自己絕對不可能擺脫痛苦，如果不是偶然接觸迷幻藥，我可能永遠看不到出路。

第九章

迷幻藥讓我看見未曾察覺的真相

我成為醫師並締造各種成就，但多年來，我一直活得像個無能為力的受害者。在這三十多年間，我試過多種藥物、技術和療法，但焦慮始終沒有明顯緩解，令我絕望又沮喪。我甚至相信，焦慮就是我的無期徒刑。我從許多病人口中也聽到「無期徒刑」的說法，他們也曾因為多次的焦慮治療失敗而沮喪。

將內心焦慮與體內警報區分開來並個別對待，這是我擺脫強迫性憂慮的最大發現。閱讀本書時，請務必做到這一點：理解我的「焦慮在腦中，警報在身體」理論，即使你很難馬上掌握或相信，也不要輕易放棄。這件事非常重要，因為本書的其餘部分（以及你的餘生）都取決於此。

請記住，我們所謂的焦慮有兩個部分：（一）身體的警報感；（二）腦中的焦慮想法。

有一種警報感會在大腦之外產生，這種戰鬥或逃跑的感覺是未曾解決的陳年創傷餘威，通常來自童年的遭遇。本書將在第二部詳細探討體內的警報感。

大腦會產生焦慮的想法，它是一台製造意義並加以合理化的機器，它不斷掃描身體，自動且無意識地製造與身體感覺一致的想法。大腦透過一種所謂的內感作用（interoception），不斷讀取身體訊號，並在腦中產生與身體感覺完全一致的想法。當身體處於警報狀態，大腦會製造擔憂或預測，反映它感知到的危險。也就是說，那些陳年未癒的舊傷所造成的警報感長期積存體內，並引發腦中的憂慮。

這兩個存在形成回饋循環，生理警報觸發心理憂慮，心理憂慮又加劇生理警報，這就是我所說的警報——焦慮循環。隨著本書各章節開展，你還會讀到更多與這種循環有關的內容。

我並不是一開始就能輕易分辨焦慮和警報。事實上，我在二〇一三年十月經歷過糟糕的迷幻藥之旅（並不是說我有過美好的迷幻藥之旅，這輩子相關經驗其實少之又少），從中得到了寶貴的啟示。少少的經歷便足以讓我對焦慮完全改觀，我長期將痛苦歸因於憂慮，不明白主要的根源其實是生理，而非單純由心理引起。

你可能會問，既然我這麼容易害怕和擔心，難道我就不怕迷幻藥對身心造成影響嗎？我當然害怕。我知道有精神病家族史的人服用迷幻藥有一定風險，但我已接受了三十多年的傳統醫學和心理治療，效果一直都不長，反而是自殺的念頭與日俱增，可以說已經來到生死存亡的關頭。我身上依然看得到父親的影子，他既聰明又瘋狂，我的聰明和瘋狂則稍微遜色。我說過，自己曾多次懷疑會不會步上他的後塵，到了二〇一三年，我常常浮現自殺的念頭，認為這是我擺脫無止境情緒痛苦的唯一辦法。

幸運的是，迷幻藥如我所願，帶來新的覺醒，讓我在「迷失自我」時有機會以不同方式看待事物。我受過傳統醫學訓練，早已習慣從這個角度看待一切，始終認為焦慮純粹是心理問題，失去了從別的角度看待問題的能力。你或許可以說：我能夠痊癒是因為我「失去了原來的自我」，並在那次經歷中「獲得全新的自我」。這正是我想為你做的：讓你學會用全新的頭腦（自我）和全新的身體，重新看待你的焦慮。

在那次迷幻藥的體驗中，我並非一開始就能完全區分身體警報和內心焦慮。在迷幻藥的作用下，我的理智支離破碎，思緒亂飛，覺得自己完全失去控制它們的能力。我一直保存著父親身穿空軍制服的照片，迷幻藥發作後，照片中的他像是在左右搖擺地跳著舞。只要我把注意力移到某件事物上，它就會開始變化，眼前沒有靜止不動的東西。最令我不安的是，就連思緒也在「移動」。我愈想抓住一個念頭，它就愈飄忽不定。而且，我似乎失去了「自我」的概念。這樣說並不合理，但我能想到最貼切的說法就是，我沒有明確的邊界感，我融入萬物，萬物也融入我。我什麼都不是，也什麼都是。

隨著藥效慢慢消退，流動和移動的感覺也漸漸停歇，一些連貫的念頭開始浮現。雖然還不算穩定，但我開始看見，長年的焦慮其實根植於身體。我的腦中浮現非常清楚的畫面：有一團橢圓形紫色結晶出現在太陽神經叢和下胸骨右側，造成一種壓痛感。我不知道為什麼會出現這個畫面，但有人說，這種壓痛感是鎖在體內的一種能量。時間一久，我透過冥想，逐漸相信我有很多無法消化及承受的兒時創傷，它們從心底深處溢出，形成那團紫色結晶。我這才明白，這種能量就是體內警報的根源。

直到今天，我依然不知道這些認知從何而來，當然也不是一下子全跑出來。迷幻藥體驗後，日子一度非常難熬，畢竟這件事挺詭異的，一個傳統西醫活到五十多歲了，為了審視自己焦慮的心理狀態，居然首度嘗試各種迷幻藥，通常都是年輕人才會使用這類改變心智的化學物質。然而，當時的我實在走投無路，如果不是迷幻藥，不知道我這輩子有沒有機會找出痛苦的真正根源。老實說，如果沒有迷幻藥帶來既強而有用的知識，我很可能早已不在人世。

嘗試過迷幻藥後，我頭兩年依然經常出現警報感，到了二〇一五年左右，情況有了變化，我開始將太陽神經叢的警報與腦中的焦慮思維視為各自獨立且可分離的存在。我愈來愈善於引導自覺意識，先關注大腦的思維，接著是身體的感覺。我漸漸發現，以往自己認定的焦慮並不是一個整體，而是可以拆解為兩部分，一個是大腦的思維，另一個是身體的感覺。

自那次經歷以來，區分心理焦慮與生理警報對於療癒我的慢性憂慮有很大的幫助。在意識的協助下，這個準則讓我打破循環，數十年的痛苦終於有了康復的希望。

第十章

迷幻藥與我

如果沒有迷幻藥，這本書也許永遠寫不出來。一位掌握他人生命的專業醫療人士，居然用迷幻藥摧毀自己的心智，我知道這件事可能會令人不安，但我可以保證，這絕對不是典型的醫師會做的事，而我本來就不是典型的醫師。當時我已走投無路，絕望的人往往會訴諸非常手段。在此特別澄清，我不是在鼓吹將迷幻藥廣泛用於治療焦慮症，也請不要因為迷幻藥幫了我就認為它也能幫所有人。

簡而言之，迷幻藥剝奪人的思考力，而我們這些焦慮的人總是用思維（和擔憂）來轉移童年創傷帶來的痛苦。換句話說，**我們習慣運用大腦的思維來避開身體的感覺**。服用迷幻藥後，我被迫面對童年創傷的強烈痛苦，過程非常可怕。儘管恐懼達到頂點，我依然相信這是必經之路，唯有如此我才能認清體內儲存的警報是內心憂慮的真正來源。

至今為止，我透過迷幻藥而學到最寶貴的一課，不是什麼「我是天地萬物中美麗而不可或缺的一部分」或「我與整個宇宙合而為一」之類的啟示，儘管我在恐懼中一度隱約浮現這些感覺。我最深刻而實用的領悟是：焦慮主要來自體內儲存的陳年創傷，而不是腦中的想法。當時，迷幻藥讓我看到體內的警報，但沒有告訴我那是什麼或者該如何應對。

迷幻藥也拓展了意識層面，讓我認清自己絕非（焦慮的）大腦以為的樣子，但我必須被強行逐出舊的心智，才能發現除了思維以外，還有一個屬於感覺的世界。在嘗試迷幻藥之前，未解的創傷將我困在腦中，讓我深信絕對不能踏出去，尤其不能進入名為「感覺之城」的身體，因為那裡實在太混亂也太可怕了！

迷幻藥還讓我看到，身體的感覺是生命中所有色彩的源泉。有了這層領悟，我明白了情緒平靜的關鍵在於離開大腦的思維，進入身體的感覺。但問題就在這裡——感覺裡雖然找得到平靜，也隱含著痛苦。

為了治癒焦慮，進入身體的感覺領域是可行的辦法，也是必要手段，我將在本書中向你展示具體方法。

我使用迷幻藥的次數屈指可數，而且也不打算再碰，這經歷有點像在地獄裡辦了一次科學展覽。我對那些領悟心存感激，但至今仍不時做噩夢，夢中回到服用迷幻藥後失去理智的時刻，還有那場無限恐懼的死藤水體驗。（不要走開，精彩過程馬上開講。）

人們經常問我，他們該不該也服用迷幻藥，看能不能像我一樣豁然開朗，找到焦慮的根源。我通常會說，最好的辦法或許是借鑑我的經驗，就當作是「我已經為大家試過了」，既然我當了白老鼠，你們不用再當。我的看法是，迷幻藥可能對憂鬱或成癮症有一些幫助，但是撰寫本書時，我覺得若要用它來治療焦慮，還是應該審慎評估。

第十一章 意識與無意識

我們可能會認為，人類與其他動物的區別在於我們有自覺意識，而且不完全受本能驅使，但事實上，每個人的內心同時具備意識和無意識兩種狀態，行為大幅受到陳年傷害的驅使和影響，這些舊傷一直存在於無意識的陰暗角落中。

無意識最令人感到棘手的便是無法直接控制。意識，顧名思義受意志控制。如果我想伸手揉臉頰，意志會指揮手指完成這個動作。但是如果蚊子落在臉頰上，我會不自覺地（無意識地）伸手打牠。在某種程度上，我們可以用意識來影響無意識（我可以自主決定不打蚊子），但影響程度取決於過去無意識學習的強度，對於無意識領域的深層感覺和行為，意識能改變的程度或許很有限。這也解釋了為什麼單憑（意識層面）談話療法難以改變由無意識掌控的認知與行為，尤其是童年讓我們生存下來而被視為有益的那些認知與行為。雖然你可以壓下打蚊子的衝動，但不能直接用意志改變深層的無意識模式，比如說，憑自主意識強迫自己不再愛某個人。

對大多數人來說，無意識才是檯面下的主宰。你的成長環境愈不穩定，無意識就愈容易掌控一切，它會不惜代價確保你的生存。無意識自我（稍後詳述）非但不會推動你邁向希望和夢想，反而會把你困在原地。無意識最重視的就是保護，務必把你和它察覺到的危險隔開，但所謂的危險大多都是無意識製造出來的！

許多為焦慮和警報所苦的人會把生活範圍縮得愈來愈小，刻意避開可能帶來痛苦（和成長！）

的任何事。這種逃避往往是無意識的行為，在不知不覺中日漸閃躲各種挑戰。

無意識控制我們的主要方式之一，就是在體內製造警報感。腦部有個名叫杏仁核的構造，也就是一般熟知的恐懼中樞，當我們接近足以聯想到舊傷的任何線索，哪怕再怎麼小的關聯，它都會發出警報。另一個叫做腦島的構造與杏仁核協同運作，在體內形成我稱之為情緒印記的警報，使得我們當下的感受與當年創傷發生時一模一樣。舉個例子，我有個朋友，十二歲時在班上上台報告但遭到同學嘲笑，縱然已時隔三十多年，只要一想到在別人面前發言，她的喉嚨就會有一種「灼熱、發顫、緊繃的壓迫感」。除了杏仁核和腦島，其他與情緒痛苦有關的區域還包括導水管周邊灰質和前扣帶迴皮質。當這四個大腦區域同時被啟動，警報狀態會削弱理性思維的控制能力，這正是「情殺」背後的神經機制。

警報對大腦的損害愈大，我們的行動就愈容易回到舊有的無意識保護模式，思維也會反映出對保護的需求。換句話說，我們會開始製造我所謂的**擔憂的三個W**——警告、假設、最壞情況——以錯誤方式保護自己的安全。我們被擔憂吸引時，身體會愈來愈陷入求生本能，理性的大腦前額葉皮質停擺，無法再將**擔憂的三個W**視為單純的**想法**。我們編造恐怖故事，然後自己嚇自己，忘記這一切其實都是自己編出來的。

經常有人問我，究竟是腦中想法製造體內警報，還是警報製造想法。

在我看來，答案是兩者都有，換句話說，就是警報——焦慮循環。但我可以明白告訴你，直到我接受大多數情況下都是警報製造焦慮念頭，而不是焦慮念頭強化警報後，我才開始踏上療癒之路。當然，焦慮念頭確實會加重警報，警報——焦慮循環就會掌控我們，但你將在後面章節中看到，對於我們這些長期憂慮的人來說，在警報——焦慮循環中，體內儲存的警報所扮演的角色比腦中的焦慮念頭重要太多了。大多數焦慮症治療之所以失敗（或效果愈來愈差），原因在於他們認為大腦思維比身體感覺更重要。

有時候，焦慮念頭確實會先出現，比如有人提起我的父親，或是我正在閱讀雙向情緒障礙或思覺失調症的醫學論文時。那些具體的焦慮念頭浮現時，我可以明確指出是哪一個觸發了我的警報——焦慮循環，但在大多數情況下，體內的無意識警報會突然襲來，我根本不知道它是從何而來。

你的陳年創傷可能也會以類似方式悄悄找上你，畢竟身體大多數（過度）反應都超出我們的意識範圍。然而，一旦我們開始運用自覺意識，就會發現以前看不到的連結。有了新的洞察力，我們就能開始打破循環，治癒舊傷。

接下來舉例說明，存在體內的創傷如何無意識地引發情緒反應。我從醫學院畢業後，為了獲得執業資格，首先需要在合格的醫院實習一年。我回到家鄉，在父親生前經常接受重度精神病照護的醫院工作。第一次被叫去精神科病房查看病人時，我被一陣強烈的警報打中。

在這之前，我輾轉於各科之間，從外科到心臟內科再到腸胃科，最後來到精神科，我忙到無暇考慮科別對我的影響。但腦子忽略的事，身體可是一清二楚。我抵達那層樓時，身體不自覺地警報大響，完全未經思考。病房裡有一種氣味，我覺得像是「體味混合了菸味」。這裡分享一則神經科學的趣聞：嗅覺是五種感官中唯一沒有經過視丘[1]初步處理或過濾，可以直接進入腦部的情緒區域。因此，氣味能喚起強烈的記憶，而那熟悉的刺鼻味勾起當年我來醫院探望父親的記憶、景

1 譯註：位於間腦，負責將嗅覺除外的感官訊息傳回大腦，並將大腦的訊息傳給運動系統。

象和感覺，他那無法動彈、吃了藥依然語無倫次的樣子，至今仍歷歷在目。不過短短四年時光，我已從探病的訪客變成醫師，儘管景物依舊，但一想到上次來時父親還活著，不禁令我黯然神傷。我認為，觸動我的並非「來到爸爸的精神病房」這個意識層面的念頭，對我影響最大的其實是無意識層面的感覺。

卡爾．榮格（Carl Jung）曾說：「除非你將無意識轉為意識，否則它將一直主宰你的生活，而你會稱之為命運。」我認為他的意思是，隱藏在心理陰影的驅動因子和恐懼將主宰我們的感覺和行為，直到我們看見並將它們帶出陰影，進入自覺意識的光亮中。在服用迷幻藥之前，我體內的警報能量（也就是情緒痛苦的真正來源）一直處於無意識層面。當我將警報帶進意識層面並在太陽神經叢找到它的確切位置，我這才開始朝著焦慮真正的根源努力。我很快會在後續內容教你找出並隔離體內的警報。

當你培養自覺意識，它就此成為你的武器，讓你以強勢姿態觀察內在與外在世界。如果沒有意識引領你真正地覺察，你可能會被舊有的無意識模式蒙蔽。當然，無論我們如何努力培養自覺意識，難免還是會漏掉一些舊模式與潛意識的驅動因子，但與其當個被動的受害者，任憑無意識舊傷摧毀你，不如保持開放心態和積極意識，你將受益無窮。

當我們真正關注自己有哪些感受及其成因，並找出它們在體內的位置，自覺意識就會挖出那些原本藏在陰影中的舊傷。我們開始明白，**憂慮只是轉移對痛苦的注意力，並非痛苦本身**，正因如此，僅僅改變意識層面的想法和憂慮不能治癒焦慮，榮格也有相同主張，他認為憂慮是一層煙霧，掩蓋了真正的根源，也就是更深層、無意識、如陰影般的衝突。

我認為，人的無意識層面同時根植於心理和生理，我們對自我的認知大多來自於它。但若自我認知是建立在創傷上，那就不是真實的自我，而是為了生存不得不成為的反應性自我。你遭受的創傷愈多（尤其是童年時期），無意識就愈會轉向保護性、反應性的自我，進而遠離真實、原本的自我。我們愈活在這種保護性自我當中，警報感就愈強烈，愈覺得必須透過高度警覺和憂慮來保護自己。我們可以選擇保護，也可以選擇成長，但無法二者兼得，因為它們互相排斥。我們愈能找到並連結真實的自我，愈努力在真實的自我當中成長，警報感就會愈少，也就愈不需要透過製造擔憂來轉移對警報的注意力。

第十二章　壓抑且無能為力的人生

受困的心靈

從以前到現在，我的母親一直非常敏感。她天生就是高敏感族（我也是），加上九歲時在格拉斯哥（Glasgow）夜夜躲空襲警報，使她難以忍受噪音和活動的聲浪。我不怪她過度敏感，因為我知道她的神經系統是動盪時代的歷史產物。

不幸的是，我小時候既吵鬧又好動，要是我出生在二〇〇〇年而不是一九六〇年，很可能被診斷為注意力不足過動症（ADHD）。我至今仍然很容易對事情或物品感到沮喪，唯獨對人例外（我面對人時似乎有無限的耐心）。如果我在組裝IKEA的桌子或瓦斯烤爐時不太順利，就會摔東西洩恨。母親往往嚴正地告誡我，生氣及好動是不對的，所以我開始壓抑自己，因為展現真實的自我（好動又好奇）似乎不安全。

直到今天，我仍然討厭被別人使喚。上醫學院之前，我不管做什麼工作都被解雇。母親說我當醫師是好事，因為不必受制於人。

很遺憾，由於自幼每每動輒得咎，使我覺得自己那強烈而豐富的情緒不受歡迎。許多飽受焦慮或警報所苦的人，在成長過程中往往被迫接受這個事實：探索及表達自我的行為不被允許。當你剝奪孩子憤怒的能力，他們會感到無助，陷入受害者模式，逐漸失去保護自己的能力。

我之所以容忍自己被人欺負或虐待，與我從小被剝奪防禦性憤怒的能力有很大的關係。

你對於自己心頭的憤怒有什麼看法？你害怕它嗎？你會不會發脾氣？許多苦於焦慮／警報的人對憤怒抱持矛盾情結。受害者心態令你軟弱無能，因為它讓你對憤怒麻木，彷彿你是沒有資格憤怒的人，這可能源自幼時你感到被剝奪了自我保護的能力，於是不得不放棄抵抗，向現實低頭。如果你已經生活在混亂的環境中，可能會壓抑心中的憤怒，因為你怕家裡的火藥味變得更濃。

憤怒是一種防禦性情緒，促使你保護自己。一個人的界限受到實際或感知到的侵犯時，自然會覺得憤怒。例如，有人對你說出負面或不實在的話，感到憤怒是相當正常而自然的反應，它會產生情緒能量，促使你保護自己。

然而，我們這些從小就壓抑情緒的人，往往因害怕發脾氣帶來不良後果，寧可壓下憤怒的衝動。或者，由於對個體有益的界限多次被侵犯，使得我們漸漸放棄發動憤怒，因為它從來沒有造成任何改變！我們毫無作為，甚至反其道而行：僵在原地，束手無策，不僅沒有挺身保護自己，甚至乾脆放棄自己。當然，這種無力自我保護且無法釋放能量的狀態，進一步強化了受害者心態，造成惡性循環。當你剝奪孩子表達憤怒的權利，實際上就是剝奪了他們餘生的自我防禦能力。

兒時受挫的憤怒需要找到出口，但這些能量往往得不到發洩，不停向內積壓，提高內在的批判聲浪，進而助長了受害者心態。

你對於今天心中的強烈情緒有何感受？兒時當你感到憤怒或出現強烈情緒，父母是如何應對的？他們是否允許你表達情緒？或者你只能閉嘴，和我的遭遇一樣？不妨想一想，

無法表達情緒這件事如何讓你在童年面對霸凌、虐待或忽視時毫無招架之力，因為你無法挺身而出為自己發聲。

我曾經有一位病人（姑且稱為瑪麗），即使面對嚴重健康問題，她仍然表現得樂觀開朗。我曾在單次診療中記下她多達四十三項的病症，至今仍是我的紀錄保持人。即使如此，她在那次門診依然以輕鬆和玩笑的態度面對。瑪麗早已認定自己無能為力，把自己當成身心問題的受害者。她會這樣也無可厚非，畢竟她有太多健康問題，我完全理解她為何氣憤難耐。瑪麗長期苦於焦慮和警報，我對此也深表同情。

但說來奇怪，在長達十年的治療中，我從未見過瑪麗動怒，十年來一次也沒有。即使期待已久的檢查被推遲或取消，甚至病情惡化，她始終默默承受。有一次，某位專科醫師當場毫不客氣地評論她的體重，她沒有開口，也沒有表現出絲毫的憤怒。

不管是這個例子，還是我見過的無數案例，最糟糕的莫過於童年（有意或無意）養成了受害者心態，成年後就會將這種無力感當作一種生活方式。這時，我們不再受到他人、外力或環境的壓制，而是自己接下了壓制自我的角色。我見過許多童年時期遭受極大壓力的病人，成年後往往選擇放棄抵抗。某方面來說，我無法責怪他們。當你長期不堪重負，從來沒有成功克服壓力的經驗，也沒有機會建立真正的情感連結，不難理解你會選擇退縮並接受失敗，而不是投注更多精力去嘗試改變處境。然而，當我們習慣壓抑自己，始終無所作為，它會成為非常危險又有害的慣例，因為它助長了受害者心態，進而製造並延續體內的警報（以及內心的長期擔憂）。

受害者心態最棘手的特點在於，它讓你誤以為自己正在保護自己，實際上賦予你逃避挑戰的藉口，使得無助感不斷升高。受害者心態將我們困在無助與退縮的自我強化惡性循環中，一旦這種心態上身，你再也無法克服焦慮與警報，因為它造成矛盾的情況：你原本希望透過它來保持所謂的「安全」狀態，但它反而讓你再也不接受挑戰，進而進退兩難。受害者心態通常始於童年令人無能為力的生活環境，比如遭到父母虐待、忽視或拋棄，不管你再怎麼努力改變或表達憤怒都無濟於事。我曾經眼睜睜看著父親一次次陷入精神錯亂，他的世界裡充滿了迫害妄想。兒時這種經歷會侵蝕一個人對世界的信任，你眼中的世界不再充滿機會與成長，你對自己的能力也失去信心（我將在後續章節詳細討論保有自信帶來的療癒功效）。於是，你深陷在自我構築的受害者心態中，形成永遠無法擺脫的惡性循環，而這一切都是以「保護」自己的名義進行的。

有益的憤怒與行動力是破除受害者心態的良藥，讓你重新認識童年失去的真實自我。健康的憤怒讓你明白自己並非無能為力，事實上恰恰相反，你有能力找回自信並捍衛界限，學會自我撫慰與自我照顧。擔憂的人把自己當成受害者，缺乏自我撫慰的能力，這只會更強化他們的受害者自我認知。

一如既往，改變的起點始終都是培養覺察的能力。你可能需要好一陣子才能認清自己如何削弱健康憤怒的力量，造成自己缺乏行動力，畢竟你長期滿足於錯誤的自我認知，把自己當成無能為力的受害者，明明還有另一種迎接挑戰的選擇，你卻再也看不到。

如果你長期為憂慮所苦，很可能兒時深受某種形式的虐待、遺棄或忽視所害，當時的你幾乎毫無招架之力。為了應對這種無力感，你很可能選擇壓抑憤怒並抱持受害者心態。對我們這樣的人來說，在無力改變現狀的童年時期，我們就是鼓不起勇氣憤怒或反抗，為了減輕壓力，只好選擇放棄抵抗，就像一隻被猛獸逼到牆角的動物，除了裝死別無選擇。

然而，許多人在兒時採取的防禦機制，諸如高度警覺、擔憂與受害者心態等等，都有一個共通的問題：我們誤以為，這些防禦措施既然在童年有一定的保護作用，就能一直沿用到成年，甚至可以「用到不能再用」。但事實恰恰相反，這些兒時制定的策略雖然當下有些用處，卻將我們禁錮在保護殼中，看不到成年後繼續成長的可能性。我會在第三部專門探討兒時以受害者心態做為防禦機制的影響，以及該如何應對。但在此之前，希望你能明白，現在的你早已不是小時候那般無能為力，偶爾可以懷著憤怒行動（請注意，我說的是健康的憤怒，不是失控的暴怒），甚至可以重新找回生命的能量，為自己挺身而出，勇敢迎戰憂慮。

思考要點：稍微發動內心的憤怒，可以解除受害者心態造成的停滯不前，幫助你勇敢地面對憂慮。

第十三章

藏在身體組織中的問題

我們每天的行動都受到記憶牽引，無論是否察覺到這一點。記憶愈強烈（正面或負面），行為、認知及信念就愈受到它影響，這些影響會留存在意識與無意識當中。

比如小時候手被爐子燙傷，從此不需要別人提醒，我們就會本能地避開高溫，這就是所謂的內隱記憶或身體記憶。這種記憶儲存在身體的無意識層面，暗中影響我們的行為。最強烈的內隱記憶通常與情緒和痛苦相關；情緒愈強烈，內隱記憶的影響就愈持久。在瑜伽中，我們將這種現象稱為「藏在身體組織當中的問題」。我教授瑜伽課時，常看到學生突然哭泣，應該不是因為我教得很爛，但搞不好有時真是這樣。我後來逐漸明白，人往往會受到某個特定動作或姿勢觸發，勾起深埋心底多年的強烈記憶，瞬間情緒潰堤。課程結束後，我會安慰流淚的學生，某些姿勢可能會喚起舊日傷痛，掉淚是再正常不過的反應，因為淚水是我們身心治癒舊傷的一種方式。

最強烈的身體記憶往往來自童年，我們將那些難以承受的深刻經歷化為記憶並深埋體內。這些帶有強烈情緒的記憶使得我們痛苦無比或窮於應付，於是遭到（意識層面）大腦壓抑，但它們的能量以一種警報狀態滯留在（無意識層面）身體當中。如果我們沒有覺察到這個情況，舊傷就會在體內形成背景性的警報能量，並在長達數十年的期間助長焦慮與擔憂，我將此種能量命名為「背景警報」。（我會在第二部詳細探討這個概念。）

舉個例子，你很小的時候或許被狗咬過，但因為年深日久，早已不復記憶。然而，長大後你對狗卻有種莫名的厭惡和不信任。即使意識層面對於被狗咬已經毫無印象，但此事還是被當作背景警報儲存下來，使得你至今依然對它產生反應。

接下來舉一個更感性的例子，是我的親身經歷。我在無意間形成了一種信念，認為愛並不安全。自從培養了自覺意識，我終於明白自己為何會莫名抗拒親密關係。（我離過婚……而且是兩次。）答案是什麼？就是父親的思覺失調症，我深愛著他，他神智清醒時是非常細心的保護者與人生導師。然而，隨著他一再崩潰並入院，我感覺他的肉體雖然還在我身邊，精神世界卻逐漸遠離。

父親的精神疾病使得我失去了他，對我打擊甚大。我十幾歲時，父親偶爾還會恢復到可以依靠的狀態並再度給我建議和陪伴，我也會再次把心交給他。然而，短則六個月，長則十八個月，他一定會再次陷入思覺失調症，再度令我心碎。我原本將他當作父親看待，但將近二十歲時，我已經把自己當成他的父親。這原本不是父子之間該有的模式，我的無意識層面啟動自我保護機制，開始麻木自己並慢慢退縮。我不再認為自己是他的兒子，同時也怨恨失去了他。為了保護自己，我開始壓抑對他的感情，因為愛他實在太危險。然而，兩次離婚讓我領悟到：若你選擇對一個人麻木，等於對所有人麻木。我不斷逃避愛，多年來所有親密關係都沒有好下場。

回首這一切，我逐漸明白，是我的杏仁核將愛與恐懼合而為一，每當我感受到愛，恐懼也會隨之而來。我這些年始終想不透，自己在感情中為何如此麻木與疏離，如今終於明白，這是因為我的身心在愛與恐懼之間頻繁切換，導致我心力交瘁。雖然我真心渴望建立穩定的關係，但往往難以維繫。

我歷經艱辛學到一個教訓：當你對一個人硬起心腸，也就限制了愛所有人的能力。更重要的是，當你不再相信愛人這件事，你也限制了愛自己的能力。我還發現，當你將愛拒於門外，恐懼便會趁虛而入。

哇，我這個醫師和神經科學家講出來的話還真是充滿哲理！但既然我已伸出情感之手，坦然分享自己的愛情與人生，我還想再告訴你另外一件事。

是什麼引發警報和焦慮？答案是分離，不相信愛，缺乏與自己及他人的連結，以及極度抗拒脆弱的存在與感受。但最重要的是內在的分裂。

焦慮和警報的解藥是什麼？答案是：相信並展現對自己和他人的愛。我必須再次學會相信愛是安全的，偶爾脆弱無妨。我必須學會對父親懷抱同理心，重新愛他。當我不再封鎖對父親的愛，也就找到了自身需要的同情與療癒。

我長年活在受害者心態當中，變得麻木且封閉，試圖「保護」自己遠離脆弱，反而使我得不到治癒長期焦慮所需的最重要元素：愛與連結。

我當年應對父親的精神疾病時感到痛苦不堪，這些情緒後來轉為身體記憶，使得我這些年來無意識地重複著強迫性模式或傾向：「愛就意味著受傷害」。愛會啟動我體內的警報，但我偏偏需要愛來平息警報。然而，當無意識不讓你去碰最需要的事物時，你該如何自我療癒？

> 你從何時開始不相信愛與連結？或者說，你從何時開始覺得愛與連結已經不值得相信？你在現在的生活中，如何迴避愛與連結？你是否寧可相信寵物對你的愛，而不願意相信他人對你的愛？

第十四章

「自我」的保護性

試著想像一個令你完全失控的情境，你感到憤怒、害怕和沮喪，忍不住立刻反應。這很可能是你的自我在作祟，這個情境觸發了過去某段痛苦經歷的記憶。

市面上探討自我的書籍數不勝數，但本文僅探討與焦慮和警覺相關的部分。自我是無意識的一部分，保護我們免受傷害，或者更精確地說，它「試圖」保護我們免受傷害。它還有其他功能，但本文僅探討它的保護性。

基本上，自我試圖防止我們重蹈覆轍或再次遭受相同傷害。這種保護性的自我與杏仁核密切相關，這個構造參與了人腦中幾乎所有恐懼反應。杏仁核（其實有兩個，左右各一）記錄了我們曾經遭受的生理、心理或身心創傷。如果你經歷過美國九一一事件或二〇〇四年南亞海嘯，杏仁核會讓你永遠記得自己當時身在何處。任何傷害過我們的人事物，杏仁核都會牢記。當我們感知到任何與舊傷相似的刺激時，哪怕只有一點點關聯，自我都會和杏仁核儲存的訊息協同作用，將身心推向高度警戒狀態。（接下來我會以單數形態提到杏仁核，畢竟這是常見說法，但請記住我指的是一左一右兩個杏仁核。）

不妨假設一下，你五歲時被鄰居的杜賓犬咬傷（本書好像有太多被狗咬的例子，是不是？）餘生每次遇到杜賓犬（或者任何一隻狗），你的杏仁核和自我可能都會觸發警報。事實上，杏仁核具有「看到黑影就開槍」的特性，和舊傷相似的事物都會令它打響警報，你可能會因此害怕所有體型相似的動物或每隻狗，甚至光是想到杜賓犬就會觸發警報。

自我的反應不需要合乎邏輯，而且通常毫無邏輯可言。也許你在超市裡忽然恐慌發作，來到室外後恐慌隨即消退，於是你的杏仁核和自我得出結論：超市是恐懼的來源。下次你需要上超市採購時，你一邊走過蛋品區，一邊預想著最壞情況出現，看吧！果然又恐慌了。這進一步確認了超市正是「罪魁禍首」，所以你開始避免上超市。在杏仁核的引領下，你的世界變得狹隘，為了逃避這個自我創造出來的「超市怪物」，你只能去小型市場。

這就是自我保護機制令人痛苦的特徵，它在防範你一手打造出來的危險！

自我通常在我們察覺不到的情況下自動運作，事實上，我們的最大挑戰是認清自己究竟在哪裡親手打造了痛苦。自我總是先發制人，根本不會提問，它是一種不假思索的本能反應。自我不在乎有沒有解決方案或如何看清事態，也不在乎如何與麻煩的親戚相處。它一心只想保護你，避免你受傷害，卻對它自己無中生有的一大堆危險視而不見（舉凡超市、公車、門把、空曠處、密閉空間、狗、貓、樹、袋熊、香蕉等等）。兒時遭受的身心創傷愈多，杏仁核就愈敏感，反應愈強烈，而且引起反應的人事物也愈多。研究顯示，為焦慮所苦的人，他們的杏仁核比一般人的更大。這些人的自我特別活躍，隨時準備行動。一旦自我佔了上風，神經系統會長期處於防禦性警報狀態，但我們對此可能毫無所覺，畢竟早已習慣它暗中過度保護，但有一點毫無疑問：焦慮的人神經系統隨時準備採取行動，比不焦慮的人反應快得多，對於不存在的威脅也有更強的察覺力。

自我無法在當下生存，它動不動就讓你想起舊傷，並利用這些創傷對未來做出可怕的預測，令你焦慮不安，這才是它賴以生存的方式。即使我們在當下的現實中暫時安全，自我仍需要我們時刻警惕它想像出來的危險！

雖然擁有安全感符合**你的**最佳利益，但不符合自我的最佳利益。我們有很多深藏在無意識的舊日恐懼和未癒創傷，自我躲在它們的陰影當中作威作福（還不忘對未來編造新的擔憂），若要解除失控的自我，最有效的方法是培養自覺意識並活在當下。

透過自覺意識來提問，我們才能解決問題。如果從不探究某些行為或想法的背後原因，我們可能會一直受制於自我的保護傘，以致身心愈來愈受限，世界愈來愈狹隘，只是徒勞地試圖避開危險，其實這些危險僅存在於自我扭曲和過度敏感的認知中。

自我就像一位因高度警覺而過度保護到極致的母親，她害怕孩子受傷，不准他在攀爬架上探索和玩樂。自我也會因為感知到危險，阻止你去探索並享受生活。

自我在本質上並不是壞的，它只是被誤導且過於執著，這種特性類似於二戰日本士兵小野田寬郎。一九四五年，日本戰敗投降，小野田寬郎躲進叢林中繼續作戰，足足堅持了二十九年。他奉命戰死方休，不允許自己相信戰爭已經結束，依舊頑強應戰。人的自我同樣頑強（甚至有過之而無不及），它固執地相信童年時期的戰爭依然如火如荼，因此一直在戰鬥。

自我把我們帶離當下，它的影響力和可信度便達到最高。它深知自己在當下毫無力量，它只記得過去，並將其投射到想像中的未來。當你引領自己回到自覺意識主導的當下，自我就像被車燈照到的小鹿般受到嚴重驚嚇。它變得無能為力，試圖讓你的情緒穿越時空，不是回到過去的創傷就是前進到未來的擔憂，只要能把你從當下的穩定狀態嚇跑就行了。我將在後面的章節教你以同情心看待自我，把它當成兒時創造出來保護你的大笨龍，你不必相信它所說的一切。

第十五章 恐懼傾向

人腦天生具有生存傾向，這意味著它也有高估威脅的傾向，而威脅的另一種說法就是擔憂。

在演化過程中，那些比較恐懼或總是往壞處想的祖先更有可能存活下來。幾千年前，如果你看到灌木叢在晃動，你會認為那是掠食者並逃到安全的地方，然後你就能活下來，找到配偶並繁衍後代。然而，如果你以為只是風吹動灌木叢，可能就此成為猛獸的食物，而不像電影《叢林交配》（*Jungle Bonk*）中的強森鑽地機（Jackhammer Johnson）那樣，還有機會與配偶成家。從非常現實的角度來看，我們因心懷恐懼而受益，有恐懼傾向的父母會養育出恐懼傾向的後代。恐懼成為自然選擇的因素，而恐懼傾向也會代代相傳。

古時候，人主要受到來自外部的威脅，需要小心的是身體；但在現代，威脅主要來自內在，需要小心的是心理。可以說，原始人怕掠食者，現代人則怕債主，但無論是遠古的生存危機，還是現今的財務壓力，人類的大腦和身體對二者的反應都一樣。

恐懼傾向是演化的自然特徵，旨在讓我們關注真實且具體的威脅，如今卻演變為不自然且誇大的**擔憂傾向**，讓我們對無數想像中的威脅保持警覺。在數千年前的惡劣環境中，謹慎心態可能有助於生存，但長期擔憂以及伴隨而來的壓力荷爾蒙已經成為現代人的威脅。過度保護且憂心忡忡的自我用擔憂的想法來保護我們，反而對它極力想要守護的生存構成威脅！

這就像一隻狗咬住自己的尾巴，以為自己在與對手搏鬥，牠誤以為源源不絕的痛苦來自假想敵，於是咬得更用力，陷入惡性循環。好消息是，一旦我們意識到自己在咬自己的尾巴，就可以選擇鬆開。本書會告訴你，你如何在不知不覺中咬住自己的尾巴，更重要的是，它還會告訴你如何停止這種行為。但我要再次強調，你必須開始察覺自己的憂慮，才能真正跳脫出來。

第十六章 思考無法解決感覺問題

焦慮本質上是一種無法自我控制的思維模式。

大腦的主要職責就是思考，我們從還在蹣跚學步時便透過探索和反覆試驗來了解世界的運作方式。我們學會說話後，思考漸漸取代了感覺，因為文字語言取代了感覺「語言」。我們自幼兒時期就開始使用大腦，並對它崇敬不已。我們看到思維創造了太空旅行和糖果傳奇（Candy Crush）之類的驚奇事物，於是認為它無所不知。這讓我想起依莫·菲利普斯（Emo Phillips）說過的笑話，他曾經與我同台演出喜劇，當時他說：「我一度認為大腦是體內最奇妙的器官，後來我才意識到對我說這句話的是誰。」

焦慮的人腦子往往動得比身體還快。身體能夠調節大腦和神經系統，但若頻頻繞過身體緩慢、穩定、聚焦當下的智慧，不斷進入快速、基於未來、焦慮的思維模式，我們基本上已經變成了思維的機器，而不是人類。

為焦慮所苦的人誤以為能夠透過思考獲得安全感，於是加快思維速度做為應對機制，這就像是「靠吃來變瘦」或「靠喝酒來清醒」一樣的緣木求魚。我們讓腦子不斷加速，愈轉愈快，而不是放慢思維等身體趕上，以便身心同步後為我們提供支持。除非我們停下來並仔細感受（而不是停下來並全力思考），否則大腦總是會搶先一步，我們就會繼續朝錯誤的方向前進，為了停止痛苦而咬住自己的尾巴，並且愈咬愈用力。

我有位病人的妻子剛剛因癌症去世。他看起來悲痛欲絕，苦苦思索自己本該採取更好的辦法。他對我說：「甘迺迪醫生，我好沮喪、焦慮，需要設法從這個洞裡挖出一條生路。」我盡可能以最大的同情心告訴他：「你無法在洞裡挖出一條生路，當你發現自己跌進洞裡無法脫身，首先要做的就是停止挖掘。」

試圖透過思考來解決焦慮，就像試圖透過挖掘出洞，結果只會愈陷愈深！你可能會覺得只要一直挖下去（擔憂），至少意味著你還在做點什麼。事實上，你離解決方案愈來愈遠，因為你的洞愈來愈深也愈來愈黑了，停止挖掘反而更有幫助。

當我們試圖運用思維找到脫離焦慮的出路，便會一直向下挖。這些念頭讓警報變得更強烈，使得我們在警報——焦慮的循環中陷得更深，我們卻覺得自己的行為大有益處，因為我們採用了唯一可用的工具，也就是思維。兒時的你無力改變情況，只好遁入焦慮的思維中，以便轉移對身體感受的注意力，這可能是你當時唯一能夠緩解壓力的方式。然而，你已經不是當年那個毫無招架之力的小孩，現在的你有了自覺意識和選擇。

我會告訴你治癒焦慮的祕訣，當然，說來容易做來難。你必須學會延長與警報感共處的時間，減少逃進焦慮思維的頻率。當你試圖以思維解決感覺問題，時日一久，一直在加速的思維會導致身心愈來愈不同步，進而引發更多警報。與其嘗試用思維擺脫焦慮，不如讓身心的節奏都慢下來，以便它們協同工作，幫助我們透過感受找到出路。（不要走開，更詳細的說明馬上回來。）

但許多人害怕放慢思維，因為我們在不知不覺間被童年的自我影響，誤以為思考可以保護我們，而停止擔憂就會不安全。事實上，焦慮會惡化都是我們自己造成的，最「有效」的方法莫過於抱持這個信念：只要不停思考，答案就會出現。這麼做只是在咬自己的尾巴，而且愈咬愈用力，內心則非常困惑，不明白為什麼會愈來愈痛。

這就像有人說：「我說的每句話都是謊言。」接著又說：「我現在說的是真話。」你會一直繞圈圈，無法單憑思考就理解這一切。擔憂也是一樣，它是無止境地繞圈圈，唯一的出路就是停止思考（放下那根香蕉）。但是自我暗中對你發送訊息：解決擔憂的唯一辦法就是更多的擔憂——我們就這樣相信了它，將自己困在繞圈圈的思維中，而且腦子愈轉愈快，卻以為這樣就能減緩焦慮。

焦慮和自我一樣，它的存在並不是為了懲罰、傷害或迫害你，儘管我們確實有這種感覺。焦慮思維和擔憂是自我的保護機制，讓你對警告、假設和最壞情況保持警覺。大腦一手打造的「擔憂的三個W」從來不會提供安全感，事實上恰恰相反。然而，只要你沒意識到自己無法用思維解決焦慮，你就會受到擔憂誘惑，對它愈來愈上癮，一直咬住自己的尾巴。

偉大的已故喜劇演員喬治．卡林（George Carlin）曾在書中把無休止、強迫性的思維稱為「大腦的排泄物」。這種看待思維的方式無比絕妙，把它視為大腦排泄的一小顆又一小顆糞便，就像鹿邊走邊大便，只有一點不同，鹿至少會前進，人類則一直停在原地。當我們有意或無意地陷入那些憂思中，生活就會像沾上糞便一樣，變得一團糟。

思考要點：你能不能找出一件已經令你擔憂多年的事，然後允許自己選擇不再相信它，或者收回你對它投注的所有心力？就讓這個擔憂浮在原地，觀察一下大腦有多麼渴望相信它。

第十七章 擔憂——暗中潛伏的忍者

我們必須對思維保持覺察，才能意識到它們唯一擁有的力量是我們賦予的。這讓我想起羅賓．夏瑪（Robin Sharma）[2]說過的話：**「大腦是出色的僕人，卻是糟糕的主人。」**如果我們相信腦中所有想法，就會淪為僕人。如果將想法視為大腦的排泄物，它們唯一的力量是我們賦予的，那麼我們便是主人。

擔憂就像忍者，透過暗中潛伏獲得力量。憂思往往是一種習慣，悄悄溜進我們的意識中。久而久之，我們會相信腦中所有想法，對於「我得了致命疾病」、「我會失去所有錢財」或「家人會離開我」之類的侵入性思維毫無所覺，這些其實都是自己虛構出來的。當我們不再把擔憂視為單純的侵入性思維，而是無意識且自動地接受它們，麻煩就會隨之而生。我們編造對未來的幻想，神奇地相信它們，彷彿它們已成為事實。我們的憂慮似乎擁有某種「外交豁免權」，可以引發各種傷害卻不需承擔責任，我們不會以批判的角度評價大腦發出的警告、假設或最壞情況，而是完全接受擔憂的三個W，如此一來便會引發存在體內的痛苦警報，並透過內感（interoception）（大腦感知身體狀態的過程）引發更多與警報同步的可怕擔憂。這種警報／生存生理機能（如皮質醇、正腎上腺素）會妨礙掌管理性思考的前額葉皮質運作，使我們無法認清擔憂只是對未來的想像投射（也就是大腦的排泄物）。換句話說，警報響起時，我們很可能會恐懼地**相信**所有念頭，進而對身心健康產生極大危害。

以自覺意識省察思維（以及體內警報，詳情見第二部），能夠恢復大腦功能，認清擔憂不過是想像力在作怪。不被相信的想法或擔憂沒有足夠的力量引發體內警報，如此一來就能打破警報——焦慮循環，不再咬住自己的尾巴，而能看清世界的真實樣貌，並且不會再老是盯著自己的尾巴！

當然，若能完全察覺到憂思並將它與信念脫鉤，短短幾秒鐘就可以消除焦慮。不過，事情要是有這麼簡單就好了。當你搬出自覺意識這面照妖鏡，很容易照出一些表面的擔憂，但那些更深層、情緒更強烈的擔憂（通常來自童年）已經成為你最熟悉的記憶，就藏在最明顯的地方，偽裝成神經系統的一部分。

深層擔憂與自我價值（或缺乏自我價值）、罪惡感或羞愧感相關，往往最具破壞性，不知不覺間在體內引發警報。這些擔憂就是暗中潛伏的忍者，穿著無意識編織的黑衣，悄悄溜進意識的大門，從事不法勾當。

過度保護的自我相信這些忍者會保護你，幫你準備好面對痛苦的未來。然而，這個未來並不真實，因為它尚未發生。所以，擔憂本質上是一種想像，因為所有擔憂都與尚未發生的未來有關，而它唯一的力量來自我們對它自動獻上的信任。一旦以自覺意識來省察擔憂（通常只要把它標注為「這是侵入性擔憂」），它就會失去大量控制我們的隱祕力量。（後續章節會詳細說明）。

達賴喇嘛曾說：「如果你對擔憂無能為力，那就沒必要擔憂；如果有能力改變它，那也一樣沒必要擔憂。」

2 譯註：一九六四年生，全球知名領導力專家，多本著作榮登暢銷書排行榜，包括《清晨五點俱樂部》（*The 5AM Club*）、《和尚賣了法拉利》（*The Monk Who Sold His Ferrari*）、《沒有頭銜的領導者》（*The Leader Who Had No Title*）。

第十八章

你在這裡（不在那裡）

當你長期處於憂慮，可能會認為你擔心的是即將發生的某件事，比如考試、公開演講或醫療檢查。儘管思緒瞄準未來，身體卻留在由過去經歷引發的警報中，這種狀態透過焦慮思維被喚起並重新激發。

你可能會說：「我記得你說過，擔憂一定和未來有關，而現在你像是在說它也來自過去？」你可能還會說：「到底哪個才對，甘迺迪醫師？我說，這是你的**真名**嗎？」呃，沒必要發這麼大的火，但我很高興看到你勇敢站出來為自己發聲，而不是默默當個受害者！

所有擔憂都與未來有關，但從某方面來說，它其實是在為你提供準備與保護，以免曾經發生的事再次傷害你。擔憂是一種「為未來做好準備的記憶」，不妨回顧一下前面提過的狗咬人。如果你小時候被狗咬過，現在看到一隻長得跟牠很像的狗，可能會擔憂：「希望那隻狗不會咬我。」但你不會回頭去擔心自己曾經被狗咬，你不能這樣做，因為事件已經結束了，你無法擔憂已經發生的事。也許你會悲傷、沮喪或生氣，但擔憂永遠是對未來的預期（就像你可能會預期我會再次提到狗咬人的故事）。

按照我的定義（畢竟這是我的書！）擔憂始終和未來有關，這讓我們有意識且有效地與它脫鉤。即使當下可能出現警報感，但擔憂始終和未來**可能**發生的事有關。當我談到所有擔憂都與未來有關，我發現這是一種很有用的想法，能幫助我們回到真實的現在，解除想像力製造的負擔。

至於那些擔憂，唔，反正它們本來就屬於未來，不是現在。如果你正在擔憂某事，因為擔憂若正在發生，那麼根據定義來看，它還沒有發生。

當我們以自覺意識省察擔憂，也就是在放慢它的速度，並直接將它帶回當下。擔憂需要把你投射到未來才能產生影響，活在當下就能削弱它的力量。

另外一種解釋或許更清楚：你把自己投射到未來的信念有多強，你的擔憂就有多強。

我們無時無刻都在心裡跟隨擔憂進行這種時間旅行。我們的內在分裂，身體自動進入過去事件的記憶，心理則根據這些記憶預測未來。我們的身體感受處於當下且穩定，可以讓我們活得更自在美好，然而，一旦內在分裂，我們就被困在腦袋裡，與身體感受脫節，這種分裂甚至會觸發警報！

當你發現自己開始窮操心，正是問自己「我現在在哪裡？」的好時機。擔憂某件事就是在內心將自己投射到未來，抵達後開始再造過去的痛苦，並且對這個自編自導的故事深信不疑，導致情況變得更糟。這時只要把自己拉回當下就能消除擔憂，掙脫自我打造的時間機器可以幫助你認清：此刻你是安全的，即使只有當下這一瞬間。

有意識地將自己拉回當下，確認你現在安全無虞，並且真實地感到安全，這對許多人來說是一種前所未有的領悟（對我來說確實如此）。我們這些終日窮操心的人，早已習慣無所不在的危險感，甚至沒有想過要破除這種模式，其實哪怕只有片刻確認自己是安全的都好。所以，請你一定要活在當下，不要擔憂未來，不妨對自己說：「我現在是安全的。」**平靜是一種隨時可以採用的選擇**，我會在第三部進一步探討如何找到這種平靜，但請注意，你永遠可以有意識地回到當下的安全感，它是你的避風港，可以助你暫時逃離想像中基於未來的擔憂。（別忘了回去〈焦慮工具包〉複習「我現在很安全」。）

如果你十年前問我：「你上次感到安全是什麼時候？」我會告訴你從來都沒有。過度保護的自我讓我從小就處於警報不時大響的警覺狀態，所以說，我怎麼可能有安全感？對於許多不曾有過安全感的人來說，哪怕只是敞開心胸，懷著希望告訴自己「我現在，也就是在當下這一刻絕對安全」，對他們來說都是一種全新發現。我有許多病人（包括我自己！）直到問自己「我現在安全嗎？」並意識到答案是肯定的，這才頭一次真正有了安全感。

那麼你呢？你能不能認清並感受到自己當下是安全的？即使五分鐘後你就要大禍臨頭，但這一刻依然安全無虞。許多終日擔憂的人從小就不允許自己有安全感，哪怕只有一秒鐘也不行。我們總是認為創傷即將降臨，卻沒有停下來看看，其實大部分時間都是安全的。

也許你永遠不知道父親何時會喝醉，或者母親何時會虐待你，或者家人會不會生病還是失去活動能力，甚至照顧者會不會在家滿足你的需求。當你必須長時間保持警覺狀態，對身心來說，最好的策略就是隨時準備面對麻煩，絕對不能放鬆。我在少年時期會對父親放下戒心，相信他會恢復正常，之後又被他再次的精神錯亂嚇傻。日子一久，我養成了高度警覺和自我保護的應對策略，這種心態本身就是預設危險將無所不在。

兒童對壓力來源不甚了解或無能為力，認為麻煩隨時會來並保持警覺，這種做法並不為過。但如今你已成年，當你將無意識轉化為意識，透過自我覺察確認自己安全無虞，哪怕只有短短五秒鐘，都可以解除這種無意識的警覺狀態。你正在破除童年時期危險無所不在的錯覺，只要有了第一次成功，就會有第二次。

問自己「我現在安全嗎？」並透過自覺意識得知自己確實安全，這對我的某些焦慮症患者來說很難做到，因為他們的無意識深層仍然相信，童年的危險隨時可能再次來臨，警報便是透過這種方式剝奪我們的人生。

換句話說，許多人選擇了熟悉的擔憂，而非陌生的安全。擔憂也會造成錯覺，讓不確定的事物看似確定。在擔憂與放任某事不確定之間，焦慮的人會選擇擔憂，因為比起擔憂，我們更痛恨不確定！

思考要點：你能不能開始在日常生活中找出並接受不確定的事物？不妨從小事做起！有時候，我甚至會享受翻看菜單時不知道該選哪樣的不確定感！

第十九章 擔憂讓不確定變得確定

少年時期，母親是領有合格執照的全職護士，經常輪值夜班（還要照顧兩個兒子和一位患有嚴重精神疾病的丈夫）。我們家離醫院很近，她十一點下班，幾乎都能在十分鐘後到家。

每當時鐘指向十一點五分，我就會滿心期待並焦急地等她進門。她很少超過十一點十分還沒到家，一旦出現這種情況，我就會焦慮不安。那時不像現在有手機可以立刻聯絡或傳訊息，我再怎麼放不下心，也只能無奈等著……然後我會重拾慣用的策略：擔憂。

一開始，我會告訴自己，可能是某個病人病得很重，或者她需要加班。但時間一分一秒過去，我幻想的情景愈來愈可怕。也許她摔倒了？還是出了車禍？外面黑漆漆的，萬一她遭到攻擊或被公車撞了怎麼辦？我的身體對這些充滿憂慮和痛苦的想像產生反應，彷彿這些情景已經成真，於是身體啟動警報狀態。

然後，我聽見她用鑰匙開門。她回來了！那一瞬間，我的身心都會感到極大的寬慰。

擔憂會釋放多巴胺，這是一種屬於大腦獎勵系統的神經傳導物質，也是古柯鹼之類的毒品令人愉悅並上癮的原因之一。擔憂本身就會讓人上癮，但更糟糕的是，每當我擔憂母親的安全並發現只是我在杞人憂天，其他能夠帶來高度愉悅及解脫感的化學物質也會湧上來，使得這個習慣更容易讓人上癮。

特別是若你的青少年時期痛苦不堪，宛如置身在一大片不確定和痛苦的海洋中，你是否能明白，自己為什麼會矛盾地將擔憂當成一種獲取慰藉的方法？當擔心的事並未發生（通常如此），瞬間湧現的化學物質多麼令人愉悅，有種從長期高度警覺的保護狀態中解脫的感覺。我知道這聽起來違反直覺，但理解焦慮和警報時，往往會出現違反直覺的情況。接下來你還會在本書中看到，治癒焦慮和解除警報的過程也一樣違反直覺。

此處還有更加違反直覺的觀點。你會不會是在無意識的某個層面中，認為擔憂的事之所以沒發生，完全是**因為**你早早就開始擔心了？我們的意識層面明知擔心無益，但無意識中卻有種不成文的信念，認為擔憂不僅令人愉悅，還能神奇地扭轉乾坤，使得情況轉而對我們有利！兒時的你相信思維具有魔力，可以改變一切，現在你能不能看出來，焦慮思維與擔憂如何在這種背景下逐漸潛移默化，最後成為你的應對策略？

接下來再次以醫學檢驗為例，意識層面明知擔憂切片結果不會影響病理報告，但若顯示為良性，我們這些擔憂專業戶就會把正面結果及隨之而來的寬慰視為無意識層面的「證據」，證明我們的擔憂：（一）確實奏效；（二）神奇地扭轉頹勢，使得結果對我們有利。再說一次，這不合邏輯，但你的無意識本來就不遵循邏輯。還要再說一次，許多人從小就習慣擔憂，孩子的魔法思維與擔憂具有保護作用的錯誤信念也相去不遠。

對許多人來說，擔憂就像是兒時好友，即使過了數十年，始終捨不得這位好友離去。

除了是熟悉的朋友，擔憂也是一種幼稚的嘗試，我們試圖透過它力挽狂瀾。我們這些擔憂專業戶儘管對它毫無所覺，依然會欺騙自己，相信自己編造的擔憂故事，因為它們提供了控制感，是一種可以預測未來的魔法。當我們相信自己對未來的幻想，便覺得能夠為即將發生的事做好準備。

舉個例子，我經常會注意父親，看看是否能預測他需不需要住院。當我認為他變得過度快樂或悲傷時，我會開始做好準備，擔心他即將陷入狂躁或憂鬱的狀態。我會密切注意他有多大機率會被判定要入院，並為此萬分擔憂，彷彿這已經是既定事實。

雖然這樣很痛苦，但比起他會不會被判定入院的不確定感，似乎好受一點。奇怪的是，往往在我擔心得要命並確信他會進精神病房時，他就會好轉。只有在極少數情況下擔憂才會成真。雖然我的「預測」很少成功，但我似乎欲罷不能，這是不是很瘋狂？

人都想追求確定性，但對於擔憂的人來說，這成了一種執著。如果你兒時經歷過創傷，就會更渴望追求確定性，於是你編造令人擔憂的故事，以便在無序的世界中打造秩序感。強迫症本質上也是一種對確定性的渴望，這種執著通常會愈來愈複雜，總是徒勞地在無法確定的情況下試圖打造確定性。對強迫症患者來說，這種執著在可怕的不確定世界中提供了一丁點確定感。然而，一旦當事人被執著控制，就會出問題，就像我們這些擔憂的人被自己的憂慮控制住。強迫症患者害怕自己不能數樓梯或轉六下把手，擔憂的人也會害怕自己不能再擔憂。

擔憂同時是快樂和痛苦的泉源，這正是焦慮的矛盾之處。鑑於不確定性為我帶來深刻的痛苦，我完全能理解，自己之所以編造令人擔憂的故事，是為了讓未來的情境更清晰也更確定。然而，我兒時誤以為可以透過擔憂解決的那些問題，反而因為擔憂更惡化，這正是它的矛盾之處。換句話說，對我的內在小孩來說，必須不惜代價避免不確定性，因此承受擔憂造成的痛苦是一種相當划算的交易。為了極力避免不確定感帶來的熟悉而可怕的警報，我編造了擔憂的故事，讓我有種已經**知道**會發生什麼事的錯覺。我自行編造即將發生的寓言故事，其實是一種自我欺騙，但我無法忍受不確定性，它會讓我想起兒時不知道會發生什麼事的痛苦。我寧可想像並接受最壞情況，也好過一無所知，這正是焦慮心態傷害力最強的特徵。

你若是兒時曾經歷創傷且未曾解決，就會對世界失去信念，而信念恰恰是你忍受甚至是接納不確定性的關鍵。我將在第三部詳細說明，如何運用信念（不一定是宗教信仰）來接納不確定性，讓它不再引誘你陷入擔憂。

直到我看清擔憂的本質，明白它是一種將不確定變得確定的魔法嘗試，我才終於學會處理它。在不確定中找到信心，甚至接納不確定，把它當作生活的調劑，這才是解決擔憂的根本之道。意識到自己有力量和選擇權，並且平息體內的警報，這將有助於你享受並接納不確定的事物，畢竟人生中不確定的事物會為我們帶來真正的樂趣和喜悅。培養自覺意識是關鍵步驟，原本被擔憂這種負面習慣佔據的空間，都將被新的正面技能填滿，無論情況多麼不確定，你都能活在當下。

積習難改，我偶爾還是會擔憂，但現在有了敏銳的自覺，我知道可以憑藉信念來選擇要不要擔憂（第三部我會進一步探討信心如何成為對抗擔憂的神經性解藥）。

第二十章 當擔憂變成天性

如果找得到發明擔憂的人，我一定會打爆他的蛋蛋。無謂的擔憂已經讓我付出慘痛代價，還限制了我享受生活的能力，我無法用言語表達損失多麼慘重，我想你可能也有同感。

那麼，我們為什麼會這樣？

記不記得前面提過的內感？就是大腦不斷讀取身體狀況的神經機制，大腦是一台意義創造機，會編造與身體感受完全一致的故事和擔憂。

大腦編造的擔憂愈多，身體的警報反應就愈強烈，久而久之，大腦便長期以擔憂來回應身體長期的警報。（這就是警報——焦慮循環，一種擁有強大慣性的機制。）

在物理學中，慣性意指靜者恆靜，動者恆動。焦慮也是如此：你愈擔憂，就愈容易繼續擔憂。

記不記得我說過，擔憂的人無法忍受不確定性？

當我們為了抗拒及避免不確定性而陷入擔憂，就會打造一種信念，認為只要拚命抵抗就能避免痛苦，於是抵抗變成具有強大慣性的行為模式。我們可以這麼說：擔憂是為了抗拒不確定性。這種抗拒使得我們陷入自我構築的保護模式，阻止我們擺脫強迫性擔憂。換句話說，將擔憂當作一種想像的保護，會讓我們無法擺脫它。

當我們被抗拒和擔憂捆綁及烙印，將它們視為安全感的象徵，最後因擔憂到極致而形成了慣性，我們就會離不開它們，無論如何都不願意放手。就像那隻絕不願為了逃命而放開香蕉的猴子，擔憂的人也不願放開擔憂並逃出內心的牢籠，反而養成了擔憂天性，這個天性中共有五種要素：擔憂、慣性、抗拒、自我和防禦。

這裡有個重點：自我把你困在腦袋裡的憂思，它到底在保護你什麼？它其實是要避免你接觸身體的**感覺**。

從本質上講，當內在小孩害怕去感受身體的警報，腦中的擔憂便成為方便的替代品，憂思其實是在轉移對痛苦的感受。

記不記得背景警報的概念？它是年幼的大腦不堪負荷，過多而混亂的能量注入體內所導致。這種不安的狀態及令人不適的能量會在暗中保持警覺，每當出現誘因便冒出來。如果你曾在電影院、家庭聚會或開車上班時忽然有種大禍臨頭的感覺，偏偏沒有發生任何危險，可能是你的背景警報在作祟。

對兒時的自我來說，體內的背景警報難以承受。我們學會抗拒身體的感受，畢竟一旦與身體連結，我們就不得不面對那些存在體內的舊傷和警報能量。於是我們逃離身體的感覺，在擔憂的思維中尋找出口。

兩害取其輕，自我認定身體不安全，於是它撤退或繞道進入大腦，以避開痛苦。自我打造的擔憂讓我們停留在思緒中，這樣就不會接觸到體內儲存的背景警報。就像強迫症患者數樓梯有幾階或繞三圈才進門一樣，他們利用這些行為來轉移內心的痛苦警報，而擔憂的人也緊抓著憂思不放，避免接觸存在體內的舊日警報。這裡面有個陷阱，憂思表面看來是唯一「安全」的場所，於是我們竭力避免觸碰感受，把自己鎖在思維中。

想法愈誇張，愈能轉移對感受的注意力，這恰恰解釋了擔憂愈來愈強烈的原因。更糟糕的是，我常注意到，擔憂的人似乎都很聰明且富有藝術感，想像力過度活躍，正因如此，我們才能編造出非常細膩和複雜的擔憂！害怕搭機這種基本型擔憂是新手才會有的，至於我們這些功力早就爐火純青的擔憂專業戶，有本事編出一隻九頭飛龍，嘴裡吐著火，血中飽含眼鏡蛇毒，汗水甚至帶有梅毒的病原體。這還不夠，我們還有空間可以編造更恐怖的東西。我並不是要說害怕搭機不會令人崩潰，而是我們製造出來的擔憂往往更為細膩和複雜。我們的擔憂之所以如此可怕，因為它們非這樣不可。如果沒那麼可怕，我們可能就會冒險回去面對存在體內的背景警報。無論擔憂再怎麼可怕，都比不上那些深藏體內的兒時痛苦。

因此，擔憂確實發揮了功效，幫助我們轉移注意力，遠離體內的背景警報，但也帶來了非常嚴重的副作用。隨著擔憂愈來愈強烈和緊迫，它開始加劇身體的警報反應。因為身體難以區分想法和現實，當我們心驚肉跳地想著某個念頭（好比「我會不會心臟病發作？」）身體會把它解讀為我們正在宣告事實（「我心臟病發作了！」）這與美國的智力競賽節目《危險邊緣》（*Jeopardy!*）設定的機制一樣，即使你以疑問句來表達這個想法，身體依然會啟動戰鬥或逃跑反應，或者觸發交感神經系統，就像面對實際危險的正常生理反應。

情況就是從這裡開始惡化，我們以擔憂做為應對策略，轉移對體內警報的注意力，卻反而加劇了亟欲逃避的身體警報。

思考要點：你能不能忍受體內警報帶來的不適，並觀察大腦如何不斷試圖將你的注意力轉向擔憂？（還記得〈焦慮工具包〉的「感受但不解釋」心法嗎？）

第二十一章 你比你認為的更強大

有個重點值得在此重申：長期擔憂和焦慮是危險的組合，使得我們高估威脅，低估自己面對威脅的勇氣，而這種模式通常從童年開始形成。

童年創傷有個特點，它迫使你在尚未準備好時就變得堅強。諷刺的是，創傷使你變得比自己認為的更強大，但這份強大並非來自你熬過了創傷，而是創傷本身。創傷賦予你力量，同時也削弱你的力量。

焦慮會不遺餘力地保護你，讓你對挑戰卻步，並試圖說服你半途而廢，或者更糟，連開始都免了。它讓你想起童年毫無準備且無法承受壓力的日子，並假定你現在的處境也一樣。焦慮告訴你：「最好不要嘗試，如果避開挑戰會更輕鬆。」然而，正如我在許多病人身上看到的，一旦你為了避免痛苦而縮減人生體驗，局面會急轉直下，生活很快會變得缺少全新樂趣，只是在一味逃避舊日痛苦。

我常向焦慮屈服，但也常勇敢迎接挑戰，我相信正在閱讀本書的你，想必已經勇氣倍增。你看到的或許只有我的外在成就——集醫生、演說家、作家、脫口秀演員等眾多頭銜於一身，你可能會這樣想：「若是他真有嚴重焦慮，怎麼可能做到這些？」

答案是：焦慮要我看輕自己，但真實的我強大多了。你也一樣。

現在，回想那些真正艱難的時刻。你處理好了嗎？你還在這裡嗎？

我相信答案是肯定的。

焦慮最具破壞力的影響是它會帶來雙重打擊，讓你高估外部威脅，同時低估內部應對威脅的資源。關於這一點，我將在第三部詳述。焦慮和警報會癱瘓理性大腦，並啟動情緒大腦，是不是覺得聽起來像是一筆糟糕的交易？確實如此！

我有個焦慮不想讓你知道的祕密：即使很少遇到的糟糕事真的發生了，你也應付得來。人往往有種錯覺：如果擔憂成真，我們就會崩潰。事實並非如此。從許多方面來看，長期應對焦慮並與其共存，已經讓你變得比自己認為的更加堅毅。這一點我再怎麼強調都不夠。數十年來，我治療焦慮患者，親眼目睹他們勇敢迎戰逆境，展現出連自己都不敢置信的信心和勇氣。你比自己認為的要強大無數倍。請一遍又一遍地讀這段話，直到你把它讀進心裡。我向你保證，這絕對是真的。

焦慮要你看輕自己，但你不僅更有能力，還會得到幫助。我們的內在小孩可能認為沒有希望、求助無門。但這是一種錯誤認知，不妨回想你曾經面臨的最大挑戰，並注意這幾個重點：（一）你是如何克服難關的；（二）宇宙在哪些方面幫了你。既然過去的我們辦得到，沒有理由相信未來辦不到。不要失去自信，也不要為了抗拒人生的不確定就投向擔憂提供的虛假確定。這種交易沒有一次值得。唯有請出意識這個利器，明白自己擁有選擇權，這一切才有可能改變。我會在第三部具體說明如何克服恐懼並做出選擇。

焦慮和警報最大的謊言是：「你辦不到。」即使你早已成功無數次，它仍然會說這次一定會失敗。我在脫口秀生涯前五年，每次上台都認為自己一定會搞砸。不管我有多少次表現得很好，內在小孩仍然堅信下一場表演會變成災難。你的內在小孩基於過去的真實經歷，可能也會相信那些災難性預測。但你已經不再是無能為力的孩子，一旦你認清自己是強大的成人，就可以破除焦慮對思想的控制。你可以退縮，被擔憂奴役；也可以擴展，做大腦的主人。被焦慮控制時，自我會退化為滿心恐懼的孩子，活在過去並以幼稚的眼睛看世界；當你成為大腦的主人，自我將蛻變為明智而堅毅的成人，活在當下並以成熟的方式看世界。自覺意識賦予你選擇權，讓你認同曾經受傷的孩子，但活成當下強大的成人。

「如果沒有活在當下，你就不算真正地活著。」

——艾克哈特・托勒（Eckhart Tolle）[3]

焦慮的想法讓我們覺得渺小，體內的警報讓我們覺得挑戰更艱鉅，因為我們習慣以過去那個焦慮不安孩子的視角來看待世界。然而，當你選擇做個成年人，立足於當下，你便成為強大的存在，擁有遠比焦慮要你相信的更多能力和毅力。每個挑戰都是為了驗證你的信念而存在。那個活在過去的小孩自我認為自己無法應對挑戰，但我可以用親身經歷向你保證，當你的成人自我選擇活在充滿信心的當下，絕對有能力應對任何挑戰。

歸根結柢，就是要努力在當下保持自覺意識，明白自己隨時可以做出有意識的選擇，成為活在當下的成人自我。如果你無法認清這點，不知道自己可以喚醒有能力的成人自我，你將退回孩子自我預設的受害者心態，採取兒時習得的擔憂應對策略。如果我們能專注於當下，選擇信心與勇氣，就能做自己的主人。反之，如果被過去的警報困住，就會被它奴役，甚至不知道自己有活

3 譯註：一九四八年生於德國，全球知名心靈導師，暢銷書作家。

在當下的選擇權。我們會回到兒時預設的焦慮和警報狀態，甚至會退化為孩子自我，如果你不自覺地自動陷入童年的受害者心態，怎麼可能有辦法過好現在的成年生活？

即使我們已經讓自覺意識主導一陣子，仍然會因為遭遇挑戰而再度陷入過去的破壞性習慣，又開始相信每一個擔憂的念頭。我們還來不及察覺這個情況，身體便已進入警報狀態，把我們拉回兒時充滿傷痛的漆黑深淵。此時唯一的解方是運用〈焦慮工具包〉的「呼氣」練習，好好深呼吸幾次，提醒自己：我們有能力選擇專注於當下，以成年自我立足，或是掉進童年舊傷的深淵。這是一種需要學習的過程，我自己也曾無數次跌回童年的創傷深淵，但當你明白選擇一直都在，並練習以成年自我活在當下，就更容易看見並行走成年這條路。隨著我們一次次練習以成年自我立足，愈來愈能夠牽起內心那個恐懼孩子的手，朝著勇氣和信任前進。

當你說：「因為某某原因，我今天不能出門。」這只是孩子自我的不真實信念，它需要隱匿才能生存並持續影響你。當你以當下的自覺意識之光照耀信念，就能消除它的大部分影響力。活在當下的成人自我會接管，溫柔地安撫那個困在警報中不停擔憂的孩子，當年他最需要但始終沒有得到的安慰與支持，如今成人自我都能給他。

基於擔憂的信念沒有一個是真實的。我怎麼知道？因為擔憂總是與未來有關，既然未來是未知的，任何了解未知事物的聲明都無法成立。但對那個還活在內心的小孩來說，這些恐懼看起來即將成真，因為那是他當年的現實。我們為了逃避不確定帶來的痛苦，將擔憂對未來的預測視為真實。然而，這種做法只會讓我們受苦，把焦慮製造的大腦排泄物當真。一旦你認清擔憂只是幻覺，就能打破「擔憂加劇警報，警報又加劇擔憂」的惡性循環。這個循環需要你的無意識信念才能運作，當你將無意識提取到意識層面，就能學會客觀地**看待**擔憂，而不再主觀地**成為**擔憂。

第二十二章　感覺——思維循環

我清楚地記得，二〇一三年九月底從印度返家後，在焦慮和警報重壓下，我癱在床上，覺得無法動彈。印度之行本應成為救贖之旅，為我的焦慮提供靈性解答，不料反而帶來更多問題。

我咬著自己的尾巴，不斷加大力道，試圖停止疼痛。我陷入惡性循環，甚至考慮過自殺，因為我不僅看不到出路，焦慮和警報還在繼續惡化。我感覺逐漸失去理智（和身體），也失去對現實的掌控，總之世間沒有一處安全。我並不是因為活不下去才想要自殺，而是找不到可以結束痛苦的其他選擇。

我曾經針對這件事開玩笑，用南方福音派喬治亞（Georgia）腔說：「上底啊，我說，上底給你的……永遠不會……超過你……所能承受的！」我會停頓一下，再接著說：「上帝會不會在十二道珍珠門前迎接自殺的人，然後對他們說：『噢……抱歉……嗯，老兄，都是我的錯，我真的以為你能處理好。』」

現在回想起來，我很慶幸當時情況變得非常糟糕，如果不是已經被逼到走投無路，我也不會冒險踏上迷幻藥助攻的改造之旅。儘管身處困境，我仍然有足夠的力量深入內心，這正是我要強調的重點：**當擔憂的事真正降臨時**，我們這些擔憂專業戶其實比想像中堅強得多。當時的我已經陷入絕境，儘管我對迷幻藥非常恐懼，但我知道非這麼做不可，於是就放手一搏了。前面提過，我在二〇一三年十月五日（適逢父親生日）那天，在嚮導的監督下，我吸了第一口迷幻藥。藥效瞬間發揮作用，我不知道該如何解釋當下所有感覺經歷的劇烈變化，只能說迷幻藥讓我認清焦慮的本質，它是體內的警報感，不是腦中的思維。這次領悟對我自己和無數慢性焦慮患者的痊癒可謂非常重要。日子一久，我透過觀察，發現體內警報與腦中焦慮想法不同（而且可以各自分開），進而認清自己陷入了思維（擔憂）和感覺（警報）的惡性循環中，後來我把它稱作警報——焦慮循環。

雖然我沒有立刻找到改善感覺和思維的方法，但在迷幻藥之旅後，我不再需要和鬼魂打交道。我現在有了初步認識，明白焦慮包含兩種截然不同的要素（思維和感覺），但我接受的醫學訓練卻讓我相信只有一種。它們不僅截然不同，還可以各自分開。我第一次真切感受到，我所面對的問題其實可以有效緩解，只需認清兩種要素，再將它們分開即可。

思考要點：心理的擔憂與身體的警報是兩個不同的存在。

第二十三章 自覺意識帶來選擇

簡單地說，感覺——思維循環的特徵就是：感覺會影響想法。反過來看也一樣，你怎麼想就會有什麼感覺。我自己則在療癒過程中有個重大領悟：感覺對思維的影響，遠遠大過思維對感覺的影響。

人處於警報狀態時，與警報負面感受對應的負面思維與憂慮就會被加強、促進和放大，而與警報感不一致的正面思維就會被貶低、打擊和削弱。這種負面傾向導致我們只關注負面想法，最終被身體的警報感壓垮，這也是身體深陷於背景警報狀態時，我們很難進行正面思考的原因。

對我來說，要用思維來對抗感受是極其困難的嘗試，換句話說，感覺比思想更強大。此外，以我自身和患者的經驗來看，我發現透過改變感覺來改變思維要比反過來做有效得多。只需要有意識地專注於背道而馳的想法，就能在幾秒鐘內扭轉想法和思維。無論你正在想什麼，我可以保證，完全相反的想法還是有一定的道理。因此，想法比感覺更容易改變，而且更不費力。你可以改變想法，但除非你的感覺轉而支持想法，否則這些想法往往無法「堅持下去」，它們遲早會回到預設狀態，再度與感覺密切相關。感覺愈強烈，能量就愈大，可以產生持久的改變，因此感覺是干預措施更有效的著力點。若要治癒焦慮，專注於改變身體的感覺，要比試圖改變大腦的想法更為有效。

下面這個例子雖然簡單，卻能充分說明這個道理。假設你相信多倫多是加拿大的首都，你打電話給我，並在談話中提起這件事，我告訴你事實上渥太華才是加拿大的首都。從那時起，你就會把關於多倫多的錯誤想法轉為正確的渥太華。

就是這麼簡單。

現在假設你因為寵物去世而情緒低落，要自己「別再傷心了」能明顯改變情緒嗎？當然不會，因為情緒比思想更有力量和衝勁。

絕大多數「正向心理學」的擁護者都會告訴你：改變想法就能獲得足以改變感受的力量。但事實恰恰相反。我並不是說改變腦中的想法沒用，而是改變身體的感受才是更有效的方式，可以長期維持改變的效果。通常，要保持足夠的自覺意識，不斷嘗試在腦中產生與體內舊警報互相牴觸的快樂新想法，這實在不容易。我並不是說完全不可能，但我發現，要採用正向心理學推薦的方法，需要極大的決心和毅力，而我根本無法堅持下去。長期憂慮的人會在體內儲存大量警報，在身體處於恐慌的同時還要不斷嘗試正向思考，非但是不可能的任務，還會讓人精疲力竭。從我的經驗來看，我發現更有效的方法是，把原本改變大腦思維的精力用在改變身體的感覺，關於這一點很快會在後面章節詳述。

我舉個自己的例子，說明感覺比思維更強大。有一次，我和女兒莉安卓（Leandra）在拉斯維加斯，當時她大約十歲。（我不是那種只顧自己找樂子還把小孩帶去賭場的父親，一九九六年的拉斯維加斯非常重視家庭旅遊，有水上樂園和兒童節目。）女兒喜歡溫暖的天氣，但討厭它變得炎熱。我們在八月搭乘露天接駁巴士，沿著拉斯維加斯大道一路前行。我有沒有提到那是八月盛夏，大正午的內華達沙漠？

莉安卓很不開心。她坐在接駁巴士的長椅上，我站在她旁邊，抓著扶手。我還記得她仰起頭，棕色大眼看著我，一臉「你他X的來這裡幹什麼」的表情。如果你認為一個平時優雅的十歲小女孩不可能單憑眼神就把你幹掉，那你真是大錯特錯。我們還要在接駁車上待二十分鐘，於是我要她想像自己已經泡在冰涼的游泳池裡。這為我多爭取了一點時間，但三分鐘後，她終於「說服」我下車，我們找了一輛有冷氣的計程車，繼續剩下的路程。

莉安卓一直是個樂觀開朗的小孩，她那麼生氣確實很不尋常。我們一坐上涼快的計程車，她隨即恢復陽光般的性情。也就是說，她的感覺一旦好轉，想法也會跟著好轉。

你將在本書各章節中陸續發現，只要將精力用於改善感覺，而不是改善思維（當然，我還是會教你如何同時做到這兩件事），你的情緒就有滿滿收穫。

思考方式與感覺背道而馳，就像攀登珠穆朗瑪峰一樣費力。這並不是說有意識地改變思維毫無幫助，而是不斷嘗試用與感覺相反的方式思維，更容易喪失志氣並自我打擊。除非你有本事時刻保持高度警覺，始終以更正面積極的方式思考，否則僅僅改變思維只能帶來短暫緩解。神經科學研究表明，當感性／求生大腦活躍，理性大腦就會停止運轉，所以當你覺得自己處於求生模式時，你絕對無法有效思考！

警報、憤怒和挫折等感覺與腦中的思維相比，在體內具有更大的慣性，需要更長時間才能轉變。我經常把思維比作快艇，把感覺比作貨輪。一旦感覺佔上風，尤其是警報感，想要改變它，就像試圖讓一艘千噸巨輪瞬間轉向一樣。

從另一個角度來看：心臟產生的電場強度是大腦的五千倍。考慮到生物學的現實面，試圖用思維來強迫感覺屈服，分明是在做白工，不是嗎？

現在，我們開始探究更複雜的層面：正向思考確實會對感覺產生正面影響，但通常效果並不好。然而，負面思考卻對感覺有強烈影響，可能是因為它會激發大腦固有的恐懼／生存傾向。換句話說，正面想法往往只會讓你感覺好一點，但負面或可怕的想法會讓你感覺糟糕多了！

我並不是說思考不重要，也不是說認知策略對緩解焦慮沒用，重點在於找出自己的負面想法和憂慮。一旦你把它們找出來，將精力用於改變感覺，要比試圖改變思維方式有效得多。改變想法可能只會讓你輕鬆幾秒，但改變感覺能持續更長時間，並從根本上解決問題。當你陷入憂慮而無法掙脫，試著完全放棄思考，專注於改變感覺，你的時間會花得更值得。要改變莉安卓的不舒服，最好的辦法是改變她的感覺，讓她離開宛如地獄之火的接駁車，改搭有冷氣的計程車。雖然讓她思考並想像自己泡在涼爽的泳池裡有些許幫助，但改變她的感覺帶來的幫助更大！

人的感覺和想法通常高度一致，如果身體出現警報感，可能遲早會反映在腦中，造成焦慮的想法。事實上，長期憂慮的人往往在不知不覺間迅速切入預設模式，同時啟動身體警報和心理焦慮，也就是你已在前文學到的警報——焦慮循環。幾十年來，我自動遵循這種無意識的惡性循環，直到發現另一種感覺和思維方式。

即使是不會過度憂慮的一般人，感覺——思維循環也會無意識地自動運作；感覺助長想法，想法也助長感覺，形成自我強化的循環。若要打破它，首先需要意識到它正在運作。當我們察覺自己有警報感，就能預見大腦會產生焦慮的想法。最好的防禦方式就是意識到循環的存在，明白我們可以透過分割這兩個部分來打破循環。

我並不是要說思維沒有力量，思維和感覺本身就有強大力量。有些想法比其他想法更令人不安也「更沉重」，但這同樣取決於它們被賦予多少信念以及隨之而來的感覺。然而，在（焦慮的）一天結束時，改變感覺可以讓我們從長期憂慮中得到最深刻而持久的緩解。

當你意識到這些想法僅僅是念頭（或是大腦的排泄物！）將它們從感覺的能量中分離出來，你就朝治癒邁出了關鍵的一步。讓自覺意識主導，其目的在於找出並隔離這些想法，以免你之後會選擇相信它們。

再說一次，我的目標是教你看清想法，你就不必成為自己所想的樣子。把你的想法（尤其是那些憂思）當作毫無根據、短暫且無關緊要的東西，你就不會把腦中無痛苦的想法轉變為體內痛苦的感覺。

為了強調這一點（順便省去畫圖解釋的麻煩），請想像思緒從大腦進入心臟區域，開始影響感覺。接著想像心臟周圍的感覺進入大腦，開始影響思維。這個循環（也稱為反饋迴路）沒有開始也沒有結束，思維會創造感覺，感覺也會創造思維，這就是感覺——思維循環，在所有人身上都是如此運作。在我們這些憂慮的人身上，警報——焦慮循環的運作模式也完全相同，腦中的焦慮想法引發體內的警報感，而體內的警報感又會催動腦中的焦慮想法。

從警報到焦慮再從焦慮到警報，這兩種循環都是在無意識層面運作，因此自覺意識是認清它們的關鍵，只要讓自覺意識主導，我們就不會變成它們。不需要相信每個想法，也不要對每種感受毫無所覺，如此一來你就不會為二者提供能量。

大腦的憂慮無法傷害我們，除非我們透過信念賦予它們力量。一旦我們認清要不要相信憂慮完全取決於自己，在打破循環這條路上就邁進了一大步。你會發現最好將精力用在連結和改變感覺，而不是試圖改變思維。

當你自動相信所有想法，內心不會有任何餘裕，但當你放慢腳步，開始察覺腦中的焦慮想法，你就打造出一片空間，這或許就是自覺意識最強大之處。你可以在這個空間裡自由選擇，有選擇就能產生力量。

維克多・法蘭克醫師[4]曾說：「在刺激和反應之間有個空間，我們在當中有足夠的力量選擇如何反應。就在這反應中，蘊藏著我們的成長和自由。」這就是我所說的空間，它是擺脫長期焦慮的關鍵。

這個空間正是發揮自覺意識的禮物。有了自覺意識，你就能看到以前沒有的選擇，這些選擇蘊藏著力量，包括你選擇不再淪為舊傷受害者的力量。

法蘭克博士還說：「人的一切都可以被剝奪，唯獨一件東西例外，也就是人類最後的自由——在任何特定情況下選擇自己想要的心態，選擇自己想要的方式。」當我知道我可以選擇——我有足夠的力量認清想法，不需要全盤相信它們；我可以將先前用來反覆思量和擔憂的精力，轉移到感受上面——從那時起，我開始選擇自己想要的方式，也就是無論多麼痛苦，我看重的都是感覺，而不是想法。我選擇以好奇而客觀的心態來看待這些想法並暫緩處理，優先將注意力向內集中在感覺上（不急於解釋）。焦慮想法渴望獲得由信賴產生的能量，但我不再賦予它們這種能量，就此打破了魔咒。我的人生已被焦慮主宰了數十年，想要掌控焦慮的欲望為擔憂提供了動力，因此若要做到不相信擔憂，需要好好練習。既然我已能認清焦慮想法，並選擇專注於其他事，讓它們不再受到信念餵養，我就能擺脫焦慮的想法了。

4 譯註：Dr. Viktor Frankl, 1905-1997。奧地利心理醫師與精神病學家，因創立意義療法與存在分析法而享譽全球，著有《向生命說 Yes》、《意義的意志》等。

第二十四章　家人與騙子

大多數因過度擔憂而來求診的患者，兒時都明顯感到無助且被迫害。大腦有個很討人厭的設定：童年熟悉的事物往往會在成年再次重現。這正是佛洛伊德的強迫性重複理論：人腦傾向於將熟悉感與安全感劃上等號。這意味著即使童年熟悉的事物曾經帶來極大的痛苦，它依然會受到無意識的推動和逼迫，使得我們成年後重蹈覆轍。

我說過一句自認值得驕傲的話：「如果你在功能失調的家庭長大，『熟悉』（familiar）這個字可以拆解為兩個字：『家人』（family）和『騙子』（liar），因為家人騙了你，讓你誤以為自己很安全。」因此，我們往往會在成年後重現童年的負面事件，為的是找回從來就不存在的安全感！

如果你兒時覺得自己是受害者，成年後往往會不自覺地被受害者的狀態吸引。換句話說，我們在成年後會不自覺地強迫自己選擇那些重複兒時受害者心態的經歷和想法。再加上體內的恐懼感，這就為警報——焦慮循環的形成和壯大提供了完美條件。如果我們沒有以自覺意識省察警報——焦慮循環，它就會完全控制我們，這正是我的慘痛經歷。

不過，這不僅僅是我一個人的經歷，不妨看看我的患者珍，她總是選擇那些酗酒又有虐待傾向的男人。每當遇到符合這種特徵的男人，她就像飛蛾撲火般被吸引過去。珍處於自動導航模式，受到無意識層面複製過去的誘惑，將兒時酗酒且虐待她的父親換成長大後酗酒且虐待她的男友，不斷試圖抓住父親該給卻從未給過的「安全感」。我始終認為，珍希望新男友以父親未能辨到的方式照顧她。（順帶一提，我相信內在小孩總是在等父母「回來」，等他們拿出父母該有的樣子。儘管我們的意識層面知道這永遠不會發生，但在無意識中，這個希望從未消失。）

當然，珍的每段感情都以悲劇收場，但這麼多年來，她仍然結交了一個又一個酗酒的伴侶，完全沒意識到她為何總是將自己置於險境中。一個人既然認不清（或拒絕認清）事實，也就不可能改變，珍的無意識且自我破壞的受害者模式長期存在，直到我們的醫病關係後期，她才開始意識到自己一直在重複強迫性的自毀行為。

許多擔憂的人從小最熟悉（最有安全感）的應對模式就是擔憂，就像珍接納酗酒人士並一再複製這種模式，我們也接納了擔憂（儘管它有害），部分原因是我們對它早已非常熟悉。或許你也像我一樣，父母其中一方或照顧者是擔憂專業戶，為你樹立了這種行為的榜樣。人處於擔憂狀態時，除了讓不確定性看起來異常確定，我們還從擔憂提供的熟悉感中得到異常的安慰。以我自己的童年經驗為例，我看到母親經常擔憂，這種擔憂成為我熟悉的盟友。每當我覺得壓力大時，仍然會不自覺地重複高度警覺和擔憂的舊模式，試圖尋找實際上並不存在的熟悉安全感。

是時候收回你的力量了。有句老話說得好：「如果你一直用同樣的方式做事，你就會一直得到同樣的結果。」如果你沒有意識到自己的行為，沒有認清你有足夠的力量透過有意識且客觀的方式觀察自己的衝動和欲望，你就永遠無法改變它們。少了自覺意識，我們只會重複童年形成的熟悉舊模式，如果這些模式讓你成為無助和不知情的受害者，你的焦慮和警報就永遠無法化解。

思考要點：你的父親或母親是否長年習慣擔憂？或者，即使他們沒有表現出來，你能不能**感受**到他們的焦慮？

第二十五章 是信念問題還是問題信念？

接下來是為所有慮病症（hypochondriacs）患者寫的故事。我就讀醫學院期間，經常會出現罹患致命疾病的焦慮想法，然後試圖反駁它，以「我沒有生病」來讓自己安心。問題是，我愈努力反駁這個想法，反而在無意間賦予它愈高的可信度。我雖試著說服自己不要去相信，反而愈來愈關注萬一真的患病的可能性！

這就好比要自己別去想粉紅色大象，大家都知道世界上沒有這種生物，究竟是誰會這樣突發奇想？實在太荒謬了！世上沒有這種東西，粉紅色大象不存在，我應該停止想牠。除非，你用噴漆把一隻大象染成粉紅色，但你為什麼要做這種事？從這個角度來看，你可以把大象染成粉紅色，親手打造粉紅色大象，但這是人工製造的，並非天然生成，所以不是真的。我想，若是不明就裡的人看見牠，可能會誤以為是真的。尤其是小孩，一定會相信牠是真的……

你應該明白我的意思了。我愈試著說服自己不要相信這些想法，它們反而變得愈真實可信。這正是我前面提過的，人無法靠思考擺脫焦慮。

在醫學院高壓的環境下，我的肌肉開始不由自主地抽搐，這在醫學上稱為「肌束震顫」。我的全身肌肉都在抽搐，連舌頭也不例外。我查閱醫學書籍，發現這可能是一種非常可怕的疾病，名為肌萎縮性脊髓側索硬化症（Amyotrophic Lateral Sclerosis/ ALS，又稱為路格里克氏病〔Lou Gehrig's disease〕，也就是俗稱的「漸凍人症」）。肌肉會逐漸萎縮，最終導致死亡。

那麼，它的早期症狀是什麼？正是肌束震顫。於是我恐慌極了！完全崩潰了。漸凍人症的主要症狀之一是無力或雙手動作不協調。猜猜我出現什麼問題？我開始密切注意雙手，只要動作變得笨拙，我立刻告訴自己死期將至。

這——實在——太可怕了。我愈試著相信自己沒事，反而愈擔憂。又一個粉紅色大象的情境。我無法描述當時自己有多恐懼，而且我每天纏著妻子追問，想知道她有沒有注意到我的手有什麼變化。

後來，我遇見一位最有愛心的醫師，這是我這輩子最幸運的遭遇。約翰．諾斯沃西醫師（Dr. John Noseworthy）是西安大略大學醫學院的神經科專家，後來成為世界著名的梅約診所執行長。諾斯沃西醫師為我做了全面檢查並安慰我，他見過很多漸凍人，雖然不能百分之百確定，但他有百分之九十九點九的把握認為我得的只是良性肌束震顫。

你覺得事件到這裡就告一段落了嗎？

我得到極大的安慰，但依然對那百分之零點一的可能性耿耿於懷。這就像某個老笑話：男人在約會時問心儀對象：「妳願意和我繼續約會的機率有多高？」對方回答：「哈！只有一百萬分之一！」男人卻高興地說：「所以妳的意思是我還有機會！」

即使這位世界級神經科醫師已經掛保證，進一步的檢查也顯示沒有任何退化性疾病的跡象，我仍然擔驚受怕地過了一年。又過了一年，除了肌束震顫（直到三十多年後的今天依然存在），我一直沒有其他症狀，這時我才終於承認，說不定我真的不會死。

當時，我根本不知道自己是怎麼回事，其實我深陷於警報當中。我很快會在後面詳述，警報大響的腦子如何切入生存模式，把精力集中在避免危險和潛在威脅上，因而無法理性思考（這或許是傷害性最強的部分）。由於切入生存模式，我那關注威脅的大腦看不清也不接受那些我其實安然無恙的鐵證。

焦慮的人往往有個最大的通病：將痛苦歸因於腦中的思維，因為戰鬥或逃跑的警報反應往往伴隨這些想法而來。事實上，警報反應不是思維問題，而是信念問題。

不相信？假設你是生理女性（帶有XX染色體）但不想懷孕，最近卻有種「我可能懷孕了」的想法。你若是相信這個想法，身體就會進入戰鬥或逃跑的警報反應。不管是警報還是隨之而來的不適與痛苦，都不是這個想法造成的，而是你對它的信念造成的。

還是不相信？好吧，假設你是生理男性（帶有XY染色體），也有「我可能懷孕了」的想法。你的男性身體不會進入警報狀態，因為你根本不相信這個想法（因為不可能發生）。想法一模一樣——「我可能懷孕了」——但只要沒有信念，身體就不會出現反應。因此，真正令你痛苦的並不是想法，各種念頭與憂慮只是經過排列組合形成的詞語。想法只是沒有痛苦的大腦所產生的排泄物，不會讓人痛苦，除非你相信它。

一位精神科醫師某次談到我的慮病症時這麼說：「在我看來，你不是害怕死亡，而是害怕活著。」這句話是三十多年前說的，我至今依然無法忘懷。對於慮病症和其他恐懼症患者來說，對死亡的恐懼往往只是信手拈來的藉口。真正的問題在於，這種恐懼阻礙了我們去感受及享受生活。當我們**懼怕**生活，就無法真正**感受**生活——你將會發現，這正是恐懼存在的意義。恐懼的目的是阻止我們去感受，阻止我們好好生活，因為感受當下生活會讓我們想起過往在痛苦中感受生活的下場。

治癒焦慮並不是為了追求更美好的感覺，而是要更懂得去好好感受。治癒的核心在於敞開心扉，接納五味雜陳的人生，而不是將所有強烈情緒歸為恐懼和擔憂。

思考要點：大腦讓你對健康狀況產生焦慮或慮病症，以便轉移你對身體警報的注意力。事實上，你該擔心的不是對健康狀況產生焦慮的問題，而是警報問題。

第二十六章 警報——焦慮循環

在本書中，焦慮、焦慮想法和長期擔憂都是同義詞。它們都是大腦的活動，不帶有任何感覺，除非我們相信它們。一旦我們相信擔憂，身體就會以警報的形態做出反應。我將在第二部詳述，這種警報很大程度上來自當下的交感神經系統（即戰鬥或逃跑系統），我把這個部分稱為前景警報，與之相對的是體內未解舊傷的觸發，我把這個部分稱為背景警報。我們稍後會更深入探討這些內容，現在你只需要知道警報有兩種成分，一個是反應性且新的（前景警報），另一個是預期性且舊的（背景警報），二者會相互增強。

我們的痛苦正是這種警報引起的，我要再次強調，由於警報感總是緊跟著想法出現，大腦便誤以為是想法引發了痛苦。你將在第二部學到，存在體內的背景警報，也就是未解決的童年舊傷能量，即使在沒有任何自覺意識的情況下，也可能會突然爆發。你可能會在不自覺的情況下看到、聽到，甚至聞到某個東西，就此觸發警報狀態。

我記得很多年前聽過一場大型音樂會，主要演奏一九四〇年代的流行音樂。我原本聽得如痴如醉，但不知道為什麼，我忽然生起氣來，對音樂會失去興趣，甚至想要立刻離開。

這是一種非常奇怪的感覺，本來在享受某件事，幾秒鐘後卻又幾乎到了厭惡的地步。這突然的轉變把我驚呆了，只能沮喪地站在原地，心想音樂太吵了，人也太多了，我最好趕快離開。就在這時，小喇叭手起身表演獨奏，我馬上想到多年前，父親也曾獨奏同一段旋律。

父親是小喇叭手，常在家裡練習，往往重複吹奏一小節音樂多達五十次。小喇叭不是最令人舒緩（或安靜！）的樂器，總是令我煩躁不安。好吧，我向所有吹小喇叭的人道歉，但我就是不喜歡它。我並不是討厭樂器本身，而是討厭它的聲音對我造成的影響。每當我聽到小喇叭聲，就會想起當年父親如何強迫家人接受他的喜好。

你不可能低調地在房裡練習小喇叭，它的聲音極具穿透力，就像體臭和菸味一樣會瀰漫整間屋子。吹得好的話或許還可以忍受，但一直重複練習同一小節（而且吹得很難聽），對別人來說簡直是折磨。我每次看見電視上出現劫持人質的新聞，心裡就會想：ＦＢＩ應該請我爸去那裡吹小喇叭，罪犯一定會立刻投降。

再回來談談那場音樂會，小喇叭聲觸發了我的背景警報。即使已經二十年沒有聽到那段旋律，它仍然喚起當年我對父親的挫折感。換句話說，那聲音觸發了舊有的背景警報，激起全身的反應。

我事後才明白，當下那些負面情緒都是被小喇叭聲喚起的。然而，令我警報大響的並不是「哦，這是爸以前常吹的那段旋律」這個念頭，而是身體的感覺先觸發了警報，之後我才認出那段熟悉的旋律。當年的舊傷轉為內隱記憶（也稱為身體記憶），即使過了幾十年，仍能引發我體內強烈的警報反應。

我曾聽說所有壓力都來自於思想，但我不同意這種說法。有些藏在體內的舊傷隨時可能被觸發，它們與意識層面的思考無關，但仍會造成相當大的警報和痛苦，通常大腦還來不及搞清楚是怎麼回事，還來不及形成連貫的想法，這些反應已經搶先冒出來。我有許多病人在語言尚未充分發展的階段（七歲以前）就曾經歷創傷，可能因為某種感覺、氣味或觸碰而被觸發，這些都與想法無關。對他們來說，認知行為療法或談話療法收效甚微，因為他們的創傷位於無意識層面的「感覺」當中，而不是意識層面的「思維」當中。身體經驗創傷療法（Somatic Experiencing）或治療性觸摸等感覺療法（Feeling Therapy）對這些病人往往更有效。

有蜘蛛恐懼症的人看到蜘蛛甚至相似的東西時，全身會瞬間產生警報反應，身體會立刻縮回去，比大腦弄清楚「這是一隻蜘蛛」快得多。從神經學層面來看，這種退縮反應幾乎在瞬間發生，比意識層面的想法浮現早得多。

警報至少有兩種啟動途徑，一種是有意識的，一種是無意識的，後者幾乎與思維無關，但與感覺密切相關。因此，雖然壓力與警報勢必會因為想法與擔憂而加劇，但想法不一定是壓力產生的先決條件。再說一次，不是所有壓力都來自於思維。我並不是因為想到「哦，這是小喇叭獨奏」才出現生氣的反應，而是因為**感覺**。只要是經歷過突如其來的強烈恐慌症發作的人都能證明這一點。

然而，我們確實常因為某個想法或擔憂而陷入持續的警報——焦慮循環，特別是那些長期擔憂的人。人的感覺會反應在想法上，並且讓這個想法持續下去，反之亦然。我在前面提到，「感覺——思維循環」與「警報——焦慮循環」非常相似，你很快就會對它們瞭如指掌。這兩種循環相似的程度到了幾乎可以互換，它們以一種自動導航的形態運作，在自覺意識之外自動發揮作用。這些循環漸漸成為我們的情緒主宰，若要破除必須學會觀察它們如何在潛意識中運作。當我們將心態調整為不帶情緒及批判，就能重新掌控大腦，而不是被大腦控制。正如法蘭克博士所說，自覺意識能夠在刺激與反應之間創造空間，在這個空間當中充滿了無所不能的力量與選擇。

找出從焦慮思維到身體警報之間的空間，也找出從身體警報到焦慮思維之間的空間，對於我擺脫循環至關重要。因為我有了可以插入撬棒的空隙，就能撬開並拆解循環。

當我們下意識認為內心焦慮與身體警報密不可分或是完全一樣，就會把它們視為堅不可摧、無法戰勝的敵人。在多年傳統治療中，我對這一點有很深的體會。由於治療缺乏進展，我感到極度沮喪，就像在跟頑強的巨人戰鬥。我在那次迷幻藥體驗中把焦慮想像為太陽神經叢的警報狀態，進而得知思維與感受可以分開，因為它們是不同的存在。一旦我導入自覺意識，清楚看到情緒與思維之間的空間，我就知道我能打破警報——焦慮循環。當我終於意識到身體警報與腦中焦慮思維之間有個空間，這才頭一次明白惡性循環的弱點在此。根據我的推測，如果腦中焦慮與身體警報之間存在空間，那麼它們一定各自獨立，亦即可以分開。拆解惡性循環各自的組成部分，很可能就是先前看似無敵的巨人腳踝上的致命弱點。

如果不把警報與焦慮視為兩個獨立的存在，我們就無從下手，因為沒有「突破口」，只能在循環的破壞力之下淪為受害者。人無法改變尚未發現的問題，當我們發揮自覺意識，將警報與焦慮視為不同且分離的存在時，我們就能夠各個擊破。

我將在第三部展示一些具體的方法，利用大腦思維與身體感覺之間的空間來打破這個循環。不過我可以先簡單預告，最有效的方法是利用這個空間，將注意力從腦中的思維轉移到身體的感覺上。當你擺脫腦中的世界，焦慮想法就會失去注意力與能量。

一旦我們意識到可以利用這個空間，選擇將注意力從無休止的思緒轉向體內的感覺，就會在焦慮這頭無敵怪物的盔甲中發現一道前所未見的裂縫。

我們經常無意識且自動地賦予思維全能地位，它其實不配受到如此重視。接下來，我會教你運用自覺意識發現一個真諦：任何焦慮的想法都不應執著，就是這樣。時機已然成熟，請運用自覺意識奪回權柄，永遠打破警報——焦慮循環。

第二十七章 你不是你的想法

俗話說「你不是你的想法」，這句話表達一個觀點：當你能看清自己的想法，就不必成為它們。許多人一生都在認同自己的想法，但當你學會把它們當成大腦運作的產物，並以好奇但不帶反應的態度去觀察它們，你就會意識到：雖然這些念頭從你的思維當中冒出來，但它們與你的本質是分開的。它們只是一些想法，只是大腦的排泄物。

將自己與想法區分開來非常重要，但說來容易做來難。如果你沒有發揮自覺意識的力量，幾乎不可能辦到。在有意識、有目的的覺察中，我們會以不帶批判的好奇心觀察思維。如果我們處於警報狀態或強烈的情緒中，可能會失去發揮自覺意識的能力，任由情緒將我們推向生存模式的大腦，遠離能發揮自覺意識的理性大腦。將好奇心導入自覺意識中，可以降低情緒對思維的干擾，因為好奇心會激發腦中非情緒化的理性功能。換句話說，以好奇觀察者的心態來看待擔憂，能讓我們與理性大腦保持連結。

對我來說，自覺意識的特徵就是這種好奇心，那是冷靜而理性的狀態，讓我有機會放慢腳步，保持專注和敏銳的判斷力，不會陷入情緒化和批判的境地。我可以從一定距離觀察焦慮思維，不必被它掌控。然而，最大的挑戰在於：我需要以最好奇、理性且不帶批判的自覺意識來看待的思維，正是那些讓身心進入警報狀態的擔憂，而我進入自覺意識最需要的理性大腦也被它們關閉了！某些想法的情緒非常強烈，使我淪落到找不到理性大腦的境地，也讓我遠離了不帶批判的自覺意識。「我需要少吃糖」的想法更能讓我當個好奇的觀察者，而「我會死於糖尿病」的想法則更容易引發情緒，使我難以停留在理性大腦中。接下來，我們將探索一些方法，幫助你活在當下的自覺意識中，不被腦中的擔憂淹沒。

自覺意識就是意識到自己正在覺察。你會覺得自己是位好奇而有意識的觀察者，正在觀察生命中發生的大小事，而不是在無意識中深受周遭環境傷害的倒楣鬼。懷著這種佛教徒所謂的「不執著」心態，你可以觀察內心的焦慮思維和身體的警報感。當你決定當一位觀察者，就可以在一定程度上與這些自動浮現的想法和感覺分離。如此一來，你就能（有意識地）看清警報——焦慮循環，不必（無意識地）**成為**它。透過這種分離與好奇觀察，你可以找到真正的喘息空間，避免觸發身體的警報狀態。（這便是〈焦慮工具包〉中「感受警報但不緊繃」心法的真諦。）隨著警報感減弱，身心脫離生存模式，你重新進入理性大腦，認清自己的擔憂不合理也不太可能發生。這是雙贏的局面。

透過練習，理性大腦愈來愈能分辨你和憂思的差異，並將雙方分開，進而打造一個可以選擇的空間。發揮自覺意識並活在當下，能讓你停留在理性大腦中，不再自動相信擔憂，警報也不再加劇。少了自覺意識，我們會不自覺地相信每個想法，尤其是對未來的可怕預測。這種對擔憂自動浮現的不幸信念是啟動警報的主要因素，而在惡性循環中，警報又進一步削弱了理性評估這些憂慮所需的思考力！

少了自覺意識，我們會一直處於無意識狀態，無法認清擔憂只是我們親手編造的可怕預言。一旦我們自動相信擔憂，就會為警報——焦慮循環注入能量。當我們以好奇、客觀的自覺意識來看待擔憂，就會發現它們並不是自我的一部分，只是大腦製造的排泄物。當我們不再緊緊抓住擔憂，它就會失去加劇警報的力量，我們的治癒之路就從這裡展開。

佛教的核心教義是「不執著」，佛教徒非常擅長脫離不適感。二〇一三年，我造訪印度一座佛寺，注意到角落裡有灰塵。我問一位僧人：「為什麼不把角落的灰塵吸乾淨？」他回答：「因為我們是佛教徒，就連我們的吸塵器也不會對灰塵執著。」

（抱歉，談了這麼多關於警報的話題，有點沉重了，所以我想輕鬆一下。）

第二十八章

信念的力量

我們為什麼會相信那些令人恐懼的想法？為什麼會讓自己充滿擔憂？為什麼會把那些討厭的想法當真？

請記住，如果成長過程充滿創傷和不確定性，我們就會極力避免不確定的事物。此外，相信那些可怕的擔憂會為我們帶來確定感，未來也就不再那麼飄忽不定，這似乎是更好的選擇。我們這些習慣擔憂的人面臨「相信可怕的想法」或「活在完全的不確定當中」兩種選擇時，通常會出於自我保護本能而選擇前者，因為比起焦慮的想法，我們更痛恨未知帶來的不確定感。換句話說，既然確定和不確定都可能招來不幸，我們寧可選擇前者，以致執著於擔憂。

再舉個例子，你和新朋友約好一起喝咖啡，但她沒出現。後來你發現，她竟然在約好的時間和別人出去玩了。一般人遇到這種情況難免會感到痛苦，但為了讓不確定變得確定，大腦可能會試圖解釋情況，比如告訴自己：新朋友恐怕是嫌我無聊，覺得不值得跟我結交，才會爽約。接下來，你的自我批判還會升級：「我永遠不會有好朋友，最後就像梵谷一樣，把耳朵割掉，孤單到死。」

是不是很誇張？好，梵谷二號，不妨退一步來看。透過自覺意識省察這件事，她爽約了，就這麼簡單。你可以好奇地猜測原因，但不需要加入那些會讓自己痛苦的情緒。

這就是焦慮思維的運作方式。我們容許這些想法像滾雪球一樣愈滾愈大，最後出現大量情緒和痛苦，就因為沒能認清自己可以打造一個好奇的空間，我們在當中可以選擇要不要相信這些想法。當我們無意識而自動接受並相信所有想法（尤其是焦慮念頭），就會陷入痛苦。大腦在警報大響時提出一些建議，我們全盤接受，甚至將它們奉為事實。一旦我們相信這些擔憂，就會切入生存模式，導致理性思維癱瘓。由於理性大腦受到損害，憂思和自我批判的念頭蜂擁而至時，我們無法判定它們是錯的，因而產生更多警報和求生反應，進一步削弱前額葉皮質辨別事實（她就只是忘記赴約罷了）的能力。到這裡你能不能看出來，這個見鬼的狀況是多麼容易就會失控？

如果你能察覺刺激（被放鴿子）和反應（「我一定是個無聊的人」）之間的空間，就可以在當中加入這句話：「不要相信每個想法。」

大腦有件不太有趣的事實：它是一部非製造意義不可的機器。我們這些愛擔憂的人不遺餘力地在腦中製造意義（以及減少不確定性），而不是努力讓心情好起來。對擔憂的人來說，大腦的首要目標是減少不確定性，哪怕要把痛苦的想法或憂慮當成事實也在所不惜。換句話說，焦慮的大腦會把製造意義放在首位，如果在這過程中帶來傷害，它也會認為這是無可避免的代價。在前文的例子中，告訴自己「被放鴿子是因為自己是個無聊的人和／或不值得結交」，其實是大腦讓我們變成受害者的另一種方式。我們在無意識的情況下傷害自己，因此嚴格說來不算是自己的錯。不過，既然你已明白培養自覺意識的重要性，若依然下意識地強迫自己相信那些擔憂，因而不斷地自我傷害，那麼這**就是**你的責任了。

上面那段話聽起來可能很刺耳，但我並非刻意如此。我在YouTube有個《焦慮醫師》（The Anxiety MD）頻道，每部影片的結尾都會提醒觀眾：「不要相信所有想法。」我知道，不相信大腦和它編造出來的強迫性警告、假設與最壞情況，這對你來說是多麼困難的事。如果你習慣擔憂，你那過度保護的自我可能已在某個無意識層面欺騙你，讓你相信這些擔憂會保護你。但我要告訴你，事實恰恰相反。瑪雅．安傑洛[5]曾說：「當你了解得更透澈，就能做得更好。」做得更好是一種循序漸進的過程，但首先必須認清大腦不一定正確，它也不一定是你的朋友。

有時候，它只是把一堆排泄物丟給你。

容我在此提醒，你常常擔憂和出現警報感都是正常的。事實上，如果你有未解決的創傷，大腦和神經系統正按照預期的模式運作。這是一種強迫性習慣，無條件相信（並成為）自己的思維，源自童年時期出於自我保護而採取的錯誤嘗試。

換句話說：大腦試圖用另一種痛苦來轉移你對原先痛苦的注意力。聽起來有些荒謬，是不是？直到我察覺大腦的運作模式，我才得以改變它。直到我以好奇心和自覺意識發掘選擇與空間，我才停止無意識地重複童年的應對策略，不再相信我堆在腦中的每一個擔憂。直到我找到身體警報與大腦想法之間的空間，我才開始打破警報——焦慮的循環，原先的我根本不知道循環存在。（一起來！）當你看不見這個循環，你就註定變成它。你準備好開始學習擺脫長期憂慮了嗎？打破警報——焦慮循環的最佳方法就是學會與想法脫鉤，把那些憂思當作單純的想法，更好的做法是，把它們當作大腦的排泄物。你要明白一個道理：不需要相信自己製造的每個想法。還要學會當大腦的主人，而不是它的僕人。此外，也要認清這點：焦慮思維不能保護你，也不能給你確定感。還要明白當警報響起時，那是大腦切入了生存模式，所有念頭都被恐懼汙染，你不應該全盤接受。還要學會在警報觸發時，進入身體的感受中打造一個安身的空間，遠離心中的想法。學會培養自覺意識，避免繼續採用引發憂慮和痛苦的舊策略。停止盲目地為警報感賦予意義，避免下意識地將它轉為焦慮的想法。明白在刺激（身體警報）和反應（焦慮想法）之間有個空間，你可以在其中選擇打造新的現實，進而解除無意識且不良的警報——焦慮模式。

傑瑞・史菲德（Jerry Seinfeld）[6]曾以一則安全帽笑話來說明這個情況：人類明知某些習慣有害，卻仍要繼續下去。他問道：「我們為什麼會發明安全帽？呃，因為我們參加的許多活動都會害我們腦袋開花。我們分明知道這一點，卻沒有避免從事這些活動，反而發明塑膠小帽子，好讓我們繼續過著腦袋開花的生活。」

你不需要繼續過著害腦袋開花的警報——焦慮生活。在你還是個無能為力的小孩時，為了逃避警報感而採取遁入焦慮思維的應對策略，確實可以帶來一些好處，幫助你適應環境；但你現在是成年人，有更多效益更高的選擇。

關於這一點，我將在第三部詳述。許多治療師建議在焦慮發作時，立即從批判而理性的角度評估那些念頭，以便對自己證明它們並非真實。然而，我不同意這種做法。我在慘痛的經驗中學到一個教訓：警報大響時，試圖分析憂思反而賦予它們更多信任和注意力。警報被觸發後，我的生存大腦會接管一切，理性大腦則退位。既然大腦的理性部門已經停止營業了，我要怎麼從理性的角度來看待憂慮呢？

我後來發現，焦慮思維一冒出來，立刻將用於相信或分析它的精力轉移到身體的安全感上，這便是最好的應對之道。這樣一來，我們就能聚焦於信念，明白人生原本就是安全的。一旦立足

5 Maya Angelou, 1928-2014。譯註：美國作家、詩人及社運人士，曾獲媒體評選為西方文學史上最具影響力的十大女作家之一，以「自傳六部曲」著稱於世。

6 譯註：生於一九五四年，好萊塢知名喜劇演員及製片，他製作的《歡樂單身派對》（*Seinfeld*）被譽為美國電視史上最成功的喜劇影集。

於當下，理性大腦就會重新開張，**之後**若有必要，再以批判的眼光評估擔憂。

我已經活了兩萬多天，可以誠實地說，這當中至少有一千天，我百分之百相信自己快死了。我沒有開玩笑，也無意發表文學性觀點。有日記為證，我有很長一段時間堅信自己患有某種神經、心理或心臟疾病（以及許多其他器官系統疾病），深以為這些疾病會要了我命。但我依然健康活著。

我們可以選擇，是要讓信念為我們所用，還是要拿它來自我傷害。我們可以選擇要相信什麼，前提是發現那個允許我們主動選擇的空間。如果能看到思維與警報、刺激與反應、警報與思維之間的空間，對於我個人和無數患者來說，都是擺脫長期擔憂的關鍵。

思考要點：當你處於警報狀態時，不要試圖和擔憂講道理，因為你無法在它的地盤戰勝它（我很快會說明這點）。當你發現自己陷入擔憂的深淵，請停止挖掘。記得從腦中抽離，回到身體。

第二十九章 信念的力量II

許多病人對我描述過，覺得自己處於無力而無助的狀態，被自己的思維折磨。或許你也有過相同感受？我自己也在這種無意識、自動導航的狀態中度過大半生，大腦會自動且強迫性地相信每個由情緒打造的可怕念頭。

在這種自動導航的狀態下，我一直自動相信腦中的焦慮想法。身體警報帶來的痛苦沒有機會釋放或排解，因為我不斷朝警報的火堆丟火柴，讓焦慮愈燒愈旺。

當我們關掉自動導航，以好奇的自覺意識來省察思維，就能將這些想法與信念的力量分開。請注意，我說的是「將想法與信念分開」，而不是「分析想法的準確性」。

你需要運用自覺意識找出焦慮和侵入性想法，接著做出有意識的選擇，將注意力從腦中移開，轉向立足於當下的身體，以便斷開那些想法。再次強調，當你被生存大腦控制，與焦慮搏鬥便毫無意義，反正你每次都會被它壓制。還記得粉紅色大象的例子嗎？大腦可以迅速從「真是荒謬到不行」區跳到「其實也不無可能」區。

當別人告訴你不要胡思亂想，請相信他們！當你的自動導航關不掉，你會相信每個擔憂，把自己困在自我構築的牢籠裡。擺脫擔憂牢籠的關鍵是發揮自覺意識，用它來取代無意識的自動導航。我將在第三部詳述如何做到。

思考要點：找出一個內心的擔憂，認清：只有在你相信時，它才有力量。

第三十章　在生存模式中失去理智

當身體處於警報狀態，大腦便切入生存模式，以認知為導向的「茁壯成長」區就會減少供血。當你被獅子追趕，認知層面不需要知道牠是不是從動物園逃出來的，或者牠是亞洲或非洲西南品種，或者牠只是想跟你玩。你只需要趕快逃離現場。

從腦部「新一代」（以演化角度來看）區域（稱為新皮質或理性大腦）切回更古老、更原始的低階區域（稱為邊緣系統或情緒大腦），這是遠古遺留下來的行為模式，當時人類經常要擔心掠食者或致命威脅。在那個世界裡，我們不需要理性，最需要的是逃離明確且即時的危險。人類祖先一想到威脅就會立刻反應，這個模式已經刻在腦子裡，他們集中精力關注眼前的危險，以便立刻決定要逃跑還是停下來戰鬥。這種恐懼非常真實，而且必須立即採取行動。但是到了現代，我們害怕的大部分危險很久才會降臨以及／或是純屬想像，比如擔心錢不夠用或離婚（或離兩次婚）。恐懼和焦慮的區別在於時間性，面對恐懼時，你必須立刻採取行動，比如當有人不懷好意地接近你。但焦慮的特點是不需那麼快行動。如果你不知道自己面對的是恐懼還是焦慮，不妨自問能不能等五秒鐘。很多時候，我們所謂的恐懼其實都是焦慮，後者是大腦自己打造出來的。這也是告訴自己「我現在很安全」非常有用的原因，因為當我們發現情況不需要急著處理，也就明白這不是真正的危險。

儘管如此，大腦和身體仍會對想像中的威脅做出反應，就和五萬年前一樣。換句話說，不管是否緊急，也不管純屬想像還是真正的威脅，大腦和身體都會出現相同反應。其中一種就是優先考慮（感知到的）生存需求，使得我們從理性思考轉為情緒主導，進而產生必須立即行動的錯覺。這個轉變是基於有限的訊息而來，因為大腦受警報影響，被想像出來的恐懼極度分散注意力，造成了錯誤的認知。

聽起來是不是很麻煩？當我們將能量從理性大腦轉移到生存大腦，也就失去了理性思考的能力。在這個過程中，令人擔憂的想法變得格外真實，於是我們高估了危險，使得身體出現更強烈的警報反應，就這樣一再觸發警報——焦慮循環，變得沒完沒了。換句話說，我們愈重複這種循環，維持警報和焦慮的神經回路就愈被強化。

人一旦處於生存模式的警報狀態，很難察覺到自己有機會脫身，其實只需要以自覺意識找出擔憂的思維，並有意識地將注意力從腦中思維轉移到身體感受上，就可以成功了。少了自覺意識，你就看不到改變能量方向的選擇，當自動導航模式的警報——焦慮循環不斷被強化，你會強迫自己更加堅定地待在腦中，相信自己可以透過思考（擔憂）找到安全感，即使大腦早已喪失理性，甚至察覺不到自己並不理性。無法用思維解決情緒問題令你愈來愈沮喪，你的焦慮和警報反應也會愈來愈強烈。

這正是認知行為療法和談話療法效果有限的原因，它們過早運用大腦，以為大腦瞬間就能領會認知解決方案。當你處於警報狀態，大腦根本無法有效運作，它其實受到非常嚴重的損害。這點我很快會進一步解釋。更有效的方法是迅速而徹底地與想法脫鉤，將注意力轉向身體。一旦你將身體從警報狀態解救出來，理性大腦也恢復正常，這時再回去處理紛雜的思緒才是安全的。

第三十一章 你的船底有洞

大多數傳統療法都從思維著手，認為所有壓力來自於它，如果能修正，問題就會緩解。然而，這不是我個人或專業方面的經驗。儘管認知行為療法或談話療法短期內可能有效，但研究顯示，談話療法的效果往往會隨時間遞減。如果不直接處理體內的警報，它遲早會再次響起，開始扭曲你的感知（以及隨之而來的思維），讓你重新陷入擔憂。

如果你的船底有個洞，而你練就了高超的舀水技術，似乎多少可以挽救，但船底的洞仍然存在。僅僅修正焦慮的思維，就像是拚命把船裡的水舀出去，卻忽視了洞的存在。情緒痛苦的主因和來源是體內的警報感，因此修正思維無法解決問題。必須先「修理」警報，各種解決擔憂的策略才能奏效。這裡有個非常重要的觀點：警報來自體內未解決的（通常源於童年）創傷，我們腦中的憂思不是警報的根本原因，而是它的結果。這些擔憂並非痛苦的根源，但我們上了它們的當，誤以為它們就是罪魁禍首。

雖然學會不相信每個想法並搭配談話療法，這種治療依然很有價值，但將焦點放在警報——焦慮循環中的感覺／警報要素上，這才是長期緩解焦慮的終極之道。我並不是說你只需要做瑜伽並單腳站立十二個小時就能治癒，你確實需要某種能力，以某種有意義的方式「講述你的故事」，正如人際神經生物學家兼兒童精神科醫師丹．西格爾（Dan Siegel）所說，人生需要有一個「連貫的故事」。在我自己從焦慮和警報解脫的過程中，必須結合「直覺／感受／身體」和「認知／大腦／思維」兩種策略，才能理解我與父親之間的關係，但直到處理體內的警報才徹底扭轉了局面，我終於找到真正的平靜。解決體內的警報後，我打造了一個空間，讓認知行為療法和其他認知療法能夠「扎根」。如果沒有一個地方「安頓」這類療法就貿然進行，宛如在沒有混凝土地基的情況下建造摩天大樓。

當前學說認為認知療法是治療焦慮症最有效的方法，但本書提倡的解方與之相悖。我花了二十五年接受各種療法，它們全都假設改變思維就能幫助我在長期擔憂中找到平靜，但直到我明白身體在心理治療中所扮演的關鍵角色，這才獲得真正的解脫。數十年傳統療法僅帶來有限的效益，我不得不另謀出路，這可能也是你需要採取的方式。

你對於「體內警報是痛苦根源」這個說法抱持懷疑？不妨想想這一點。有一種療法名叫星狀神經節阻斷術（stellate ganglion block/ SGB），將局部麻醉劑注射到星狀神經節（頸部一團神經組織）中。神經節負責將身體訊息傳給大腦，疼痛可以透過這個手術來減輕。患有創傷後壓力症候群的退伍軍人接受治療時，百分之七十到八十的人表示症狀立即獲得改善，就像忽然卸下重擔，終於可以再度冷靜而清晰地思考。他們的家人說，簡直像是親眼看到奇蹟一般。一旦身體持續發出的警報訊號被阻斷，退伍軍人就可以恢復平靜心情，與親友重建關係。此外，他們所接受的認知（談話）治療也更為有效，因為理性大腦和神經系統再也不會因身體警報而超載。退伍軍人接受星狀神經節阻斷術後，談話療法的效果似乎更能在他們身上「扎根」，因為那來自身體的喧鬧雜音已經安靜下來（至少減輕了一些）。現在，他們可以將注意力從生存大腦轉移到幫助個體茁壯成長的大腦，並整合談話療法提供的良好訊息。這突顯了身體警報對大腦的強烈影響。一旦排除身體警報帶來的影響（例如利用星狀神經節阻斷術），大腦就能恢復清晰思考並充分吸收認知策略。

一旦我們修復了船底的漏洞（平息體內警報），就能更有效地停止腦中的擔憂。

第三十二章　生理戰勝心理

對於我們這些經常擔憂的人來說，意識層面明知放鬆戒備無妨，身體卻不允許我們這麼做，就像猴子無法鬆開手中的香蕉一樣。當身體已經學會保持警覺，不管大腦怎麼想都無濟於事，此時單單談論壓力也不會有任何改變。

由於身體已經學會重複發出警報，因此將療癒能量集中在身體效果會更好，畢竟在追求平靜的過程中，身體比大腦更重要。

不妨以電腦來比喻，假設大腦的作業系統是微軟的視窗（Windows），身體的作業系統則是蘋果（Apple）公司的OS。雖然可以用一些複雜的程式來模擬對方的環境，但蘋果電腦還是最適合運行OS系統的程式，個人電腦則最適合運行視窗系統的程式。換句話說，平靜身體時若從大腦著手，比直接從身體著手要複雜得多。

僅僅改變大腦無法治癒警報，但可以運用大腦的意志力和意念來引導身體達到平靜。我們可以透過大腦來啟動這個程序——例如，引導自己進行幾輪呼氣，或者將注意力集中在平靜和放鬆肌肉上。一旦身體達到平靜，大腦就會隨之放鬆，脫離生存模式，此時可以開始運用更複雜的認知療法。試圖與處於警報及生存模式的大腦理性對話，就像有個五歲孩子想吃甜筒，但因會影響晚餐食欲而被禁止，他正在不高興，你卻試著客觀地對他講道理。（或者像在沙漠中對一個中暑的十歲孩子解釋，她應該靠想像涼爽的游泳池來降溫。）

思考要點：如果你即將進行艱難的對話或在觀眾面前演講，首先做三到五輪呼氣來調節身體。這比對自己說「嘿，放輕鬆」或「一定會順利」要有效得多。

第三十三章……身體警報

就像人在開車時會切入自動反應模式，身體也已經學會，在不需要認知功能過多干預的情況下，啟動戰鬥或逃跑的警報反應。

當我聽到那段小喇叭獨奏，身體立刻進入警報狀態，大腦卻過了一會兒才明白過來。這種預先加載的觸發模式屬於內隱記憶，也被稱為身體記憶，是一種自動、重複且無意識的行為模式，類似於學開車或騎車養成的習慣。我的太陽神經叢那團紫色、灼熱且高壓的警報感，正是這種自動、重複且無意識的反應。每當某些情景喚起那段無助、絕望和警報大響的時光，這種模式就會被激發出來。當我聽到小喇叭獨奏，杏仁核立刻想起過去的痛苦並迅速讓身體進入警報狀態，讓我變回無助而憤怒的十三歲少年，當時我因為父親只在乎銅管樂器而忽視我這個兒子，心裡感到無比沮喪。（你也有專屬的警報模式和藏在體內的情緒印記，我們會在第二部詳加討論。）

我審視自己的警報，發現每當遇到壓力，身體便會重現少年時期看著父親失控的警報感。**現在**的我既然又回到**當初**的情景，我相信，腦島皮質會重現太陽神經叢的感覺，我將這種感覺稱為**情緒印記**。時至今日，我依然感受得到腦島對原始創傷的感覺。你可能也有類似情況，當你感到警報響起，部分原因來自杏仁核和腦島皮質的運作，身體會出現當初創傷發生時的感覺。（稍後也會詳細討論。）

多年來，我的太陽神經叢每天早上都會浮現警報感，而且每次感覺都一樣。我相信這種早晨的警報正是腦島皮質和杏仁核等大腦結構精確重現的內隱身體記憶。這個「記憶」是在我七歲時創建的，來自於每天早上五點半就緊張兮兮趕著七點要出門上班的母親。這會讓我陷入警報狀態，因為她必須把我和弟弟送到保姆那裡。老實說，我很怕那位保姆。成年後，起床「警鐘」（原諒我說雙關語）成了內隱記憶，帶我回到兒時創傷。多年來，我的身體每天都出現這種反應，不需要大腦下命令。當上實習醫師後，如果早上五點半接到電話，就會引發與二十年前相同的太陽神經叢警報反應。奇怪的是，如果我在淩晨一點、三點或四點接到電話，就不會出現警報反應，唯有呼叫器在母親當年叫醒我的時間點響起，反應才會出現。

後來，我開始透過自覺意識，將思維導入早晨的警報反應。透過不同的嘗試，我發現當我選擇相信那些可怕的念頭，意識便會增強太陽神經叢的警報。我還發現，當警報增強，我會感到一種非常強烈的衝動，想用更多思緒來分析它。換句話說，我衝動地想將思考與痛苦的感覺連結起來。

我透過自覺意識觀察，發現當我將太陽神經叢的警報與腦中的想法分開，並用手按著胸口，將注意力和意念集中在胸口上，專心呼吸，接著將所有注意力引到身體的感覺上，那些想法似乎沒有那麼可怕了。當我用手按著太陽神經叢，並有意識地將注意力集中在身體和呼吸上，剩下的能量就少得多，不會再對負面想法投注精力或大量製造。

我似乎發現了些什麼。

我還觀察到，對身體的感覺關注愈久，似乎愈能削減負面想法的能量，但這些想法通常不會輕易認輸，還會努力壯大聲勢，彷彿警報帶來的痛苦非要我給它一個解釋，不然它就賴著不走，真可惡！我認為，擔憂的衝動加劇是因為，兒時它對轉移注意力很管用。但直覺告訴我，一定要堅持下去，所以我決定加倍努力與想法脫鉤，完全專注於警報感。我愈練習，愈能將注意力鎖定身體當下的感覺，我會一手按著胸口，並注意氣息在一呼一吸之間帶來的愉悅，那些想法漸漸地愈來愈遙遠（威力也愈來愈小）。但我必須持續將注意力放在身體上，避免擔憂再次趁虛而入，它還想把我重新塞回腦袋裡，轉移我對太陽神經叢痛苦警報的注意力，以便找回童年擁有過的「安全感」。最後，這些想法決定放棄，彷彿是它們終於發現我無論如何都不會再相信它們。我做了很多「感受但不解釋」心法，擔憂這才逐漸消退。我將自覺意識導入原本無意識的警報——焦慮循環，進而找到破除它的方法，也就是站穩腳跟，不受它影響，全心注意當下的身體感覺。但剛開始練習時，憂慮依然頑強抵抗，就像始終不接受二戰已經結束的小野田寬郎。我嚴格規定自己，一定要將注意力從大腦移到身體上，這需要花時間勤加練習。時至今日，我仍會被捲入擔憂中，但我無法用語言告訴你，專注身體並遠離擔憂的心法，對我的心理健康帶來寶貴的益處。

我想把這個方法也分享給你，教你將自覺意識導入身體，遠離大腦的思維，進而打破這個循環，不再供給警報能量。

思考要點：複習〈焦慮工具包〉中的「感受但不解釋」心法。

第三十四章　意念的力量

我有好多次都覺得乾脆放棄算了。對抗焦慮和警報這條路似乎看不到盡頭，因為一次又一次的治療都以失敗告終。或許你也和我一樣，曾經徬徨無助。我試過很多藥物（合法的和非法的）、療法、靜修，以及形形色色的對策和方法。只要你說得出來的名堂，我幾乎都試過。當所有努力都無濟於事，我每天依然在難忍的警報感中醒來，我對康復徹底失去了希望。多年來，強烈警報不僅在早晨侵襲，而是經常持續一整天，我認為自己不可能康復，也確信它會像精神疾病奪走父親一樣，到最後也要了我的命。

然而，自從我透過迷幻藥看到，體內有一種與思維不同還可以分離的痛苦根源，情況開始轉變。我把太陽神經叢的痛苦感命名為「警報」，並開始深入探討，與醫生所指的焦慮進行比較。

雖然憂思會加劇警報強度，但我逐漸意識到，身體警報可以和這些想法區分開來。我學會帶著自覺意識，容許自己和警報共存，不再強迫性地增加更多憂慮，這是我的人生轉捩點。在治療焦慮的過程中，你將學到最重要的一課，也就是容許自己感受體內的警報（我們很快會在第二部深入探討），並觀察大腦如何衝動地添加憂慮，試圖轉移你對痛苦警報的注意力。接下來，我們要學習拆解警報——焦慮循環的組成部分，阻止它們互相供給能量，進而打破這個循環。

當你真正意識到自己可以分開身體警報與腦中想法，你便掌握了關鍵優勢，有能力突破自己構築的牢籠。

人無法改變看不到的東西，當你察覺到是自己不必要地將思維強加於某種感覺時，你就會開始從無意識層面轉入意識層面，那些原本看不到的東西也會顯現出來。多年來，我一直以為痛苦來自於想法和憂慮，始終「看不見」警報，儘管我確實感覺到它的存在。我耗費了無數時間和金錢尋求治療師的幫助，試圖改變思維，卻未曾意識到想法和憂慮並非痛苦根源。如果我早在四十年前就明白這一切，人生會減少很多挫折和痛苦。我將透過本書教你引導自覺意識，去處理並治療真實存在於體內的警報，不再被思維打造的幻象誤導。

自覺意識所到之處，能量也會隨之流動。我們可以將這些能量當作動力，開始改變那些既隱藏又有破壞性的無意識模式。當你發現自己陷入警報——焦慮循環時，可以帶著自覺意識，將注意力集中在體內的警報感，刻意忽略腦中無休止的憂思。

思考要點：當你發現自己陷入憂慮，能不能刻意將注意力下移，開始尋找體內有哪個部位感到不適或出現警報感？

第三十五章 情緒問題不能靠思考解決

如果你曾經非常緊繃，有人對你說「嘿，放輕鬆」，這樣真的有幫助嗎？我認為應該沒用，因為我們無法單憑語言或想法就平息戰鬥或逃跑的情緒反應。

在心理治療中，透過大腦較高階的中央區來學習應對策略確有其效，這點無庸置疑。但我們需要的不只是透過大腦思維來學習，更要透過身體感受來學習技巧，因為單憑思維無法對抗感受。

我養了一隻拉布拉多犬，為牠取名小佛（Buddha）。牠今年十四歲，重達八十五磅（譯註：約三十九公斤），我倆感情很好。根據計算，我大概在牠的鼻子上親了將近五十萬次。然而，無論是公開還是私底下，小佛都不像我那麼喜歡示愛。牠有一個自訂的優先順序：（一）早餐；（二）晚餐；（三）零食；（四）任何一顆球；（五）我的妻子辛西婭和女兒莉安卓（排名不分先後）；（六）游泳；（七）終於輪到我。小佛是我的二〇〇九年生日禮物，這些年來，牠見證了我的眾多轉變。警報大作時，唯一能把我從床上拖起來的，只有帶牠出去散步這件事。

小佛八歲時開始出現癲癇，我以人類醫師的角度判斷，成年癲癇很可能是腫瘤引起的。我告訴自己，牠可能只是單純得了癲癇，然後內心不服氣地喊著：「絕對不是腫瘤！」彷彿在模仿電影《魔鬼孩子王》裡阿諾．史瓦辛格的經典台詞。接著我又想，可能是良性腫瘤，然後又擔心是惡性腫瘤。（跟我一樣是擔憂專業戶的你，想必清楚這又是「不要去想粉紅色大象」的心態在作祟。）我愈相信心裡的悲慘預測，身體的警報感就愈強烈，於是求生大腦開始運作，理性大腦原地躺平。我不允許自己安心，因為只要相信小佛沒事，就會和體內的警報感不一致。

小佛接受核磁共振檢查的前幾天，每當我發現自己又陷入這些災難性（或者該說是狗難性？[7]）的想法時，我會用手按著太陽神經叢，專心與自己連結，並想像將呼吸送入那片充滿警報感的區域，完全專注於身體的感受。沒有想法，只是感覺，不做任何解釋。我必須竭盡心力才能留在感覺當中，**即使並不舒服**，我都不想再被思緒拉回去。我專注於太陽神經叢的警報感，不時以手按著胸口，或是帶著憐憫的心情以呼吸與感覺連結，從原本投射到未來的痛苦思維轉為有意識地連結當下的感受。原本我對深愛的佛佛（小佛有一百多個暱稱）有種前途未卜的不確定感，現在透過這個心法找到掌控的力量。即使警報感帶來痛苦，我依然可以專心與它共處，不至於又默默回到擔憂中。這讓我明白，只要停止為痛苦火上加油，我就能處理它。

大腦有個運作原則：你專注於什麼，就會得到更多什麼。當我專心與自己連結，就得到更多與自己連結的感受；當我只顧擔心狗，擔憂就愈演愈烈。人的注意力通常具有目的性，可以有意識、方向及建設性，也可以無意識、混亂及具備破壞性。從非常真實的層面來看，大腦並不在乎要注意什麼，因此你可以自行選擇要將注意力和能量放在哪裡。

如果身體正出現警報感，但你沒有加以留意，注意力和感知就會尋找和警報感一致的事物，這時擔憂就會毫不留情地進入思維。不妨換個方式比喻，處於警報狀態時，如果你沒有透過自覺意識將注意力轉向有益的事物，它可能會被劫持到電影《星際大戰》所謂的「黑暗面」。一旦身心被警報劫持，受到黑暗面掌控，你的感知也會淪陷，於是你開始察覺到更負面的事物（並忽略正面事物），因為身體警報會驅使大腦尋找與之匹配的東西。接下來，基於從小養成的習慣，你會在擔憂中尋求確定性，進而相信它，最後陷入無盡的警報——焦慮循環。

我要強調這個關鍵重點：**身體感覺到什麼，大腦就會看見什麼**。

當我有意識地選擇破除擔憂的控制，把注意力轉移到與自己建立連結——手按著胸口，專心呼吸，將注意力從擔憂轉向當下自我連結與自我關懷的愉悅——我的擔憂便逐漸退去。這並沒有立刻發生，自我連結需要練習及自覺意識的關注，而且憂慮也沒有完全消失，而是我減少對它的注意力後，它的力量也隨之減弱，我便能透過自覺意識找出那些跡象，明白自己正在重蹈兒時被擔憂吞噬的覆轍。換句話說，我學會了控制擔憂和觸發點，不再被它們控制。我將可怕的想法與警報感分離，打破了無意識的思維——感覺循環，讓失控的擔憂列車脫軌。我逐漸學會成為身體的主人，而不是淪為思維的僕人。

正如我之前所說：「你無法在思維的地盤上打敗它。」如果大腦已經受到擔憂引誘，使你陷入「是或否」的拉鋸戰中，那麼你已經輸了。你無法靠更多**思考**擺脫擔憂和反覆思量；你必須學會進入身體的感受，即使那是痛苦的，但最終可以找到出路。

我對談話療法的評價有點苛刻（主要是因為自己在這方面進展有限，因沮喪有感而發），但並不是說它對大腦沒什麼益處，而是當患者和醫生忽略（或未能察覺）體內重要的警報時，它的效果就大打折扣。這就是為什麼我們需要先讓身體平靜下來，等大腦處於接受、開放且能吸收訊息的狀態時再進行認知層面的治療。當警報用皮質醇與腎上腺素等壓力化學物質淹沒你的理性大腦，此時學習理性觀念恐怕沒什麼用。我很快會告訴你，如何理解並平息體內的警報，讓你重新用理性大腦來思考。在此之前，不妨先釐清：為什麼警報大響時，我們會被頭腦的黑暗面掌控。

7 譯註：災難性的英文「catastrophic」前三個字母恰巧是貓的意思，所以作者開玩笑地把貓改成狗，變成了「dogastrophic」。

第三十六章

身體不安全時，我們會退回大腦

能量守恆的科學定律指出，能量不能被創造或毀滅，只能改變形式。當童年創傷帶來的能量太劇烈，以致意識大腦無法承受，保護措施就會啟動，把痛苦能量趕去體內。神經系統轉化大腦思維的劇烈痛苦，將它「藏」在體內，變成一種長期感覺。我自己的經驗是，神經系統將它藏得很深，以至於我服用迷幻藥之後才發現它。這種藏在體內的持久能量就是我所說的背景警報。如果你讀過貝塞爾．范德寇博士的《心靈的傷，身體會記住》（*The Body Keeps the Score*）一書，或者熟悉艾克哈特．托勒「痛苦之身」（pain body）的概念，我指的就是同一件事。

當你在家中遭遇創傷，有情緒和感覺的身體缺乏安全感，無助的小孩唯一選擇就是在思維大腦中用憂慮來轉移注意力。當我們因創傷不再依靠立足於當下的身體，轉而進入破碎、讓步且聚焦於未來的大腦，這就是所謂的解離。這個概念稍後會深入探討，現在我們先了解，解離是一種類似白日夢的狀態，你和自己已經脫節。人經歷的創傷愈大，愈有可能解離或分裂。正統心理學對解離的解釋是，人在創傷期間自我與身體分離（或是超脫），但也有更微妙的形式，也就是身心互相分開。

那麼，我為什麼要提這件事？因為我認為，強迫性憂慮就是一種解離，在我們即將結束第一部「認識心理」之前，我希望你能意識到，思維對你耍了什麼把戲。當充滿警報的身體令你受不了，你會崩潰並逃進唯一的去處，也就是腦中的憂慮。由於理性大腦已經受到身體警報的損害，以致你看不清這些憂慮是虛假的，於是你長年利用它們來轉移對痛苦警報的注意力。你為了躲避身體警報而逃進大腦，這是自我的「保護」措施，但其實是挖東牆補西牆，你為了避免痛苦，反而被困在另一種痛苦中！當你發現自己有解離徵兆時，包括恍神、陷入杞人憂天的幻想中、對他人不聞不問、健忘、心不在焉等等，你可以把它當作信號，運用自覺意識回到身體當下的感覺。當然，矛盾的地方在於，一旦進入解離，你就察覺不到自己正處於解離，自然不知道如何擺脫這種根本沒察覺到的狀態！但是，你可以訓練自己發現早期徵兆，避免陷得太深受其掌控。這一點我在後面章節會詳述。

你是否曾因為憂慮而精神不濟？我有一件喜歡的運動衫，上面寫著「我沉浸在自己的小世界裡，但沒關係……這裡的人了解我」。

（順帶一提，我認為這種陷入白日夢的誘惑正是創傷、焦慮和注意力缺失症〔ADD〕經常同時發生的原因）。

在成長過程中，身體雖然感到安全，情緒卻缺乏安全感。我不知道父親何時會陷入重度憂鬱，何時又會陷入好幾天不睡覺的狂躁，一直吹那該死的小喇叭。這讓我的身體長期處於警報狀態，不安地等待又一次不幸降臨。為了逃離身體的警報感，我開始思慮過度，憂心忡忡。我隱約覺得，只要對警告、假設和最壞情況保持警覺，我就能為父親下一次「飛越杜鵑窩」[8]做好準備。

憂慮可以暫時分散注意力，讓我有別的事可做，藉此消耗一些不確定的能量。此外，反覆思

8 譯註：一九七五年美國喜劇電影，描述主角麥克墨菲〔Randle McMurphy〕因逃避監獄生活而被送入精神病院，期間他的許多行為引發連串衝突，最終導致悲劇收場，揭示社會對思覺失調患者的壓迫與不公。

考哪裡可能出錯，也讓我把注意力集中在大腦的詭計上，遠離了我無法忍受的身體警報感。我會這樣想：「爸今天看起來心情有點低落，一定是又陷入憂鬱了。」或者「他看起來心情不錯，但不知道等一下會不會又狂躁起來？」我本質上還是在挖東牆補西牆。擔憂想法一開始確實能分散我對警報的注意力，但隨著時間流逝，反而製造出更多警報，因為我總是無意識地相信它們真的會發生。

擔憂就像吃藥，愈吃抗藥性愈強。日子一久，焦慮和反覆思量為了一直把我困在腦中，不得不加大頻率和強度。這正是擔憂造成的危害愈來愈大的原因，它們需要提高強度，以便將你困在腦中，不會去注意刻在（呃，說錯了，是存在）體內的警報感。當然，隨著憂慮增強，也加劇了警報——焦慮循環。

我因為創傷而縮回腦中，失去了身體提供的穩定感。當你認為大腦是唯一安全的地方（或者至少和其他地方比起來最安全），你就會想盡辦法待在那裡。因為身體儲存了痛苦，我已不再相信它是安全的，使得大腦成為我（兒時）在暴風雨中唯一的港灣。

我認為，人們之所以把焦慮完全歸因於那些憂思，而沒有注意到身體警報，就是因為對大腦過度認同（相信思維，相信自己就是這些想法）。

也許在某種程度上，我們甚至感覺不到自己有身體。不妨告訴你，我有很長一段時間沒有飢餓感，也不想上廁所，往往一直拖到非上不可才會去。我認為，這是因為我長期否定身體，以致對它發來的訊息毫無所覺。現在，我下了很多功夫，重新與身體連結，已能感覺到那些細微差異。我會覺得有點餓或接收到膀胱的訊息，知道一小時內需要上廁所。我也聽過許多門診的焦慮症患者提到，他們小時候都會尿床，或者有進食障礙，可能是身體和訊號分離的跡象。

我發現焦慮的人通常都很聰明，可能是因為腦中思維成為你的唯一選擇（因為身體感覺太痛苦），你就會變得非常擅長思考。當思考（和憂慮）成為一種應對策略，你的思考能力會愈來愈好。但是，你也會產生錯覺，誤以為反覆思量和過度思考有益，這真是大錯特錯。反覆思量和過度思考確實會分散我們對身體痛苦和警報的注意力；在反覆進行的情況下，你對解離已經駕輕就熟，一旦壓力出現就會傾向於以憂慮來分散注意力。擔憂為原本不確定的事物增加確定感，還能讓我們暫時轉移對身體痛苦的注意力。然而，當我們沒有意識到這是在咬自己的尾巴，而且就像上癮一樣，不斷餵自己根本不想要的東西，此時就得付出代價。這正是我們這些愛擔憂的人長期被憂慮困住的原因。

你愈能認清自己**為什麼**會擔心，就愈不會被它欺騙和困住。在我們探討第二部之前，不妨再次審視憂慮，看看它的目的到底是什麼。

焦慮／擔憂是在試圖保護你：擔心是為了警告你，讓你對潛在危險做好準備。但它一邊對你發出警告，一邊強化了體內的警報。一旦身體開始放鬆，你也覺得不再需要為安全憂心，就可以開始釋放焦慮。

焦慮／擔憂總是和未來有關：你可以從這裡揭開擔憂的真面目。當你明白它的存活全靠你的思維被帶進未來，你就能透過專注於當下來清除它。

焦慮／擔憂是為了避免不確定感和打造控制感：擔憂的人會編造未來的故事，讓不確定的事物變得確定。擔憂的人最怕的就是不確定，因為兒時曾經深受其害。我敢說，當我們能接受甚至主動接納不確定感，把它當成生活的調劑，我們也就不再需要擔憂。

焦慮／擔憂是我們對身體警報感所做的解釋：當身體出現警報感又沒有明確原因時，就會產生不協調，這是思維與感覺的衝突。如果你站在懸崖邊，身體隨之切入戰鬥或逃跑模式，這對你來說是合理反應，沒有任何不協調。然而，當你安全地躺在床上，身體卻出現宛如站在懸崖邊的反應，這種不協調只會增加不確定感，接著觸發警報感。當身體出現警報感，就會把憂慮當成打造身心和諧的方式。然而，表面上憂慮可以在短期內讓事物和諧，長遠來看只會增加警報感。

焦慮／擔憂會分散我們對身體痛苦警報的注意力：憂慮會誤導我們。它引誘我們注意思維，藉以轉移痛苦警報的能量，讓我們在很短時間裡感覺不到警報。然而，當我們（有意識或無意識地）相信憂慮時，它就會引發更多警報，讓我們陷入永無止境的警報——焦慮循環。

焦慮會讓人上癮：大腦不需要讓你感覺更好，它需要的是解決不確定感，尤其是那些兒時有過創傷的人。所有憂慮某種程度上都是對不確定的回應，當不確定變得確定，大腦就像被打了一針激發多巴胺的藥物。這或許可以當作神經學的解釋，說明擔憂的人為什麼寧可被確定感帶來的不幸（憂慮）折磨，也不想面對不確定感。擔憂有這種令人上癮的特質，正好解釋了它為什麼很難被消滅。

總之，腦中的擔憂會加重焦慮，但痛苦其實是來自體內儲存的警報感，它往往已經存在了幾十年。無論如何，我們應該發揮自覺意識，找出憂慮的原因並盡可能化解，但最終的解脫仍要靠治癒身體「記住的」警報感。我將在第二部和第三部說明如何化解憂慮並治癒警報。

正如我先前所說，本書可能有些內容令人覺得一再重複，而這其實是我特意採取的寫作方式。我大可以直接告訴你焦慮的真相，從認知層面改變你對它的看法，但我的目的是進入感受層面，從深處徹底治癒你的焦慮。認知層面的理解確實可以在短期內助你應對焦慮，但唯有改變根深柢固的感受，才能長期治癒。讀完本書後，你將對自己的焦慮有更深入而全面的了解，如此一來才能將它連根拔起，讓它離開你的神經系統。我的目標是讓你對焦慮有不同的感覺，因為唯有從感覺著手，才能夠實現真正而持久的**治癒**。

我現在要總結第一部，希望你能敞開心扉（我又來為你的大腦去蕪存菁了），接受這個觀念：**你沒有必要去思考每一個感受**。就像前面說過的：「不要相信腦子的所有想法。」確實，一旦學會分開感覺與思維，你就能治癒長期焦慮！痛苦的真正原因是：當大腦不堪重負，警報感就會進入體內。接下來，我們將學習從真正的原因著手，以獲得真正的治癒。

第二部

理解身體

第三十七章

痛苦根源：喚醒內在的睡虎

許多年來，我一直被困在憂慮中。由於這些憂慮相當明顯（「真希望某件事不會發生！」）因此我認為，它們就是我的痛苦根源。透過改變心中憂慮來治療焦慮，從古至今始終是精神病學和心理學主流療法，因此，無論是在專業領域還是私生活中，我都只是順應主流。身為醫師，我受的訓練是以憂慮為中心，傳統醫學則往往認為談論憂思和改變思維方式就是最好的治療。

我接受了數十年改變思維方式的治療（每小時數百美元），並不覺得自己改善了多少。那麼你呢？或許把大腦當成痛苦的主要根源，這個假設是非常「昂貴」的錯誤。萬一我的痛苦是一隻潛伏體內的沉睡老虎，那該怎麼辦？從來沒有治療師想到要喚醒這隻老虎，檢查牠的行為，看看牠在我體內藏了什麼。萬一治療師只顧改變我的思維方式，卻完全忽略囚禁在體內的感覺，又該怎麼辦？

不妨想想前面提過的那位男性，他認為自己「可能懷孕了」。想法只是一些詞語的集合，直到被認為是真實，才會令人痛苦。憂慮本身是無害的，我們賦予它的痛苦其實來自於**相信**腦中的憂思，使得身體切入被觸發的警報狀態。正因如此，治療時應該把更多精力放在身體上，因為身體會記住心理的傷，它才是痛苦的終極根源。

以身體為中心的治療能夠從根本解決問題，徹底切斷擔憂的能量供應。透過這種療法，我終於找到真正治癒的「關鍵」，因為我重新回去面對身體存了幾十年的警報感。雖然相當混亂，但我必須感受它，方能治癒它。

為了了解自身痛苦的根源，並從源頭開始治療，不妨進一步了解我稱之為警報的存在。

思考要點：當你再度陷入焦慮，可以有意識地拋開憂慮，將注意力轉向身體感到不適的地方。

第三十八章

兩種警報

首先回顧一下前面的內容，警報有兩種：前景警報和背景警報。

前景警報是自律神經系統中，交感神經分支的功能（見下方圖表）。

自律神經系統是人體的「自動」神經系統，負責自動運作且不需要自覺意識管理的功能。它由功能相反的兩個分支組成，分別是交感神經（戰鬥或逃跑）和副交感神經（休息和消化）。前景警報是我創造的術語，用來描述交感神經系統啟動的戰鬥或逃跑反應。

我把戰鬥或逃跑反應稱為前景警報，因為它是我們對感知到的危險所產生的可預測反應，非常容易察覺到。前面那句話有個關鍵詞「感知到的」，因為即使到了現代，當威脅突然降臨，我們仍會像祖先一樣，啟動戰鬥或逃跑的前景警報反應。前景警報是為了滿足它保護個體的最初目的，以免

自律神經系統

副交感神經 「休息和消化」	交感神經 「戰鬥或逃跑」
·收縮瞳孔 ·促進唾液分泌 ·減緩心跳 ·放鬆的「腹式」呼吸 ·放鬆肌肉 ·胃部活動 ·促進腸道活動	·放大瞳孔 ·抑制唾液分泌 ·加速心跳 ·緊促的上胸式呼吸 ·緊繃肌肉 ·抑制胃部活動 ·抑制腸道活動 ·分泌腎上腺素和正腎上腺素

身體受到外界的真實威脅（例如老虎襲擊或即將發生的車禍），但情緒上受到想像出來的威脅（例如擔心在即將舉行的商務會議上被要求公開談話）時，同樣會觸發警報。換句話說，掌管戰鬥或逃跑的交感神經所發出的前景警報，不僅會對真實危險做出反應，也會對感知到的危險所產生的擔憂做出反應。

相較之下，背景警報是一種長期能量。它是未解決的舊傷餘威，而創傷通常來自童年，因為幼小心靈無法處理巨大的傷痛，便將它以能量的形式儲存在體內。

每個人的情感層面在兒時都受過傷，這是人生無法避免的事實，但關鍵是當下有沒有得到安慰和支持。如果你擁有體貼可靠的父母，透過他們的陪伴和安慰，你會明白自己並不孤單，還能順利處理及解決創傷造成的痛苦；如若不然，你會感到孤單，也就無法處理並解決創傷能量。按照能量守恆定律，能量無法憑空創造或消除，只能轉換為背景警報，長久儲存在體內。

還有一個更複雜的情況，有些孩子天生敏感，對他們來說非常痛苦的創傷，對其他人來說可能不算什麼。我見過一個親子關係緊密的孩子，短短幾週就走出失去至親的陰影；也見過另一個孩子，失去寵物魚幾個月後還走不出來。姑且不論某些創傷極為嚴重，某些孩子異常敏感，一般來說，涉及虐待、遺棄、重大失去、排斥或忽視的創傷，對年幼的心靈都是非常沉重的打擊。如果沒有父母在一旁支持及安慰，或者更糟糕，父母本身就是警報來源，那麼這種能量更有可能壓垮一個人，還會從心裡溢出，長期儲存在體內。

我把這種情況稱為背景警報，有兩個原因：（一）這是一種未獲解決的能量，來自背景（通常是童年）中發生過的事，大腦無法排除或處理；（二）它存在於無意識層面的背景中。前景警報很明顯，很容易找出明確的成因；背景警報則不同，它藏在心靈的陰影下。多虧那次迷幻藥之旅，我才能找出自己的背景警報藏在哪裡。在體內找到背景警報根源，對我來說是必要的自我省察，也是療癒過程中非常寶貴的環節，我相信對你來說也是如此。

雖然背景警報的呈現方式因人而異，但在同一個人身上有著一致的特徵或「情緒印記」。例如，我吸食迷幻藥後，出現的背景警報是拳頭大小、灼熱、尖銳、不規則的紫色結晶組織，位於太陽神經叢右側，不停對心臟施加壓力。我曾經教許多病人找出背景警報，他們往往可以精準描述警報的位置和細節。我很快會教你尋找背景警報的方法，而且不需要冒險吸食迷幻藥。

每個人都有前景警報，也就是交感神經系統正常的戰鬥或逃跑反應，但唯有經歷過深刻情緒創傷且始終沒有解決的人，身上才會出現背景警報。也就是說，如果你讀本書是為了治癒神經系統的長期過度活躍和憂慮，我基本上可以向你保證，你的神經系統中一定有背景警報。我還可以保證，我絕對能幫你解決這個問題，但我們必須先把它找出來。

由於人無法改變自己不知道的東西，就連治療師也幾乎不知道背景警報的存在，因此大多數醫師和諮商心理師只能嘗試治療患者抱怨的憂慮症狀。但是，你看到和描述的憂慮只是冰山一角，針對表面努力只能得到表面結果。我們必須解決藏在表面以下的警報，唯有融化這座冰山，你才能得到長久解脫。讀完本書後，你會比大多數醫生更了解焦慮和有效的治療方法。

再說一次，前景警報是正常的交感神經系統活動（戰鬥或逃跑），每個人都有；背景警報則是不正常的，只出現在重大創傷未獲解決的人身上。兩者都是觸發體內能量的反應，而且互相供應能量。恐慌症發作就是一例，前景警報和背景警報結合並互相增強，最終產生強烈反應。

恐慌症發作是由於背景警報浮出表面，觸發了前景警報。一旦發生這種情況，兩種警報會產生協同作用，互相供應能量，神經系統因而變得極度活躍。恐慌症發作是急性而劇烈反應的極端例子，但在醫師所謂的**廣泛性焦慮症**中，背景警報和前景警報也會長期相互觸發。

前景警報＋背景警報＝長期警報

前景警報和背景警報共振，一同形成長期警報，這樣的人通常處於一種狀態：明明生活「正常」，沒有急性壓力源，卻覺得體內有一股令人不適的觸發反應或能量。我的一些病人稱之為「大難臨頭的預感」。沒有背景警報的人就不會出現長期警報，他們的前景警報也會正常作用，僅在面臨威脅時立即產生戰鬥或逃跑反應，威脅消失後便迅速退去。但對於我們這些不斷被背景警報「細火慢燉」的人來說，體內存在著微弱的長期警報，即使有時候毫無所覺。然而，只要有任何類似舊傷的事件出現，哪怕僅僅沾上一點邊，都會觸發它（就像那次我聽到小喇叭獨奏），一旦觸發往往很久才能平復。這一切都是因為杏仁核的作用，它有許多細胞，專門用來識別曾經傷害你的人事物，當你遇到任何能令你聯想到舊傷的東西，它就會直接在體內打響警報。

當我們學會把背景警報和前景警報分開，或者個別降低其影響，就能減少整體的長期警報。如此一來，心情會更好也更平靜。神經系統中的警報減少後，製造焦慮想法的能量也隨之減少，我們不會再受到焦慮阻撓，可以對思維和感覺雙管齊下，防止警報再次響起，達成雙贏局面。

思考要點：有哪幾個童年事件是你的警報觸發因素？與人爭吵？被霸凌或排斥？被拋棄？當你想到這些事件時，身體哪個部位有感覺？

第三十九章 背景警報的來源

你可能會好奇：如果我沒有未解決的童年創傷，卻依然飽受焦慮所苦，這意味著我還是有背景警報嗎？答案是肯定的。

本書讀者並不是每一位都有未解決的明顯創傷。我的許多病人都經歷過明顯創傷，包括虐待、遺棄、忽視或重大損失。以我自己的經驗來看，成長過程中有一位罹患思覺失調症的父親，這帶給我極大的創傷。

然而，某些人可能有不易察覺的創傷，甚至沒有把它當作創傷。我見過無數自稱擁有美好童年的人，仔細觀察後卻發現，他們的生理或心理遭受過父母虐待。我認為，小孩會否認父母造成的嚴重創傷，因為他們在痛苦中常對自己說「其實沒那麼糟」和「爸媽已經盡力了」，他們太容易相信自己編造的謊言，認為父母的行為不會對他們造成傷害。當被問及此事，他們會聲稱自己擁有「正常」的童年，這種自欺行為是背景警報的另一種結果。如果你有長期焦慮但原因不明，很可能童年經歷並不像你告訴自己的那樣安全。

有些人只是經歷輕微創傷就會觸發背景警報，因為他們是高敏族，可能天生如此。在我見過的焦慮症患者身上，幾乎都有這種與生俱來的高敏感。另外一些人則生性沒那麼敏感，他們似乎能輕鬆應付那些對大多數人來說是創傷的事。有一點必須釐清，人不一定要有明顯的創傷史才會受長期憂慮所苦，但如果你有長期焦慮，它絕對不會憑空出現。即使你找不到童年的明顯創傷根源，還是可以肯定有背景警報在強化你的長期憂慮。

我無意要你回過頭來指責父母，事實上，人通常會複製父母養育兒女的模式。而且，絕大多數的父母**確實**盡了最大努力，完成人生中最艱難的任務：把嬰兒養育為健全的成年人（大部分情況下，製造嬰兒比打造健全成人容易得多，也愉快得多）。

新的研究資料顯示，創傷可以透過非編碼遺傳物質從父母傳給子女。（換句話說，它並非直接作用在基因本身，而是作用在基因的包裝，進而影響基因的呈現方式。）當然，創傷還有另一種傳遞形式，也就是透過行為代代相傳，但人們沒有意識到這些行為不正常。即使你不能明確指出童年遭遇過哪些創傷，但創傷還是很可能伴隨著你。這意味著你天生就容易被焦慮影響，也意味著你體內帶著背景警報，但它不一定是自身生活經驗造成的！

關於童年經歷，我發現最近十到二十年間，年輕人的焦慮盛行率急劇上升，我認為主因不外乎這幾點：（一）受父母焦慮的影響；（二）父母因過度忙碌及壓力過大，疏於和孩子建立情感及身體連結（尤其是觸覺）；（三）沉浸在各種螢幕中（電腦、平板電腦、智慧手機等）。

人類透過一種稱為社會參與系統（social engagement system/ SES）的身心系統連結，也稱為人類共振迴路（human resonance circuitry/ HRC）。我們透過它獲取真正的安全感，與彼此和自己建立連結。這個系統運用目光交會、語氣、音韻、肢體語言和面部表情等元素，將一個人的體驗與另一個人的體驗連結起來。簡而言之，當我們與他人接觸並連結，社會參與系統會讓我們感到舒緩和放鬆。如果你有過這樣的經驗，在度過充滿焦慮的白天後，晚上與朋友外出，大家在歡笑中互相連結，那麼很可能是社會參與系統啟動並救了你。它不僅緩解你的焦慮警報，還讓你結束歡聚後，帶著美好心情回家。

每當我談到社會參與系統的連結力時，你可以將它視為史蒂芬・波格斯博士（Dr. Stephen Porges）的多重迷走神經理論（polyvagal theory）中所提到的腹側迷走神經。迷走神經是第十對腦神經，也是副交感神經系統（休息和消化）中最大的一對神經。我將在本書第三部詳細討論腹側和背側迷走神經，為了在這裡先做個簡單介紹，我將人類共振迴路和腹側迷走神經的功能及名稱，統稱為社會參與系統，因為社會參與系統、人類共振迴路和腹側迷走神經在名稱和功能上有很大的重疊。

童年的安全感和連結氛圍可培養緊密且高功能的社會參與系統，有助於排解身心壓力。我們需要頻繁而正面的人際連結，以促進身心運作和成熟。社會參與系統的最佳培養方式是與他人面對面交流，這些人可以是快樂的、悲傷的、興奮的、關愛的、受傷的、孤獨的或害怕的。不一定需要與愛互動才能完整培養社會參與系統，但愛可能是最好的成熟因子。我們以自身的社會參與系統來解讀情緒並與他人連結。或許更重要的是，這種撫慰心情的人際連結也能促使我們建立撫慰心情的自我連結。舉個重要例子，社會參與系統在母親和嬰兒之間高度活躍，雙方會透過目光交會、聲音和表情來撫慰對方。然而，童年未解決的警報會損害社會參與系統的成長和功能，因為一旦缺少基本的安全感，社會參與系統的培養就會受到損害或停滯。如果童年未解決的痛苦造成社會參與系統發展緩慢，成年後處於警報狀態時，我們往往會發現很難與他人（以及自己！）建立溫暖的情感連結。

在大腦的發育過程中，社會參與系統最強的成熟因子就是面對面接觸。但現代人（尤其是孩子）許多社交互動都是透過螢幕進行（說不定就連螢幕另一端的對象都不是真的人），這損害了我們培養這種系統的能力，無法獲得連結與治癒帶來的好處。面對面交流正被面對螢幕的交流取代，孩子的焦慮和警報也在增加，與此同時，他們的同理心正逐漸減少。缺乏能使社會參與系統成熟的面對面活動，與缺乏社會連結，以及孩子的焦慮和警報明顯增加，三者之間的關聯絕非巧合。

我寫這本書是為了說明我的焦慮根源，希望證明自己不是什麼情緒異常的生物，還能讓你在我的經歷中找到共鳴點。我希望我的理論「童年的分離或缺乏連結（無論出於何種原因）所導致的背景警報，正是現代醫學所謂焦慮症的真正原因」，能夠為讀者的治療指明方向。

當我談到背景警報源自未解決的創傷時，要知道你的創傷可能來自顯而易見的事，比如小時候被拋棄或受虐，也有可能來自大家都接受的事，例如你大部分時間都在螢幕或智慧型手機前度過。雖然在你的既有觀念中，沉迷3C不會造成什麼創傷，但要知道，我們的身心會將缺乏連結（無論來源是什麼）視為創傷。換句話說，我們天生就是社會參與的動物，而社會隔離和孤獨（尤其在童年時期）是背景警報的主要來源。我的許多焦慮症患者都有一個共通點，即使身邊有許多人陪伴，依然感到孤獨。

思考要點：你小時候有多孤獨，現在又有多孤獨？請注意，你並不是唯一一個有這種感覺的人。

第四十章　背景警報如何在體內扎根

前文提到，決定是否造成長期影響的不一定是童年某個具體創傷，而是照顧者應對創傷的方式。以我的經驗為例，父親生病造成的創傷同時具備急性和慢性雙重特質，我的生命中沒有人有能力為我調解，或幫助我處理及排除警報，以致我的幼小心靈無法承受，於是我把痛苦的能量埋進體內，成為你已經透過前文了解的**背景警報**能量。

長期背景警報損害我的社會參與系統，嚴重影響建立連結關係的能力。我把這種缺乏連結的狀態歸咎於思維過度忙碌及活躍，但我在那次的迷幻藥體驗中發現，情緒痛苦的「引擎」並非憂慮本身，而是背景警報，它偷走我的安全感，阻礙社會參與系統成熟，損害我和他人（主要是和自己）建立真正連結的能力。

當安全依附對象（通常是父母）沒有排解我們的創傷，就會產生背景警報。我和弟弟需要愛的安撫，母親雖然是幹練又有條理的合格護士，善於照顧他人，卻不知道如何在父親的瘋狂行為影響下安撫我們。（唔，善於照顧外人卻疏於和家人連結的專業醫療人員，我是不是在哪裡見過？）

母親在非常內斂而淡漠的蘇格蘭家庭中長大，我常聽英國的孩子說，在那種環境裡，父母理所當然認為，孩子應該知道自己是被愛的。只要讓孩子吃飽穿暖，父母根本不需要再說「我愛你」之類的話。許多文化也有類似情況，父母不願意對孩子坦誠相待，拉不下臉說些充滿愛意的話，他們的孩子面對下一代時也一樣，這種相處模式就這樣代代相傳。人很難給孩子自己不曾得到的東西，我的母親當然也是如此。

既然母親的原生家庭幾乎沒有給過她充滿愛的安撫，她沒有能力安撫我和弟弟也就不足為奇。她絕非冷漠或疏遠，我只是覺得她不曾體驗充滿愛的親近，沒有一個可供學習的好榜樣，自然無法對兒子們展現愛意。她的背景警報至今還在運作，而她已經九十高齡了！

人無法給予自己不曾得到的東西，也無法傳授自己不曾學到的知識或道理。我相信，如果你的安全依附對象能看到、聽到、保護並愛你，一定能減輕你的背景警報。你將透過本書第三部了解，消除背景警報的好方法是和自己建立真正的連結，從根本上成為自己的安全依附對象，而這正是你當年非常需要的。

母親盡了最大努力，依然無法給予她自己也未曾得到過的依附與協調狀態，父親生病後為我帶來的創傷始終無法減輕，導致我的背景警報年復一年增加，擔憂的程度也在警報——焦慮循環中不斷加劇。

傳統上，精神病學和心理學將長期憂慮主要歸咎於心理，認為身體只是被動的角色。直到近年《心靈的傷，身體會記住》等書籍出版，傳統學派才開始考慮，在傳播長期焦慮相關理論並予以治療時，除了心理之外，其他因素也可能發揮重要作用。

在迷幻藥經歷之前，我也做如是想。多年來，我一直嘗試談話（認知）療法，針對有意識的大腦治療。我如今已經明白認知療法沒什麼效果的原因：當問題源自存在身體的無意識背景警報，僅僅解決心理的有意識前景警報，只能獲得相當有限的助益。

每當新創傷令大腦不堪重負，無法處理並解決（比如上醫學院、搬到幾千公里外的新家、離婚，而且離了兩次），身體就會把它存在我的太陽神經叢，堆在其他未解決的舊傷上，成為警報庫的一份子。（離過一、兩次婚後，舊傷堆已經塞爆了。）它就像以前街上常看到的那種霓虹燈標誌，閃爍的箭頭指向我的太陽神經叢，上面寫著：「**本店二十四小時營業！快進來！**」，（順帶一提，我一直覺得「快進來旅館」是非常適合風化場所的店名）。

玩笑歸玩笑，由於不知道如何排除和釋放體內這些未解決的創傷，隨著每一個新創傷沿著熟悉的路徑進入太陽神經叢，我的背景警報愈來愈強烈。

認知療法解決不了舊創傷，因為傷害不在心理層面，而是暗藏在體內。

第四十一章 飛機要墜毀了，我還是可以吃零食？

有沒有想過，為什麼有些人對於會引發創傷或焦慮的情況比其他人的反應更久？我認為，很多時候是因為背景警報。例如，你乘坐的飛機遇到嚴重亂流，你的「戰鬥或逃跑」前景警報會立刻啟動，這很自然，也很正常。

假設飛機上有兩位座位相鄰的乘客，分別是不安．羅斯蒂和安心．雪麗。當飛機開始劇烈顛簸，兩人的交感神經系統都會啟動，心率和血壓上升，肌肉和內臟緊繃，呼吸變得急促而短淺。這就是前景警報。

一段時間後，飛機穩定下來。機長宣布：「各位，我為剛才的狀況表示歉意。我們已經穿過惡劣的氣候帶，接下來的航程應該會很順利。」大約十分鐘後，雪麗的前景警報完全解除，開始享用椒鹽脆餅和可樂。那麼羅斯蒂呢？他還在緊張不安，無心吃喝，直到飛機降落幾小時後才放鬆下來。為什麼會這樣？

我就是羅斯蒂，身上帶著一大堆舊背景警報，雪麗則沒有背景警報，因為她在提供安全依附的家庭中長大。

背景警報會導致身體經歷緊張情況後難以放鬆，或者在安全狀態下莫名出現擔憂和焦慮。

或許你也曾住在飯店的豪華套房，安然無恙且舒舒服服地躺在床上，卻突然莫名感到憂慮。

我的情況是常常出現不好的預感，比如「你明天在會議上發表談話時會表現得很糟」。然後我會不停想著以前上台表演喜劇的所有失敗經歷，背景和前景警報都會響起，最後我會覺得隔天的談話一定會變成災難，而且完全無法避免。

我明明躺在舒適的床上，環境中沒有任何威脅，但背景警報仍然存在，因此焦慮的大腦需要編造故事來配合警報。這樣一來反而啟動了前景警報，在我搭機和前往飯店途中，交感神經的戰鬥或逃跑反應一直處於高速運轉狀態。（抵達飯店後，它好不容易稍稍平靜了，我才剛吃了點東西！）

創傷後壓力症候群患者也是如此。一位士兵的大腦明知自己已安全返家，身體卻依然保持警報狀態，就好像他還待在戰區一樣。大腦知道自己沒有危險，但身體不知道，身體還留著紀錄。

前景警報具有明確的意圖。如果你家失火，最好馬上離開，而不是還在那裡慢條斯理地檢視信用卡帳單，只顧想著「快進來旅館」這筆奇怪的費用從哪來的。

但是，當前景警報被舊的背景警報啟動，而不是被環境中實際存在的威脅啟動，我們就會陷入警報——焦慮循環。過去未解決的痛苦會觸發憂慮，編造對未來的可怕預言，使得你感受不到自己當下安全無虞，這就是我多年來的生活寫照。

現在，我總算明白了如何在當下找到安全感。請繼續讀下去，順便把椒鹽脆餅遞給我。

第四十二章　修補船洞

你有沒有過這樣的經歷：某個念頭令你苦惱不已，但幾個小時後，它對你來說似乎已經毫無威脅，你甚至覺得它很可笑？這可能是因為身體一開始啟動警報，經過一段時間後緩解了。換句話說，你身體有什麼感覺，大腦就會產生什麼想法。

多年來，我白天是醫師，晚上是脫口秀演員。我無法告訴你，有多少次我在恐慌中醒來，只因為當晚要上台演出，我擔心自己會因為警報太劇烈而無法表演（儘管當下我會提醒自己是焦慮在作祟）。前往診所途中和整個上午，我都在擔心晚上的事，想像最壞情況，並試圖找到合理藉口來逃避。不過，往往到了下午三點，我就會開始期待演出！

差別在哪裡？早上，我的警報大作，由生存大腦掌管身心，使得一切看起來都很可怕。到了下午，警報穩定下來，理性大腦回歸。等到我抵達演出場所並準備登台時，心情已經轉為興奮，並且非常感謝自己能夠上台表演。這對我來說是一種真正的恩賜。

但隔天早上，我又會經歷完全相同的過程！

你的想法可能也有過類似的「化身博士」[1]轉變，這是你的感覺狀態（有或沒有觸發警報）影

1　譯註：這個典故出自十九世紀英國知名小說家羅伯特・史蒂文森的作品《化身博士》（*Strange Case of Dr Jekyll and Mr Hyde*），描述哲基爾博士喝下自己特製的藥劑後，分裂出邪惡的海德先生人格。

響了感知。一般認為干擾你的是思維本身，但我的觀點恰恰相反，真正干擾你的是身體和神經系統的狀態。簡而言之，在警報狀態下，我們會認為想法帶來痛苦和危險，實際上並非如此。你可以在想法不變的情況下，根據身體是否出現警報感，對想法採取兩種完全不同的感知。有鑑於此，思維本身不可能造成痛苦，是你的身體警報狀態和程度造成的。

請記住，試圖解決腦中的焦慮想法，卻沒有調節體內的警報感，這個做法既徒勞又傷神，就像從破洞的船上舀水一樣。不斷嘗試正面思考並緩和焦慮，只是一種徒勞無功的舀水動作，它可能會讓你繼續保持漂浮，但除非你解決問題根源，否則無法停止舀水。此外，試圖朝著與感受相反的方向去思考，也會令人筋疲力盡。如果體內警報大響，破洞的船已經進了很多水，你卻強迫自己去想快樂的事，以為這樣就能把水舀乾，這個做法需要耗費大量精力、注意力和力氣，你最後還是會沉入水底。

焦慮想法就像漫進船裡的水，它是明顯的危險信號，但不是問題的終極原因，船身破洞才是警報根源。只要修補破洞，就能從根本上解決問題，也能輕鬆浮在水面上，愛待多久就待多久。

難怪治療師以心理為主的療法效果有限，因為我妄想透過舀水來解決沉船問題，卻忽略了船身的破洞。

這個觀點傳達的訊息是：當體內出現警報，人們往往習慣、自動而無意識地相信那些憂思。此時大腦會進入生存模式，關閉社會參與系統和理性功能，這是人類數千年來一貫的思維模式。大腦透過內感解讀身體訊號，進而編造與體內可怕警報感完全一致的恐怖故事和擔憂，這就是擔憂的起源。

有個故事描述軍隊如何訓練戰機飛行員。飛行員被關在房間裡，必須把一堆卡片按黑色和紅色區分開來，期間室內的氧氣會被抽走。隨著氧氣愈來愈少，他們出現不同的症狀。有些人雙手刺痛，有些人頭痛，還有一些人噁心想吐。飛行員受過相關訓練，要能敏銳察覺個體的缺氧（血液中氧氣含量偏低）反應，還要在特定症狀出現時立刻、自動且不假思索地戴上氧氣面罩。這個動作必須瞬間自動完成，因為低氧會損害大腦，很快就會讓人意識不到自己缺氧！

有些飛行員沒有戴上氧氣面罩，反而到處找問題，最後因嚴重缺氧而失去意識。因為沒有意識到缺氧狀態，導致自身面臨災難。

從某個角度來看，我們這些擔憂的人也做著類似的事。當大腦被體內警報損害，我們會嘗試修復思維，卻不明白憂慮並非問題根源。我們忙著解決思維問題，警報卻在體內不斷累積，削弱我們看清並解決根本問題（體內不斷累積的警報）的能力。

當我們降低體內的警報，大腦就會從生存／情緒模式轉移到茁壯／理性模式。當警報解除，我們會回到理性的前額葉皮質，重新啟動社會參與系統，進而提高大腦對想法的批判性評估能力，並與他人（及自己）建立能舒緩心情的連結。

我早上在診所值班時警報大響，反映在擔憂晚上的脫口秀表演（「萬一我焦慮到無法思考，結果在台上忘詞，那該怎麼辦？」）警報解除後，我恢復理智，認清並感受到表演的正面意義，我知道自己或許可以讓這次演出充滿樂趣，事實證明（幾乎）如此！

不妨想像我正打算教你騎獨輪車，想要學會這項新技能，你需要清晰而健全的頭腦。接著想像我先讓你喝五杯龍舌蘭，再教你騎獨輪車，你或許還是可以學到一點技巧，但如果頭腦沒有受到酒精影響，就能表現得更好。你最好還是回家醒醒酒，明天清醒後再試一次。

同樣的道理，你最好先清除身心的障礙（警報），再學習處理思想的技巧。當身心被警報嚴重影響（就像宿醉或缺氧），你會失去理性審視思維的能力，因為大腦的理性功能已經被迫關閉。我們的首要目標是清除體內的障礙（警報），然後才能處理思維和憂慮。

思考要點：當你被心中的憂慮困住，請找出體內的警報感。

第四十三章 警報是新的焦慮

我們都知道，四十歲是新的三十歲，橘色是新的黑色[2]。唔，我這裡還有一個：警報是新的焦慮。

二〇一五年，在英屬哥倫比亞省溫哥華舉行的焦慮症研討會上（前面提過，就是一堆緊張的人聚在一起，還記得嗎？）我第一次聽到諾伊菲爾德談到，所有焦慮都是分離焦慮，這也是我第一次聽到「警報」被用來指稱與焦慮相關的狀態。

那次在迷幻藥影響下，我看到想法／感覺和心理／身體可以分開，也第一次體驗到我在本書開頭提及的「更新感知」。當我聽到「警報」的全新用法，興奮的大腦開始飛速運轉。

如果太陽神經叢的痛苦是警報的表現呢？如果這種警報蘊含情緒能量，脫離「樓上」頭腦的管轄範圍呢？如果腦中的焦慮想法會加重或觸發體內的警報呢？如果體內令人不適的警報感產生了一致性的腦中憂思呢？如果兩者互相提供能量呢？如果腦中的焦慮想法和體內的警報可以分開，是不是就能打破循環？

我當下有太多疑問。你或許看得出來，這本書如何在我的腦海中開始成形。我發現情緒的痛苦可能主要源自身體感覺，而不是大腦思維，這個轉變絕對是啟示，讓我開始以全新角度思考自

2 譯註：原文「orange is the new black」是影集《勁爆女子監獄》的英文片名，比喻進監獄正夯。「something is the new black」是某事物正在流行的意思。

己的病情。我逐漸明白，警報及其副產品焦慮，幾乎總是源於童年被孤立或分離的深刻體驗，通常是與父母或照顧者分離，因而缺乏安全感。當我們與依附對象分離，無論是身體還是情感，我們的身體都會進入警報狀態。(這裡先預告，我們若是動不動自我批判，內心也會出現裂縫，進而產生警報)。

諾伊菲爾德是對我影響最深的人生導師，雖然警報——焦慮循環理論是我提出的，我對警報的看法也和他不同，但如果沒有他的教誨，我不可能踏上療癒之路。那次研討會後，我清楚地認識到，幾乎所有心理疾病都源自童年，兒童的心理發展（或缺乏心理發展）則是治療和康復能否成功的決定性因素。

沒有童年創傷的人只有前景警報，也就是交感神經系統的自然反應。至於那些童年創傷尚未解決的人，既有常規而急性的戰鬥或逃跑前景警報，也有長期的背景警報。因此，我們的警報反應可能會以雙倍急速出現，並以雙倍慢速減弱。正因如此，羅斯蒂在亂流平息幾小時後才能勉強吃下一點東西，而雪麗十分鐘後就能大快朵頤椒鹽脆餅和可樂。

請記住，前景警報實用且合乎邏輯，因為它對可識別的合理原因做出反應。但是，如果沒有面臨明顯危險，我們還是覺得腸胃攪動、口乾舌燥、肌肉緊繃和面紅耳赤，那該怎麼辦？如果你只是躺在床上，或者和伴侶外出看電影，身體卻出現宛如面對巨龍的反應，又該怎麼辦？你體內的背景警報很可能是罪魁禍首，它會在看似隨機的時間啟動前景警報，正因如此，我們會沒來由地出現嚴重的警報感和焦慮。這時的我們並非活在**當下**，而是被杏仁核和腦島傳回身體**曾經**感受到的創傷壓力。

恐慌症發作是背景警報的典型例子，人在事前毫無所覺，卻突然猛烈地啟動前景警報的戰鬥或逃跑反應。恐慌症發作令人更害怕且迷惑，正是因為沒有明顯原因。當你突然被極端強烈的前景警報襲擊，卻又完全不知道它從哪裡冒出來，你一定會感到非常痛苦。

大腦對這種急性警報狀態的反應就是編造與警報強度一致的故事。當你因為要參加沒有任何熟人的聚會而緊張不已，忽然間恐慌發作，你的想法會瞬間變成這樣：「如果我心臟病發作怎麼辦？」或「如果我中風怎麼辦？」。

然而，更糟的還在後面。

由於陷入警報狀態，大腦轉為求生模式，使得我們失去理性，無法說服自己相信我們可能不會心臟病發或中風，因此我們會相信那些宛如世界末日的假想，導致身體陷入更深的恐慌中。當我們失去理性思考能力，大腦會編造恐怖故事，讓身體毫無防備地相信並做出反應。恐慌症發作會造成很大的傷害，但更恐怖的是對它再次發作的擔憂。服用死藤水和迷幻藥之前，對恐慌症發作的強烈恐懼是我這輩子最可怕的經歷。

（順帶一提，你聽了可能會覺得荒唐，其實我現在很享受恐慌症發作。我接納這突如其來的感覺，而不會陷入受害者心態，也不會去相信那些導致恐慌症加劇的想法。）

我在本書沒有專門討論如何應對恐慌症發作，如果你深受其害，不妨上我的YouTube頻道「焦慮醫師」，有一段影片[3]專門講解如何解決這個問題。

小時候受到創傷，大腦會不惜代價將不確定性降到最低。因此，以恐慌症為例，如果可以選擇，大腦寧可說服你相信自己將死於心臟病或中風，也不願將身體的極端反應歸於不確定的因素。換句話說，大腦會製造（也需要）擔憂來解釋警報，以便減少不確定帶來的痛苦。

每個人的大腦都會編造故事來解釋情緒，但我們這些焦慮的人把嚇死自己當成一門藝術。

我們通常將前景警報描述為戰鬥或逃跑反應（亦即逃跑的衝動），但我還是想回歸到諾伊菲爾德的「追求」概念。我認為交感神經系統啟動前景警報是為了給追求狀態提供能量，以便重新連結安全依附對象。不妨回想一下幼年時期，任何會引起前景警報的危險都會讓我們退避三舍，不僅僅是遠離吠叫的狗或滾燙的爐子，而是奔向照顧者尋求保護和安慰。如今回想起來，當年父親迷失在精神疾病中，我渴望與他重新連結，警報便由此而生，那是出於一種追求。而當追求未能重新締造連結，就會產生大量警報，積壓在我幼小的身體裡。

基於警報的追求是人類對真實或感知到的分離而出現的自動反應，為了將我們與依附對象重新連結起來。在商店裡找不到父母的孩子就是最好例子，與其說他處於戰鬥或逃跑模式，不如說他將前景警報能量投注在追求上，拚命尋找父母，期盼與他的安全依附對象重新連結。如果追求失敗，儘管已盡了最大努力，孩子仍然與安全感來源分離，那麼他最終會放棄，接下來往往會陷入無能為力的狀態。這樣的狀態愈久，問題愈長時間得不到解決，體內產生和儲存的警報就愈多。

小時候，這種追求情境在我和父親之間以一種較為間接的方式上演。十二歲之前，我和父親的關係一直很親密。後來，他罹患精神病，我覺得受到威脅，因而觸發前景警報。但我既不戰鬥也不逃跑，而是切入追求模式，試圖與他連結。由於他的精神狀況時好時壞，等到他恢復清醒，我們就會重新連結，我的追求總算獲得了回報，前景警報也開始消失，我擺脫了無能為力的狀態，停止在體內儲存警報。

然而，我邁入青少年中後期時，他的精神病變得更嚴重，也持續更久。我的追求仍然會啟動，但隨著父親發作的時間愈來愈長，我與他久久無法連結，到了某個程度後，我開始覺得追求只是徒勞，於是長期處於無解又無力的狀態。少了連結，無法解除前景警報，我陷入無能為力的狀態，能量傾瀉到太陽神經叢，轉為背景警報。

我現在明白，當追求沒有得到重新連結的回報，努力一再受挫，我解決不了這種失去連結的不確定狀態，大腦會不堪重負，急性前景警報便轉為長期背景警報。當我失去連結，又找不到恢復的方法，大腦受不了這樣龐大的壓力，就會切入無所作為狀態（用多重迷走神經理論的術語來說，就是背側迷走神經關閉，詳細說明見第三部），能量被打包並輸送到我的體內，變成「看不見、感覺不到」的背景警報並儲存起來。

父親從我十幾歲起斷斷續續地生病，直到我二十六歲時他去世。時日一久，我愈來愈提不起勁，他的雙向情緒障礙或思覺失調症每發作一次，我的身心就會以更快速度放棄徒勞的追求，直接將創傷灌進體內，在太陽神經叢早已堆滿的背景警報上再添一筆紀錄。

當你的前景警報被觸發，你可能也曾試圖與父母連結，直到你發現所有努力都是徒勞，就像我一樣。小時候，如果前景警報被觸發，但再怎麼追求都無法解決失去連結的問題，那麼情緒創傷可能會蔓延到體內，被儲存為背景警報。追尋無果的次數愈多，背景警報就愈多。

回到佛洛伊德的「壓抑」概念，當孩子追求與父母的連結但徒勞無功，幼小心靈將無法承受這種傷痛。因此，情緒能量會流出，化為背景警報埋在身體裡。

還記得我的病人珍嗎？她有多位伴侶都是酒鬼。當然，我無法確定，只是覺得珍還小時可能就感受到追求的能量，並試圖在酒鬼父親喝醉時與他連結。或許到了某個時刻，珍覺得這種追求徒勞無功，於是將失去連結的痛苦轉為背景警報並儲存起來。成年後，珍挑選伴侶的標準是依循

3 譯註：英文片名是「HOW TO STOP PANIC ATTACKS」，翻譯當下的網址連結是：https://www.youtube.com/watch?v=5GYDLVN4Oy

兒時熟悉的模式，包括當初試圖與酒鬼父親連結但又失敗的追求能量，藉以幫助大腦理解身體的背景警報。

也許你與父母的一方或雙方有過類似的故事？你覺得彼此不再連結？也許父母是你缺乏安全感的原因？也許父母對某種事物上癮，你怕他們會對酒、工作或其他容易上癮的東西著迷，使得你「失去」他們；或者，父母忽視、拋棄或虐待你。在上述任何一種情況下，如果你無法從他們身上獲得慰藉和安全感，你的身體就會產生大量的背景警報。

如果你為焦慮所苦，體內很可能有這類背景警報在折磨你的身心，它也許來自生命中某個時期，那時的你深陷情緒痛苦當中，與依附對象分離，但你無法拉近彼此的距離。

未解決的創傷不一定要長期或反覆出現才會產生背景警報，人突然面臨排山倒海的壓力時，一定會產生嚴重的背景警報，特別是在童年時期。有很多病人問我，單一事件會不會產生背景警報，答案是肯定的！

心理無法承受的急性創傷，如情緒、身體或性方面遭受虐待；生命中重要的人過世；或遭到所愛的人遺棄或排斥，凡此種種都會讓心理不堪重負，傷痛會轉為背景警報並在體內累積。我自己的未解決創傷是長期的，但童年創傷無論是急性還是慢性，如果沒有得到照顧者的愛和關注，都會使心理不堪重負，最後轉為背景警報存在體內。

思考要點：在壓力反應中，女性可能比男性分泌更多催產素，這種荷爾蒙可能是女性更熱衷於追求和依附問題對象的原因，也可能是女性更容易與難相處或有虐待習慣的人交往或結婚的原因。

第四十四章 鮪魚女士

大約一九九〇年，我在精神科實習時遇到一位病人，因嚴重焦慮症入院，我稱她鮪魚女士。她比我大一點，當時大約三十五歲，有點像電影明星莎莉・菲爾德（Sally Field, 1964-）年輕時。她的腳踝周圍輕微腫脹，她在書中（那時還沒有谷歌）讀到，這是缺乏蛋白質的症狀，她認為缺乏蛋白質也是導致她焦慮的原因，於是她不斷提起這件事。在五分鐘的談話中，她大概說了一百次「蛋白質」。每次見面，她都會問我怎樣才能攝取更多蛋白質。

她沒有精神錯亂，只是非常執著，而且明顯警報大作。

為了讓她放心，我做了一次血液檢查，結果顯示她的血清蛋白（白蛋白）濃度處於正常範圍的高端。我給她看結果，但她的想法還是沒有改變。她堅稱在抽血前吃了一整罐鮪魚，所以結果才會正常。我告訴她，體內蛋白質含量在幾天到幾個星期內都會呈現穩定狀態，不會迅速發生變化，她大可以一口氣吃十二罐鮪魚，也不會改變檢測結果。

事後看來，對鮪魚女士說這種話簡直大錯特錯。她一直拜託朋友帶鮪魚罐頭來，每天吃三罐左右，所以我那番言論可能是這輩子對病人說過最愚蠢的話。她甚至問護理師，如果朋友願意幫她帶攪拌機過來，能不能請她們用攪拌機調合鮪魚和奶油（順帶一提，就在我正式封她為鮪魚女士時，她提出了這個要求。）

她的警報大響，腦子拚命尋找原因。除了腳踝非常輕微的腫脹，她的身體顯然沒有任何問題，所以她得出「缺乏蛋白質」的錯誤結論，為此而焦慮不安。有了這個結論後，大腦就有「好」理由來解釋她的情緒狀態。但是，她愈擔心自己的蛋白質攝取量，警報就打得愈響，導致她的鮪魚食量堪比大海裡的金梭魚。她陷入惡性循環，在腦中編造故事來解釋體內的警報。這似乎是極端的例子，但我卻感同身受。因為我自己的大腦也曾多次出現病態和非理性的偏執，可以媲美鮪魚女士對蛋白質含量的執著。那麼你呢？

為什麼我們這麼不理智？為什麼鮪魚女士不明白她的蛋白質含量完全正常，也不明白這件事與她的警報和焦慮沒有任何關係？

因為擔心自有其用意。人們說憂慮無用，但我不同意。憂慮的目的在於讓我們把注意力轉進腦袋裡，特別是遠離身體裡儲存的背景警報。

如果你有未解決的情緒創傷，體內可能藏著長期（背景）警報，儘管你可能察覺不到它，而是常感到疲勞、腦霧或擔憂。多年來，我並沒有意識到胸部和太陽神經叢的背景警報，但對那些長期造成焦慮的想法有強烈感覺。

由於年輕時長期觸發警報，而且都是針對未來（我動不動就擔心父親會發瘋，遠遠超過他真正發瘋的次數），所以我總是缺乏安全感，這既加重了背景警報，我也始終無法解決問題。

背景警報最喜歡的伎倆就是躲在擔憂背後，如果擔憂的力度非常強大，我們甚至不會考慮去其他地方尋找痛苦的根源。

我在溫哥華的公寓廚房裝了偵煙器，我喜歡用它來說明背景警報的運作模式。這個偵煙器過於靈敏，我每次煮飯時，哪怕最小的煙都會觸發它。事實上，就連水氣或打掃時揚起的灰塵也會讓它發出警報，比如說打磨木質流理台，甚至只是在櫥櫃頂部除塵。有時候，它還會在半夜無緣無故地響起來。

我的太陽神經叢背景警報就像這個神經質的偵煙器，它隨時準備大響特響，就連最小的刺激也不放過。

我們明明安全無虞，背景警報卻打造讓我們缺乏安全感的環境，或許這就是它最糟糕的地方。背景警報的訊號來自童年：「保持警覺，危險一直都在。」我的背景警報讓我隨時準備應付緊急情況，繃緊神經站在起跑線上，等待一場一、兩年後都不會開始的比賽。

我開始不自覺地把這種熟悉的啟動狀態或高度警覺（又稱背景警報）與保護我的功能劃上等號。雖然這與事實恰恰相反，我幼小的心靈卻將警報感與保護連結起來。這下真的完蛋了，因為我反而會怕**失去**警報感。

換句話說，我不再相信安全感。

我稍後會詳細探討受害者心態，但或許你已開始明白，持續的警覺和一直提防麻煩到來，這種狀態如何讓我們陷入受害者模式。我們親手編造自我實現的預言，忙著向外尋求證據，以證明那些擔憂引來的恐懼對個體有益，反而忽略了安全的提示，最後淪為受害者。這聽起來確實像是一筆糟糕的交易，更是一個很好的例子，說明了寧可接受確定的痛苦，也不想面對不確定的痛苦。

有個老笑話完美詮釋了這個情況：一位二十多歲女性每年都就醫，因為她確信自己得了癌症。四十九年來，醫師每次都安慰她，說她非常健康。七十歲時，她進行年度體檢，醫師對她說：「我有個壞消息，妳好像得了癌症。」她大喊：「**我早就說過了！**」

與前景警報一樣，背景警報也帶有生理和情緒特徵（我的背景警報位於太陽神經叢）。個體受到緊急而嚴重的威脅時，前景警報會產生強烈而全面的反應，心率和血壓會升高，血液流向四肢而遠離內臟，肌肉緊繃。

觸發前景警報的原因往往顯而易見，反應也是急劇而短暫的。你在路上開車時，如果有一輛車忽然切入你的車道，害你差點發生事故，事後沒有必要一直檢討對方欠缺技術或禮貌；你該做的是大大鬆一口氣，然後繼續過日子。

我從十八、九歲到二十出頭這段期間，每當警報感減輕，我進入比較平靜、放鬆警惕、不再那麼擔心的階段，那種忽然被偷襲的恐懼就會再度襲來，我會立刻回復警覺狀態。這就是人開始出現安全感時往往會莫名焦慮的原因，因為兒時的安全感常常被又一次家庭變故摧毀。放鬆的感覺會讓我們想起往日情景，那時的我們覺得自己很安全，過不了多久就發現事實並非如此。這讓我們變得很容易受傷害。我在十月放鬆警惕，父親十一月就發病，我會覺得自己被狠狠打一巴掌。因此，我一直堅定地維持背景警報，因為內心深處認為這是在保護我。就像那個對醫師大喊「我早就說過了！」的女人，我把父親（預料會發生的）生病當成警報持續的理由。

鮪魚女士也一樣，她體內也深藏著童年（多次）創傷造成的背景警報。問題是，她沒有意識到體內的背景警報，但確實感覺到。此外，背景警報感帶來痛苦能量和不確定性，但她沒有意識到警報存在，只好在「缺乏蛋白質」的故事中尋求確定性。後來，大腦受損的理性思維讓她相信，鮪魚奶昔可以解決她的問題，以致這則不合理的故事變得更不合理，她痛苦的真正根源其實是三十年前就存在體內的背景警報。

這是典型的警報——焦慮循環例子。我們這些習慣擔憂的人認為，憂慮是導致痛苦的原因，但那些可怕的故事只是煙霧彈，阻止我們認清真相，真正的根源其實是幾十年前就深藏體內的背景警報。此外，擔憂最大的破壞性在於，我們需要讓它變得非常可怕，才能讓今天的頭腦保持活躍，否則我們可能會陷入昨天存進體內的背景警報。現在回顧一下反應過度的偵煙器，你可能會問我為什麼不把它換掉。原因是：（一）我很懶，（二）我離不開我的小偵煙器。我對它有一種親切感，也了解它為什麼會這樣。我知道「一觸即發」、「大驚小怪」是什麼感覺，也知道半夜驚醒的感覺。我把小偵煙器當成自己，我不會把它扔掉，而是好好照顧它。

我不是無緣無故對你提起這件事。照顧偵煙器而不是扔掉它，這是一種比喻，希望你能明白，要好好和背景警報相處。你很快就會在後面的章節看到，愛護警報比試圖擺脫它要好得多！

思考要點：真希望能教偵煙器學會〈焦慮工具包〉的「我現在很安全」技巧，它就不會在半夜無緣無故發出警報！

第四十五章 當賦予意義變得毫無意義

當我告訴別人我是醫師和焦慮症專家，幾乎每個人都會說，他們的孩子、伴侶、父母、好友、親戚或鮪魚女士都有這個問題。他們經常苦惱不知道如何支持這些人，同時很難理解對方的心情。

我的牙醫安潔拉某次提到，女兒珍妮最近出現一些症狀，她認為那是焦慮的徵兆，想要進一步了解。三年前，安潔拉與珍妮的父親非常和平地離婚了，那一、兩年間珍妮看起來沒有大礙。安潔拉和前夫講定，讓珍妮和弟弟繼續住在家裡，父母則輪流過來照顧，各自在家裡住一星期，然後在其他地方住一星期。這樣的安排還算順利，直到大約兩年後，十六歲的珍妮開始出現恐慌症、飲食問題、失眠和情緒波動。安潔拉從未經歷過真正的焦慮，她想了解珍妮的心情，但不知道該從何處著手。

我問安潔拉，她這輩子是否擔心過自己性命不保。她告訴我：幾年前，她接受過癌症切片檢查。家庭醫師說，他懷疑觸診時摸到的組織可能長了腫瘤，但檢驗報告要等五天。她說，那五天她吃不下也睡不著，「整個人焦慮到不行。」

我告訴她，與其說是焦慮，不如說那五天她充滿**警報**，這才是正確的說法。安潔拉表示，把當時的感受稱為警報果然更貼切（事實上，人們通常會告訴我，當他們開始把情緒痛苦稱為「警報」而非「焦慮」時，反而覺得更貼切，也更真實）。安潔拉問我，她在那五天經歷的警報感，會不會就是女兒現在的感受。

安潔拉豁然開朗，第一次真正體會女兒的心情。她終於不再把焦慮當成沒有共鳴和意義的標籤，而是連結到當初等待切片報告的狀態，當時的她真切感受到體內充滿了警報。我告訴安潔拉，雖然很多人不常焦慮，但每個人都有過警報大響的經驗。

一旦安潔拉將女兒的經歷與自己的經歷連結起來，她就更容易理解女兒的心情，但這當中還是有一些差異。我們可以運用本書的術語，說明安潔拉當初經歷的是前景警報，因為她有明確而直接的原因，也就是擔心切片結果證實她得了癌症。但女兒經歷的很可能是背景警報，因為珍妮難以指出痛苦來源。珍妮說服自己相信，她可以接受父母各自過來住上一星期，然後離開一星期。她甚至為家庭「保持連結」的方式感到自豪，但父母離婚明顯為她帶來創傷，而她始終拒絕面對這個問題，於是能量轉為背景警報，埋藏在體內，滋生了她的焦慮症、飲食失調和恐慌症。

背景警報最令人警報大作（請原諒我用雙關語）的特點是，身體明顯處於戰鬥或逃跑狀態，腦中卻沒有明顯的理由。我們極度缺乏安全感，卻無法明確指出環境中的威脅。我聽過別人把這種焦慮描述為「沒有眼睛的恐懼」，這形容非常貼切。這就是恐慌症令人難以忍受的原因。當我們站在四十九樓的陽台欄杆邊向外看，身體發出警報合情合理，也是一種恰當的反應。當個體面臨墜落的潛在威脅，身體和大腦會保持同步，我們不會為了身體的警報大作而感到困惑。

但是，焦慮和恐慌發作時，我們明明好端端地坐在咖啡店，或是在電影院看電影，或是在銀行排隊等候，身體卻表現得像是馬上要玩高空彈跳。（除非你去銀行排隊是為了搶劫，那麼你的身體就有充分理由發出警報。但本書讀者不太可能是銀行搶匪，就算你真的是，你的警報也可能源自兒時創傷，那些傷痛至今依然留存體內，不斷產生背景警報，所以請繼續閱讀本書，也許出獄後，你就能過上富足的生活，不會再陷入長期擔憂）。

你在上一章見到的鮪魚女士，就是處於這種內在與外部環境不同步的狀態中。調查個人病史時，她告訴我，父母在她八歲那年離異，父親從此失去音訊，她不得不與虐待她的母親一起生活。兒時受過如此重大的創傷，難怪她的警報動不動大響特響，非理性地執著於大腦精心編造的憂慮，有時候甚至需要住院治療。我看到這位正值青春年華的女性，被心理疾病剝奪了人生，甚至因為身體困在八歲受創後觸發的警報中，大腦認為像大白鯊一樣吞下一大堆鮪魚，就能治療並不存在的蛋白質缺乏症。

我們一旦遇到與產生背景警報相似的環境，杏仁核就會像聖誕樹上的彩燈一樣亮起來（有沒有人有假期創傷？）此時的我們往往會解離，並退回兒時困惑且不理性的狀態。警報觸發時，我們會退回遭受創傷當下的情緒年齡和應對技能。正因如此，假期會讓某些人變回那個滿心恐懼的六歲孩童，所有情緒波動和應對技能也都回到六歲的水準（詳見第三部）。

當背景警報助長憂慮，憂慮又助長警報，可以說「賦予意義變得毫無意義」。當內在狀態與周圍所見事物不相稱，大腦為了努力彌補這個差距，於是出現非理性擔憂和恐慌發作。

身體出現警報時，如果大腦找不到合理原因，就會憑空捏造一個。最初的創傷發生的年齡愈小，這些擔憂就愈不合理。我們能說服自己相信的東西離譜到令人訝異，但當我們認清非理性來自六歲的自我而不是現在的成年自我，就能稍微了解自己的非理性。關於這點，我們稍後再談。深陷警報當中時不應該自我批判，不要把自己視為不理智的成年人，因為我們已經在很多方面退回童年痛苦中，只是沒意識到而已。當你看不到它，你就會成為它。

當我們專注於解決體內的警報，就不需要精心製造缺乏蛋白質的恐懼，這種恐懼只能透過每天三杯鮪魚奶昔來解決。我先在這裡預告，當我們治癒體內警報大作的孩子，就能恢復大腦的理性功能，也就能做回原本有能力、有毅力的成年人。鮪魚女士在精神病院住了三星期後，警報明顯平復，她告訴我，當初對鮪魚的執著，還有她發明的鮪魚奶昔，都令她感到無比尷尬，而且奶昔似乎沒有流行起來。如果我現在能和鮪魚女士談談，一定會勸她不要尷尬，畢竟她八歲時被遺棄又飽受驚嚇，大腦因深陷當時的背景警報而受到嚴重損害，才會做出這些決定。所以，親愛的鮪魚女士，這位三十五年前曾在倫敦聖約瑟夫醫院住院的病患，如果妳也讀到這本書，我想告訴妳，我對妳還有深刻印象，衷心希望妳平安順心。

思考要點：你生命中的「鮪魚」是什麼？你的內在小孩製造了什麼非理性恐懼？

第四十六章　前景警報和背景警報

前景警報和背景警報都是人為發明（正是我發明的），無法完美解釋一切，尤其是情緒原本就很難用語言來表達。

不過，對於焦慮及其療法，這兩種警報還是做了很多解釋，值得深入了解。

首先回顧幾個要點：

・背景警報可能僅限於局部，前景警報則擴及全身。
・並不是人人都有背景警報，它會出現在那些有未解決創傷的人身上。
・前景警報通常針對看得到的（新）事件反應，但也可能被我們的想法和擔憂啟動。
・背景警報和前景警報形成循環迴路，這兩個系統被同時啟動的次數愈多，愈有可能「連線」，將來同時啟動。如果你兒時受過特別嚴重的創傷，前景警報和背景警報就會經常湊在一起打乒乓球。
・想像一下有兩根振動頻率相同的音叉。如果你敲擊一根，把它放在另一根旁邊，兩根都會振動，即使沒有實際觸碰到。
・與最初產生背景警報相似的經歷，可能會觸發背景警報，接下來往往會觸發前景警報，然後再次觸發背景警報，形成一種惡性循環。
・背景警報透過內感和前景警報，將大腦切入求生模式，因而引發憂慮，而憂慮又會啟動背景警報，這就是警報——焦慮循環。

我在前文提到，如果你讀過艾克哈特．托勒任何一本書，他都會提到「痛苦之身」概念，這是一種伴隨著人類、由痛苦和創傷組成的混合體，除了來自自身生活經歷，也來自遠近祖先的創傷。我所說的背景警報與托勒的痛苦之身有直接關聯，但我的定義偏重於個人。雖然每個人都帶著祖先留下的創傷，但背景警報與自身經歷密切相關。這並不是說我們不會從父母和祖先身上吸收背景警報（我認為我身上帶著來自母親和父親的警報，甚至來自更遠的祖先），但是兒時創傷清除得愈少，它在我們的（痛苦）體內積累得就愈多，由此而生的憂慮也就愈多。

背景警報有個特點需要注意，它的強弱不僅因個人經歷而異，也因個人的氣質或性格而異。有些孩子似乎可以在經歷創傷後復原，不會轉為背景警報長期存在體內，其影響因素包括創傷的嚴重程度和發生頻率，有或沒有成人協助他們處理創傷，以及孩子的性格偏敏感或不太敏感。因此，我們不該將自己的創傷與他人的創傷比較，也不該因為自己的創傷「較輕」，就認為受到的影響一定會更小。你的感受既真實又合理，不需要根據經歷來設定背景警報標準值。你的背景警報有多少算多少，不管再多都可以治癒。

我的病患布萊恩，我們有時稱他為一等猛男，他是三十多歲的職業律師，更是肌肉發達的運動健將，某次度假遇到活潑美麗、比他小將近十五歲的紅髮女孩瑪塔。兩人一見鍾情，維繫了一年左右的遠距離戀愛，後來瑪塔搬進他家，沒多久他們結婚了。瑪塔也成為我的病人，在某種程度上，我很羨慕他們的關係。

但事情往往不是表面看到的那樣。

有一次，布萊恩來醫院進行年度體檢，我問他：「婚姻生活過得如何？」本以為他會給一個幸福美滿的回答，不料他的表情變得很痛苦。他告訴我，當初相隔兩地時一切順利，等到她搬進來，兩人婚後情況開始變化。布萊恩在律師協會非常活躍，常因為工作而無法按時回家。他說，每當他晚上需要出門，瑪塔常會發火，如果他必須單獨出差，妻子甚至大發雷霆。我覺得這有點難以置信。瑪塔聰明風趣，看起來很有自信，我無法想像她會暴跳如雷。但布萊恩告訴我，當他需要獨自去某地時，瑪塔會完全失控，朝他扔東西，甚至動手打他。雖然不是每次都發生這種情況，但已經頻繁到只要提起外出，他就得格外小心，以免飛來橫禍。

我和瑪塔會面時，沒有特別提到暴怒的問題，只是請她描述童年生活。她告訴我，父母都是酒鬼，她和弟弟雖然衣食無虞，生理需求得到滿足，但每天傍晚六點開始，「酒就成了第一順位。」

得知此事後，我已能看清布萊恩離家時，瑪塔為什麼會回到六歲時的暴怒狀態。她的杏仁核大鳴大放，喚起當年每天被酗酒父母拋棄的感覺（很可能是透過腦島）。

所以，引起警報和憤怒的並不是布萊恩的行為，而是父母在她小時候做過的事。她又變回那個小女孩，不明白父母為什麼每晚都要離開。她需要父母安撫，幫助她消除警報，但他們眼中只有黑麥威士忌，沒有她和弟弟，這才是引起警報的原因。瑪塔將兒時對父母的憤怒轉移到現在的布萊恩身上，這是背景警報發揮作用的典型例子。

請記住，由背景警報驅動的反應與此刻正在發生的事無關；這是一種年齡倒退，僅僅消除今天的前景警報並非解決問題的根本之道。布萊恩試圖和瑪塔講道理，希望她明白自己必須出差才能保住飯碗，但這是無效策略，因為他的理性說詞打不進她那受警報驅動的非理性大腦。我再說一次，瑪塔的反應根本不是因為布萊恩現在的所作所為，而是父母**當年**的所作所為。根本問題不在布萊恩身上。深呼吸、做氣功或瑜伽，或者採取芳香療法，這些可以讓你的前景警報平靜下來，也會降低背景警報的強度，有助於打破循環。但是要想長遠解決問題，你必須從問題真正的根源著手，也就是解決背景警報。你不能再只顧著往船外舀水，而應該專心修補船身漏洞。關於治癒背景警報的詳細說明，請參閱第三部。

第四十七章……自律神經系統：警報的無意識力量引擎

我已經簡單介紹過交感神經系統（戰鬥或逃跑）和副交感神經系統（休息和消化），現在我想更深入探討。當我向患者介紹自律神經系統時，常用「自動」代替「自律」。這是一種簡單的方法，用大家都知道的詞來記住這個系統的作用。不妨回顧一下，自律神經系統控制心率、血壓、腸道蠕動和消化，以及身體許多功能，這些功能不受意識的控制，因此看起來像是自動發生的。

在下表中，自律神經系統由兩部分組成：交感神經系統和副交感神經系統，前者通常被稱為加速器，因為它可以讓我們快速動起來；後者則被稱為煞車，因為它能讓我們冷靜下來。回顧一下前面提過的訊息，交感神經等於戰鬥或逃跑，副交感神經等於休息和消化。

一邊啟動時，另一邊會被抑制，但不會完全「關閉」。任何時候都有某一方上升，另一方下降，就像蹺蹺板一樣。例如，你剛吃完一頓大餐，正在家裡看電影，可能會感到安全

自律神經系統

副交感神經 「休息和消化」	交感神經 「戰鬥或逃跑」
· 收縮瞳孔 · 促進唾液分泌 · 減緩心跳 · 放鬆的「腹式」呼吸 · 放鬆肌肉 · 促進胃部活動 · 促進腸道活動	· 放大瞳孔 · 抑制唾液分泌 · 加速心跳 · 緊促的上胸式呼吸 · 緊繃肌肉 · 抑制胃部活動 · 抑制腸道活動 · 分泌腎上腺素和正腎上腺素

和放鬆，此時副交感神經系統主導休息和消化。但女兒忽然跑來告訴你，你兒子從院子的樹上摔下來，手臂可能摔斷了。（你是不是很高興我沒有說他被狗咬？）

發生緊急情況時，你會迅速切入交感神經活躍的狀態，心率和血壓上升，肌肉緊繃，呼吸加快。你急忙跑到外面評估情況，在與他交談並安慰他的過程中，你得出結論：他的骨頭可能沒斷，看起來只是受到很大驚嚇，身體應該沒什麼問題。大約二十分鐘後，你愈來愈肯定他會沒事，身體的交感神經反應逐漸減弱。副交感神經的活動再次拿回主控權，你又開始休息和消化，並且回去看電影，你和雪麗繼續喝可樂，吃椒鹽脆餅。

位於正常範圍的自律神經系統能快速應對挑戰，並在解決問題後迅速冷靜。這種開／關調節受我們的經歷影響，兒時若感到安全並有緊密連結，自律神經系統就會形成適當的蹺蹺板式開／關機制。面臨威脅時，戰鬥或逃跑的前景警報會被啟動，一旦威脅解除，警報就會順利切回副交感神經活動。

不管怎麼說，正常的運作模式應該是這樣，但別忘了先前上場的不安．羅斯蒂和安心．雪麗。當兒時創傷告訴我們最好保持高度警覺，我們很難平靜下來。像我們這種有背景警報的人，交感神經系統（前景警報）啟動的時間遠遠超出必要或健康的範圍。換個角度想，背景警報從來沒有真正鬆開自動神經系統的油門，甚至隨時準備在真實或想像的危險苗頭出現時將油門踩到底。

這讓我想起一則故事。兩位僧人無意中走進快進來旅館，看見傑克漢默．詹森……呃，抱歉，講錯了。兩位僧人並肩走著，結束一天漫長的修道後返回寺院。正值雨季，他們看到一位婦女無法渡河。其中一位僧人走過去，輕輕抱起她，將她安全地帶到對岸。事後兩位僧人繼續默默前行，他們發過誓，絕不碰觸女人，雙方無聲地走了幾個小時後，另一位終於忍不住怒氣，質問對方：「你明知我們不能碰觸女人，為什麼抱她？」對方說：「哦，我幾個小時前就把她放下了，看來你還對她念念不忘。」

我就是這樣，還帶著亂流造成的前景警報，而雪麗早在飛機降落前就放下了。我們這些帶著背景警報的人對前景警報的解析度較低，因為它們會頑固地相互增效。

我從來不擅長休息或消化，難以找到足夠的踏實感來切入副交感神經主導模式。即使我刻意嘗試放鬆，就像給受驚的大狗一塊肉（又是狗，你能不能從中看出，其實我就是養了三隻狗？）你想讓那隻狗放鬆下來吃肉，但情況可能隨時急轉直下，所以你需要保持警覺。交感神經系統長期處於急性啟動狀態，而且平復的速度非常緩慢，這對於那些因未解舊傷而長期警報大作的人來說，是一種非常常見的模式。我們的前景警報就像壓縮的彈簧，被背景警報懸在半空中，隨時準備踩下交感神經系統的油門。

你是否曾因焦慮而食欲不振？這就是交感神經系統在發揮作用。當血液從消化系統流向繃緊的肌肉，腸道就會停止蠕動，當身體感到食物無法順利通過，就會拒絕進食。

交感神經系統啟動的另一個特徵是腎上腺素，它讓你的肌肉充滿能量，助你擺脫威脅生存的人事物。從演化的角度來看，快速、輕鬆地啟動這個系統可以救命。當情況不明時，假設現在有危險比假設自己很安全更好。如果你認為身後蘆葦叢中發出的聲響來自掠食者，決定拔腿逃命去，比起你認為沒什麼而繼續吃著漿果和小蟲，你的生存機會要大得多。腎上腺素一觸即發的戰鬥或逃跑反應可能救了很多祖先的命，但在這樣的過程中，緊張和多疑的人較容易存活下來，也將敏感（甚至過度反應）的性格傳給後代。

（順便提一下，在我對高度警覺的病人進行的非正式調查中，發現絕大多數都討厭看恐怖片。

我就是這樣，本身神經系統已經過度敏感，動不動嚇一大跳，不需要多來幾次！）

運動對於平靜心情有很好的效果，因為肌肉活動可以幫助代謝腎上腺素，否則的話它會在體內盤旋，令我們持續躁動和高度警覺。腎上腺素同時強化前景和背景警報，我們這些長期擔憂的人一想到危險（就是那些憂慮）就會啟動整個系統，大量腎上腺素經常無緣無故在體內遊走。幾千年前，當人類面臨實際威脅時，交感神經系統就會啟動，幫助個體戰鬥或逃跑。這種身體活動會代謝腎上腺素，以便在威脅消失後停止應變，換副交感神經上陣。如今，我們不再像幾千年前那樣，透過活動身體來消耗腎上腺素，於是它留在體內，維持前景和背景警報。此外，我們可能會對從擔憂而來的腎上腺素和多巴胺上癮，忍不住想要得到更多！記不記得我說過，上癮是指對不想要的東西欲罷不能？當我們相信自己走在正確的道路上，相信自己正在把不確定變得確定，我們就會從擔憂中獲得多巴胺，並且對此上癮。從神經化學角度來看，多巴胺、腎上腺素和正腎上腺素同屬兒茶酚胺家族，它們與負責啟動前景警報的交感神經系統密切配合。

此外，有證據表明，大腦的天然止痛藥，也就是內啡肽和腦啡肽，會在憂慮和恐慌時從腦幹的導水管周邊灰質中釋放出來，可能會讓我們更依賴擔憂。這正是難以停止擔憂的原因，它已經在神經迴路中深深扎根了！

第四十八章 獵遊：警報系統在現實生活中如何運作

我記得二〇〇三年在南非參加過獵遊，每天搭乘敞篷越野車外出兩次，分別在黎明和黃昏時分。駕駛兼任導遊，他帶了一把步槍，裝在被曬得發白的皮套裡，看起來像是黏在引擎蓋上。我猜這把步槍的作用是保護遊客，但它看起來就像一九〇二年南非布爾戰爭時期的產物，本世紀似乎還沒用過。我們搭乘的越野車只比步槍現代一點，可能是一九五三年韓戰時期的產物。

出遊當天，其他導遊發現一群獅子，我們便驅車趕往牠們最後出現的地點，大約在五公里外。我從未在野外見過獅子，內在小孩不安．羅斯蒂也緊張起來。天剛濛濛亮，六名遊客坐在車上。即使在非洲，黎明前還是很冷，我們都帶著羊毛毯保暖。我安慰自己，車上有步槍，現在又多了毯子的保護，我們一定不會被獅子咬。我的警報確實響了，只好尋求安慰，再度回去檢查那把槍，它是一支栓動式步槍，看起來就像在黑白泰山電影的片場裡，用來發射空包彈的老舊道具，我對它實在缺乏信心。

我剛才有沒有說，這是一輛「敞篷」越野車？但沒車頂也無妨，因為我們找不到獅子，牠們顯然已經離開上次出現的地點。而我是個膽小鬼，此刻心情非常糾結。一方面，我想看獅子，另一方面，坐在露天的越野車裡，只有一把玩具槍和一條毯子，我感到非常不安。我說過，從來沒有在野外見過真正的獅子。太陽漸漸升起，明顯暖和起來，我的心情也平靜下來。

警報漸漸平息，我對於被獅子從車上拖下來開膛破肚的非理性恐懼也減輕了，現在只想看看那些該死的獅子。幸好在期望值降到零之前，無線電傳來我聽不懂的語言，導遊聽完後轉頭宣布，獅群就在一公里外。

記不記得我說過，當人面臨真實或感知到的威脅，身體會觸發前景警報？一想到即將看到獅子，我的警報立刻響起。二〇〇三年時，我的焦慮症（或者該說是警報症）已經很嚴重，雖然意識知道自己安全無虞，身體卻不敢冒險。我的身體已經習慣長年處於某種形式的戰鬥或逃跑，不費吹灰之力就能啟動熟悉的身體警報。我開始覺得反胃，心跳加速，並感到呼吸愈來愈淺。我已經滑著雪橇下到半山腰，雪橇板在雪地上壓出熟悉的焦慮和警報凹槽，而且愈壓愈深。

到了這時，我的反應已經和獅子無關。沒錯，牠們是危險的掠食者，但遠在一公里外。我還看不到牠們，因此我當下的感覺其實是興奮，但過度敏感的神經系統卻誤認為生命受到威脅。

事實上，警報損害大腦的方式和酒精很像，雖然二者的作用相反，酒精會讓人鎮靜而不是興奮，但仍然造成損害。不妨想像一下，下班後你和朋友約好一起上酒吧。當你把車停好，準備進去和朋友見面，你會盤算要在店裡待多久，喝多少酒還能安全返家。轉眼到了晚上十一點，你玩得很盡興，在那四個小時裡，你已經喝了五杯酒（這時你已無法確定，只能算個大概）。明天還要上班，所以你告訴自己，只要喝很多水，半小時後應該就可以開車。

如果一開始抵達目的地你就先問自己：「我可以喝多少酒，四小時後不會違反酒駕規定，還可以開車？」理性思維會說最多只能喝三杯。但現在你已喝了五杯左右，同樣的大腦（或者應該說表面上一樣）告訴你只要喝水就可以開車，你居然相信了！

酒精和警報都會損害大腦，讓你誤以為理性功能仍然正常運作。畢竟，它一直都是**你的**腦子！人往往相信大腦會提供同質、一致而可靠的訊息，這個根本上的誤解導致我們輕易相信每個想法。如果你有擔憂的傾向，內心某個部分會相信憂慮都是腦袋想出來的，這是非常嚴重的問題。大腦給你一種刻板印象，讓你認定它是獨特而可靠的工具，無論身體發生什麼情況，它都能獨立、持續地運作，但事實並非如此。大腦有時候由理性的成年人操控，有時候則由嚇壞的五歲小孩操控。即使你把它視為自己的一部分，但它不是一直都一樣！不妨看看這個有趣的對照：細胞生物學家布魯斯．李普頓博士（Dr. Bruce Lipton）主張，細胞所處的環境在很多方面比基因更具影響力。環境決定細胞進入成長還是保護模式，身心之間也存在類似的變化。身體的環境也決定心理進入成長還是保護模式。因此，不要誤以為大腦的運作一致、獨立而客觀，不受它所處的身體所影響。

一旦我開始意識到，同一個想法會導致兩種完全不同的反應，情況便開始改變。下面是那次南非之行的例子。整趟行程共計二十四天，我搭了十五次飛機。那時的我對搭機感到不安（含蓄的形容），某些時刻滿腦子想的都是空中可能出現的問題，比如亂流、飛機相撞或者椒鹽脆餅吃完了。然而，另一些時候，當我想到下一趟航班，我會為了自己熱愛飛行而欣喜不已。我當時便察覺到自己對同一件事有截然不同的感受，但我還不明白原因，後來才知道，原來是身體狀態決定了我的心理狀態。

回到獅子的問題上。我的大腦將看到獅子的興奮誤解為危機，於是把我推落舊有的凹槽，在沒有威脅的地方感受到威脅，它切入求生模式後，使得一切看起來都比實際情況更危險。如果當下我好好做幾次深呼吸，努力與自己建立真正的連結，或許身體就會平靜下來，我就能把這次經歷重新定義為興奮刺激的體驗。身體平靜後，血液會流向大腦的理性部位，我就可以更加享受獵遊，但當時的我不知道這一點。我的大腦處於求生模式，獅子會跳進越野車，把我拖出保護毯，再將我啃得連骨頭都不剩，這樣的畫面在腦中竟顯得相當合理。我又來了，這輩子已經不知有多少次，美好的體驗被身體的前景和背景警報完全毀掉。我敢說，你一定有同感。

我們愈來愈接近觀察區，導遊放慢車速。我們在灌木叢中轉彎，看到兩隻成年獅子在大約十枝槍身的距離外開始交配。導遊開著車慢慢湊過去，在離牠們十五呎外之處停下。

我當時還不知道，獅子會在四十八小時內密集交配，每三十到四十五分鐘一次，每次持續八到十五秒，整整兩天日以繼夜地進行。在交配期間和事後，母獅會非常生氣，對著公獅大聲咆哮。我覺得這也不能怪她，如果有人每隔半小時騎在我身上十秒鐘，我也會很生氣。

那些獅子近在眼前，而且正「忙」得不可開交，使得我的警報系統也忙得不可開交，這可不是什麼好事。但大約十分鐘後，前景警報開始消退（連帶緩解了背景警報），我根本不知道為什麼會這樣。我的大腦慢慢脫離生存模式，總算可以好好欣賞令人敬畏的情景。

這個故事說明了再熟悉不過的模式。當身體處於警報狀態，心理也大受影響，在沒有真正威脅的情況下，我感受到威脅。真希望我當時就明白這一點，不至於把擔憂當成問題。直到十五年後，我才發現警報——焦慮循環，當下我根本不知道應該破除這個循環。我常常因為整天處於警報狀態而疲憊不堪，夜幕降臨時，警報就會自行熄滅，我會得到一些緩解，但隔天早上醒來時，我又會陷入警報——焦慮循環。也許你的焦慮和警報也有晝夜變化，像我一樣早上嚴重而晚上緩解，或是反過來。無論是哪種模式，我接下來會教你如何打破循環，讓你成為身體的主人，而不再淪為憂慮的僕人。

這段經歷最重要的啟示是，一模一樣的想法可能在不同時間出現，它是否對你構成威脅，取決於身體當下的狀態。

第四十九章　增強作用：加深記憶凹槽

通常情況下，在調控良好的自律神經系統中，警報的啟動程度與威脅強度成正比。聽到蚊子在耳邊飛來飛去與發現有人試圖闖進家裡，前者引起的反應比後者小得多。但是，對於我們這些容易陷入警報——焦慮循環的人來說，交感神經系統會過度活躍且高度警覺，反應往往遠遠超過實際的威脅程度。

要理解這種情況，可以想像剛下完雪的山。你帶著雪橇爬上山頂，把它放在雪地裡，然後高高興興地滑到山腳下，同樣的過程重複三次。雪地被你的雪橇壓出凹槽，每次滑下山，凹槽愈來愈深，愈來愈平滑，你的速度也愈來愈快。

在神經科學中，**增強作用**（又稱**長期強化作用**）是指隨著神經通路的使用次數增加，神經脈衝穿過通路的強度和速度也會增加。人腦的學習功能就包含增強作用，當我們學習某種知識或技能，練習得愈多就愈能重複或記住。練習得愈少，就愈容易退化或忘記概念。

幾乎所有神經科學著作都會提到某種形態的增強作用（這要歸功於加拿大神經心理學家唐納德．赫伯〔Donald Hebb〕）：神經元一起發動，就會串連起來。

儘管神經系統很容易就學會對個體有保護作用的習慣，但別忘了，增強作用同時適用於對我們有益和有害的習慣。第一次學騎自行車時，你必須密切注意每個細節，但騎了多年後，這個模式已經被頻繁地重複（增強），不需要你再花腦筋。它會在不知不覺間迅速重現，正如喬．迪斯本札博士[4]所說：這方面身體比大腦學得更好。

因此，從本質上來看，增強作用沒有害處。事實上，少了它我們就無法熟練地做任何事，比如就寢前刷牙，我們不會一邊下意識地完成各個步驟，一邊想著明天有哪些待辦事項，而是把所有腦力都用在「首先，要擠牙膏。不對，要先擰開蓋子。不對，要先拿起牙膏」。增強作用的幫助很大，讓我們有意識地利用它的力量來學習有用的新習慣。

一旦我們認清自己憑藉石器時代的大腦在過數位時代的生活，就可以著手來恢復交感／副交感神經的平衡。要知道，我們之所以有今天，多虧了祖先過度反應和小心謹慎，以及將這種傾向傳給我們。除了可以感謝神經系統保護個體安全的設定，也須培養正確觀念，亦即不需要把身體每一次啟動警報都和擔憂或威脅連結起來。我們可以選擇，從增強作用凹槽中拾起雪橇，開闢出另一條下山的路。

正如維克多．法蘭克爾的觀點（我只是轉述），意識可以在刺激和反應之間打造一個空間，供我們選擇一條新的路（在雪地裡）。

我們不需要因為警報（刺激）出現，就下意識地套上雪橇，沿著那條老路（既有凹槽）直奔憂慮鎮（反應）。我們完全可以自由選擇，這就是第三部要探討的內容。敬請期待！

4 譯註：Dr. Joe Dispenza，生於一九六二年，美國知名作家、企業顧問及國際級講師，其研究整合了神經科學、遺傳學及量子物理學等領域，作品包括《開啟你的驚人天賦》（*Becoming Supernatural*）。

第五十章　海怪遊戲

女兒莉安卓四歲時，我常和她玩一個名叫海怪的遊戲。莉安卓會跑進房間大喊「海怪！」至於我呢，就是這個海怪，我會跳起來滿屋子追她，她則發出害怕又高興的尖叫聲。大約三分鐘後，海怪會累倒。（這隻海怪需要做更多有氧運動。）小女孩總是想繼續遊戲，但海怪只願意再把她扔進深海巢穴（沙發）一次。然後，海怪和俘虜會抱在一起，直到海怪必須回去繼續了解那快要害死他的肌束震顫。

當時我並不知道，我正在調控小女兒的自律神經系統。我會讓她陷入高度緊張的情境中，彷彿即將遭遇危險的海怪攻擊，這會觸發她的交感神經系統戰鬥或逃跑反應，使她處於前景警報的高度警戒狀態。接下來，我透過在沙發上安全、親密的擁抱，讓她恢復平靜，進入副交感神經模式。我讓她的身體知道，她可以在交感神經的戰鬥或逃跑模式中全力以赴，然後在安全和充滿愛的環境中，蹺蹺板會轉到副交感神經的休息和消化模式。換句話說，她的身體學會快速順暢地從戰鬥或逃跑（主要是逃跑）轉向休息和消化。

對於許多有焦慮和警報問題的人來說，要想恢復平靜並非易事。理想情況下，我們應該能自行決定要踩油門或煞車。但是，如果你在不確定、被遺棄或被虐待的環境中長大，身心永遠沒有足夠安全感，可以讓你完全不踩油門而把煞車踩到底。你的背景警報永遠不會完全消失（這就是我用「背景」來稱呼它的原因），雖然有時候你可能意識不到它。但是，就像驚嚇反射一樣，一有風吹草動，警報就會立即啟動。（我相信創傷後壓力症候群也是如此，身體一直處於戰鬥或逃跑的前景警報，隨時準備採取尋求安全的行動。）我們這些習慣擔憂的人總覺得必須保持一點戰鬥或逃跑能量，以應對隨時可能出現的創傷。我們可能會有意識地用力踩煞車，想要放鬆一下，但一隻腳還是會不自覺地踩著油門，讓引擎加速運轉，使得受驚的神經系統更為混亂，在沒有危險的地方感知到危險。

如果兒時缺乏安全感和連結感，自律神經系統永遠不會採取「一方開啟時，另一方關閉」的有益協同模式。像我們這樣的人從來沒有足以放鬆警惕的安全感，因為小時候只要放鬆並讓副交感神經接管，往往會嚇一大跳。父親康復的時間愈久，他下一次崩潰就令我愈痛苦，到最後我再也不允許自己放鬆警惕和休息。

神經心理學家瑞克．漢森（Rick Hanson）說，大腦對好事就像鐵氟龍不沾鍋一樣完全不黏，對壞事則像魔鬼氈一樣牢牢黏住。這種情況在我們這些長期帶著警報的人身上更是雪上加霜。我把神經系統中與生俱來的恐懼偏誤當真（它告訴我蘆葦叢中的聲音是準備突襲的老虎，不是風把它們吹得沙沙作響），然後告訴自己，有安全感並不安全，使得恐懼更強烈。如果家庭動不動出現混亂，這種「提心弔膽地等著另一只鞋掉下來」的心態將嚴重損害成年後培養安全感的能力。

我至今還是會偶爾突發這種狀況：明明在陽光明媚的日子裡開車，上一秒心情還不錯，下一秒大腦會突然冒出擔憂，讓我再度提高警覺。現在的我雖然已明白這是怎麼回事，但那些一觸即發的舊雪橇凹槽還是很深。現在，我會嘲笑大腦妄想欺騙我，害我在陽光明媚的日子裡無緣無故擔憂，我還會花點時間向羅斯蒂保證，他一點事都沒有（我會在後面章節詳述如何自我安撫）。

當我們沒有意識到自己抱持「有安全感並不安全」的心態，就像那則古老的故事：藝術家畫了一幅老虎圖，看起來非常逼真，結果把自己嚇死。身體會發出警報，我們會對它產生反應，就好像自己編造的幻覺（擔憂）是真實的。我們在腦中畫一隻老虎，但大腦的功能已經被體內的警報損害，以致無法認清老虎只是幻象。

我們並不是故意嚇唬自己，雖然偶爾確實有這種感覺。「有安全感並不安全」的模式隱藏在無意識的黑暗中，它是一種感覺而非思維。只要能透過自覺意識認清這一點，讓它脫離黑暗，就能將這種危險的感覺當做改變的起點。這樣一來，我們就能發現，那隻老虎不過是大腦的排泄物組成的。

第五十一章　心臟第一，大腦第二

想像一下，你是一副大腦，浸泡在人工製成的腦脊髓液中，透過腦動脈和靜脈接受血液和營養。這樣的你會有**感覺**嗎？諷刺的是，大腦本身沒有痛覺受器（你可以直接切開活生生的大腦，它不會覺得痛），但如果大腦與身體連結，它就會讀取並解釋身體的訊息（記不記得前面提過的內感？）即使它本身並未直接產生痛感。如果身體出現疼痛（比如腳趾撞到東西），大腦解釋訊息後，可以非常準確地指出疼痛的位置和程度。但是，如果我們經歷的是情緒上的痛苦，大腦的解釋就會不明確，甚至經常完全錯誤。

大腦本身沒有感覺，要感知身體和情緒，你需要身體。那麼，如果感知情緒的痛苦需要身體，為什麼傳統療法僅針對大腦而不治療身體？為什麼我們不把治療獅子的大部分精力放在體內沉睡的老虎身上呢？（哦，天哪！我就是對獅子、老虎和狗沒有抵抗力，總是忍不住要提）。

我們究竟為什麼要耗費大把時間來治療腦中的焦慮思維，卻對體內的警報感漠不關心？警報感明明才是最令我們痛苦的元凶。

我知道我已經提過這一點，但這是最關鍵的問題，所以我要再次強調。治療創傷時，身體和心理擁有相同（甚至更大）的重要性。在胚胎發育過程中，先有身體和心臟，然後才有大腦或神經系統。心臟第一，大腦第二。

正因如此，警報（身體）的根源比焦慮（大腦）的根源更早出現。在我的康復過程中，最關鍵的做法是對身體保持敬意，並且建立一種新的模式，認清情緒痛苦的根源在體內，而不是單純來自腦中。把這樣的領悟銘記於心（或者應該說牢記在體內），走上正確的療癒之路。

幾十年來，我一直在尋求解脫，包括服用迷幻藥，這類療法與我多年的正統醫學訓練和醫師經驗大相逕庭。我找到新的模式，若我一直死守著羅素．甘迺迪醫師的傳統醫學觀點，永遠不可能發現這種模式。在迷幻藥、死藤水、賽洛西賓和搖頭丸的影響下，我受過科學訓練的頭腦發現一個真相：情緒痛苦源於身體，**只不過被大腦拿去解釋了**。我認清了情緒痛苦來自體內的警報，大腦只扮演輔助的角色，這對我的康復發揮了極其有效的作用，我相信這對你的康復也大有裨益。

思考要點：你是否已經開始察覺到，相較於大腦製造的擔憂，那些藏在體內的感受才是令你不適的元凶？

第五十二章……警報的目的

如果要用一個詞來概括警報的目的，我會說它是為了「保護」。我們啟動警報來保護自己，以免身心受到實際或感知到的危險。當我們在兒時因心理創傷或分離而遭受巨大衝擊，一開始會產生前景警報能量，以啟動交感神經系統，也許不是為了腎上腺素驅動的戰鬥或逃跑反應，而是為了催產素驅動的追求失去的連結。如果交感神經系統能量提升不能解決這種情況（高能量啟動也只能維持一小段時間），我們最終會放棄。就像被逼入絕境的動物一樣，我們會停止戰鬥，進入無所作為狀態。

當我看到父親第一次失去理智，我的交感神經系統啟動，整個人進入追求模式，運用典型的戰鬥或逃跑能量，試圖拉近與父親的距離。但是，不管我做什麼，爸爸都無法與我連結，當我發現這樣的追求只是徒勞，就會變得無所作為。還記得前面提過的米切爾嗎？（見本書第六章）我在靜修會認識的朋友，小時候被父親虐待。他很可能也經歷過同樣的無所作為反應，但當時的他採取的是逃跑模式，試圖逃離暴打他的父親。我們的努力都是徒勞，區別在於米切爾想要逃離父親，我則是試圖接近父親。我們的交感神經系統都處於高度活躍狀態，最終因目標無法達成而白忙一場。我們對這種徒勞感的反應就是無所作為，警報往往就是在這種狀態下轉移到體內。

思考要點：你是想離父母更近還是更遠？你和父母雙方及其他照顧者的情況是否都一樣還是不一樣？

我的感覺是，無所作為是徹底崩潰的表現，也是解離的前兆。就像人們談起遭遇襲擊或無法逃離危險時，經常會用「整個人僵住」來形容，在意識層面上，他們的感覺和表面上看起來可能都處於無法動彈的狀態，但在無意識層面上，創傷非常活躍，壓垮了大腦的應對能力，然後將能量分流到背景警報中，儲存在體內。

米切爾和我都陷入無所作為的狀態，儘管原因各不相同，但我們的能量絕對沒有因此不流動。還記得能量守恆定律嗎？能量無法被創造或毀滅，只能改變形式。這是很好的比喻，說明創傷最初壓垮身心，之後轉為背景警報，長期儲存在體內。我與米切爾在這幾年的交流中，已經能辨別他體內背景警報的位置（上胸部和喉嚨），他也能利用警報感與年輕時受傷的自我連結。我將在第三部詳細說明，如何透過警報感與年輕時受傷的自我連結。

我有一位親戚退休前在大型航空公司擔任機長，他的故事每每令我著迷。在職期間，他每六到十二個月要進行模擬飛行認證，模擬空中巴士A三二〇的緊急情況。某次測試時，模擬的情境是起飛遇到嚴重風切，正確反應是將油門推到百分之百以逃生，而他也是這樣做的。這正是故事精彩有趣的地方。

現代噴氣式飛機引擎幾乎不曾達到百分之七十五的輸出功率，因為馬力夠大，平常根本用不上。他告訴我，如果模擬情況真的發生，而他把功率開到最大，兩具引擎勢必報廢。原因是最大推力會在金屬上造成凹槽或刻痕，後續可能會發生故障。模擬飛行時，他為了保障乘客的安全，採取了必要措施，但如果實際發生類似情況，也就意味著要把兩具價值數百萬美元的引擎扔進垃圾桶！

聽完這段經歷，我的想像力開始馳騁。神經系統就像噴氣式引擎，一旦啟動過猛，它們就再也回不去了。當我們經歷長期而反覆出現的創傷，迫使交感神經系統達到最大輸出，就會發生這種情況。如果不加以解決，我們就會無所作為並解離，受挫的能量會打造一條通路或分流，將創傷儲存或刻印在體內。身心愈被推向崩潰和徒勞的境地，這條通路會變成愈深的凹槽，更多創傷就更容易順著凹槽流下，為體內不斷增加的背景警報再添幾筆紀錄。

就像噴氣式引擎一樣，神經系統不適合頻繁地過度使用。它們有很強的能力，但只能在生命受到實際威脅時使用，而且是那種很少會遇到的威脅，並不是每天待在安全的家裡都會遇到。在緊急情況下，我們可以啟動引擎，但若是需求過大，系統會出現變化。如果這種情況長期發生，我們會像一輛停在原地的汽車，一隻腳踩油門，另一隻腳踩煞車，引擎高速運轉，外部的車身動也不動，內部卻產生大量能量。

值得慶幸的是，即使我們以這種方式壓垮神經系統，也不必把它扔掉。只要能以愛與同情撫慰內在的保護本能和背景警報，每個人都可以成為技術高超的噴氣式引擎技師，而且男女適用。

第五十三章　靈魂的黑夜

二〇一三年六月，我在個人成長靜修會上遇到現任妻子辛西婭，當時我的身心都處於極度虛弱的狀態。二月阿基里斯腱斷裂後，我便離開醫學界，到六月腳上還打著石膏。奇怪的是，一個月前，我莫名有種預感，覺得自己將在這次靜修會上遇到未來的妻子。第一眼看到她時，我知道就是她了。我不想讓你覺得我很奇怪，但我有一點預知能力，而且從小就有。它讓我成為優秀的醫師，因為我能理解人心和他們周圍的能量，尤其能看清楚病人的警報來源。我看得到大多數人看不到的東西，不管是跟自己有關還是跟他人有關，而且本書很多內容都來自這項能力。不過，我的預知力不強，從來都無法憑直覺猜出威力彩的號碼，也無法正確預測超級盃的優勝隊伍。

我和辛西婭相遇時有種感覺，反正我就是知道這將改變我的一生。她美麗而脆弱，我看到她善良、樂於奉獻的能量，也看到她的痛苦。辛辛（孫女艾薇兒這樣稱呼她）和我在療癒自我和他人的過程中建立很強的連結。自二〇一三年相識以來，她已成為身體經驗創傷治療師，我們在彼此身上學到很多東西，無論是個人還是專業方面。她讓我明白，原來與身體共處是安全的，相信愛也是安全的。離開醫界這麼多年，真正讓我堅持下來的是我與辛西婭（以及狗狗小佛、萊利和艾莉）的關係。

我和辛西婭剛在一起時，日子可以說苦樂參半。我至今仍不明白，她為什麼堅持和我在一起，忍受我那持續不斷而令人窒息的擔憂。我動不動警報大響，每每拖到下午一、兩點才能勉強起床（辛西婭會帶小佛去散步）。我迫切希望得到某種解脫，於是告訴她我打算嘗試迷幻藥。辛西婭在很多方面都非常保守，我知道這種服用強效藥物的想法令她害怕，但許多喜劇同行都談到自身經歷，他們服用迷幻藥後，奇蹟般地擺脫了精神疾病和成癮症，我聽了覺得大有可為，不禁躍躍欲試，說不定這次真的有用。我找到一位巫師，他願意指導我在偏遠地區進行兩晚的私人死藤水體驗，但要價不菲。我原以為巫師的名字會是阿雷克龍（Arechron）、多爾胡克（Dorhuk）或諾本多（Norbundo）（這些都是真正的巫師名字），但是你知道這位不朽而神聖的神祕主義者叫什麼名字嗎？

戴夫。

是的，戴夫。這個名字沒有帶來多少神祕感或信心，但我再說一次，當時我反正是抱著死馬當活馬醫的心態了。

二〇一四年十月，我連續兩晚與蛇共舞，這條蛇名叫死藤水。第一個晚上，我坐在戴夫面前，他在調藥。我對於搭機非常害怕（含蓄的形容），但我當晚的恐懼程度是搭機的二十二倍。

戴夫和助手保羅唸了幾句咒語。辛西婭陪在我身邊，但她不想吃這種東西。小佛也在場，為我提供狗狗等級的支持，但牠同樣不想吃這種東西，可能是因為牠早就開悟了。

我接過戴夫手中的杯子，一口吞下，嘗起來像苦澀的海藻。我回到戴夫對面的位置耐心等待，等了又等。既然已經豁出去，我反而沒那麼害怕了。不知過了多久，漫長的等待終於結束。

或許不需要我說，你也知道焦慮的痛苦主要在於等待帶來的不確定感。當雲霄飛車爬上最高點，開始俯衝，心情就轉為恐懼，而不是焦慮。恐懼總有終點，因為事情遲早會結束，但焦慮始終和未來有關，因此永遠沒有終點，它讓我們想起童年那似乎永無止境的痛苦，一直在等著另一只鞋掉下來……我閉上眼睛，開始看到最鮮豔的紫色、藍色和粉紅色幾何圖形。然後，一切似乎都消失了，只剩下繽紛的色彩。我進入一個新世界，甚至無法描述它的細節。就連此刻書寫這段經歷時，我還能感到體內的警報響起。

我覺得自己正在墜落，那種感覺令我非常不安。更不安的是，我竟然在試圖理解「墜落」這個詞的含義。我想了解到底發生了什麼事，但認知功能已經停擺，我無法理解。雖然我覺得自己能理解並解釋發生了什麼事，但當我嘗試時，卻找不到可以掌握的概念。我的大腦已經無法「啟動」，就像汽車引擎一直點火但不能發動。

我一直在大聲重複這句話：「沒有東西可以抓住。」但我不記得這樣說過。

雖然不復記憶，但在昔日那些警報大作、焦慮破表的時刻裡，我常覺得沒有東西可以抓住。我想，這和小時候的感覺一樣，我一直想要抓住某個東西，什麼都好，它可以支撐我，或者給我一個參考，讓我明白到底發生了什麼事。在蛇母死藤水的影響下，我看到身心歷經多年刻印的預設模式，整個過程非常可怕。我在日常生活中出現焦慮和警報時，至少可以做一些瑜伽，專注於呼吸，甚至分散注意力。而現在，我必須全心面對警報和焦慮，但我毫無防備。

此刻書寫這段經歷時，我已明白這件事為什麼令我如此害怕。我的體內壓抑和儲存了幾十年的背景警報，為了擺脫這種身體的痛苦，我逃進大腦，擔憂和過度思考的本領無人能及。我甚至選了一個需要投入大量智力的行業，變得更善於運用大腦。我後來終於明白，我和大多數憂慮的人一樣，把思考當做逃避感覺的工具。腦子裡的思考和擔憂，成為我逃避身體感受的策略。

直到那一天，我吞下一種藥，讓我喪失思考的能力。思考和擔憂是我一直以來熟悉的應對策略，少了它們，幾十年來我一直迴避的痛苦全面襲來。在生命這輛敞篷越野車裡，死藤水拿走那件由過度思考織成的保護毯，我現在與過去的獅子面對面，牠們正把我撕成碎片。我從未經歷過像飲用死藤水時那樣可怕、陰森、猙獰和恐怖的事。

如果說我從死藤水經驗得到什麼，那就是人生確實沒有什麼東西可以抓住，尤其是想法。沒有什麼「東西」能讓你抓住，死藤水讓我明白，唯一可以抓住的是一個「無法被抓住」的東西，那就是信念。

後面有一章會專門探討信念。它不是有形的物體，你無法把信念拿起來，從一個地方搬到另一個地方。以科學為基礎的醫學界喜歡具體的概念，但信念看不見也摸不著。它既不是大腦的思考，也不是身體的感覺。

在喪失思考能力後，我依然可以懷抱信念，相信人的經歷本身就是幻象，我們其實與某種完全不像人類的存在連結在一起。

在那次經歷中，我看到一種具有秩序的宇宙智慧，死亡有時候也是這種秩序的一部分。你的人類形態可能會死亡，但本質將永遠是意識結構的一部分。能量不能創造也不能毀滅，只能改變形式。

迷幻藥讓我明白，我愈試圖用受過科學訓練的理性思維去理解事物，得到的觀點就愈是人為的，甚至是錯誤的。它讓我看到，在永恆的生命之水中，我是葡萄色的酷愛（Kool-Aid）飲料（跟太陽神經叢的紫色一樣），我的人類形體只是借用這生命之水的懸浮狀態，我不是它，但又是它的全部。

直到如今，這句話對我來說依然有意義，雖然你可能覺得莫名其妙，但它會讓你感受到，我喝下死藤水後，腦中有多麼混亂。

再告訴你一個死藤水帶來的啟示：它讓我明白，自己其實不明白，而且試圖明白與真的明白是兩回事。我知道這聽起來含糊不清也毫無道理，但這是迷幻藥讓我的思維分散成無數小碎片的另一種滋味……

我還感覺到自己想太多（好個大驚喜！）但更直接地說，我透過大腦獲得的感知是主觀的，充滿保護色彩，而且經常大錯特錯。我認為的壞事很可能是有生以來遇過最好的事，反之亦然。例如，我認為焦慮是壞事，但它引導我與自己和他人進行更深的連結，反而是我認為好事的進入醫學院並成為醫師，可能是最糟糕的。在很多方面，行醫讓我遠離真實自我，因為我必須在照顧自己之前先照顧他人，研究醫學使我專注於認知層面，很少去注意身體的感覺。此外，當醫生讓我長期處於疾病（而且是精神疾病）的環境中，它本來就是我的背景警報根源，因為我曾經眼睜睜看著父親的病情日漸沉重。我不得不認清，我對好壞的認知其實是大腦用編造出來的故事把我套牢。為了減少不確定性並找到人生意義，我強迫自己將思想當成工具，但它偏偏阻擋了那些可以治癒我的感覺訊號。

正如韋恩．戴爾博士[5]所說：「如果你改變看待事物的方式，你所看待的事物也會隨之改變。」但是，如果你從不質疑（或更新）自己的認知，你就永遠看不到苦難蘊含的深層意義。

我曾經認為行醫可以拯救我，事實上它卻令我沉淪。我以為它是錨，那股力量可以讓我穩定下來，沒錯，它確實是錨，但它的力量卻把我拖進深淵！以前的我誤以為必須透過思考才能擺脫一切，迷幻藥和更多軀體療法讓我推翻（或者至少重新審視）這個觀念。

在那次經歷中，我發現自己像一個被迫放棄的樹醫生，因為他發現自己看到樹液時會受不了。我不得不放棄思考，轉而去感受，由於我始終認為思考是唯一能保障安全的東西，轉向感受令我非常害怕。

我與蛇的迷幻之舞雖然恐怖，但也啟迪了我。死藤水讓我在更高的秩序層面找到信念，從前那基於大腦的簡單解釋、想法和對好壞的認知等等，根本無法做到這一點。我小時候沒有得到解決警報所需的支持，於是我斷定，在人生的悲歡離合中，我必須對保護自己負全責。成為醫師加深了這種錯覺，讓我一直相信，只要「想辦法」就能解決焦慮。

當醫師對我的長期警報毫無幫助。事實上，它讓我堅信大腦編造的故事，覺得自己有能力獨自面對人生。問題就在這裡，我大約在十三歲時就不自覺地認為，我必須照顧自己（和父母），並從那時起一直抱持這個想法。你認為一個十三歲男孩對人生有多麼準確和完整的了解？我用自己的智力和偽獨立打造地基，在那上面蓋了一棟紙牌屋，最後被死藤水沖垮。

思考要點：你是否在還沒準備好的年紀就被迫挑起照顧家庭的重擔？你當時多大？

我喝下死藤水後，經歷了巨大、費解而難以忍受的痛苦，但我要分享一些領悟：（一）有信念（不一定是宗教信仰）意味著可以讓無形的力量來照顧你；（二）不需要自己一個人完成所有事；（三）你對好事和壞事的看法可能完全不準確；（四）人生中有一種智慧遠遠超越個人的主觀經驗，即使面對死亡時也不例外。

5 譯註：1940-2015，美國暢銷作家，也是國際知名心靈大師，主要作品有《豐盛顯化法則》（*Manifest Your Destiny*）、《為什麼你不敢面對真實的自己》（*Your Erroneous Zones*）等。

那次印度之行令我失望而返，後來又經歷了死藤水的衝擊，我陷入極深的低潮。我曾對解脫寄予厚望，但希望再次破滅。服用死藤水後，我連續幾天心靈崩潰，可以用「支離破碎」四個字來形容。不一致的身心無法給我支持，我從小就躲進大腦的思維中，現在那些想法再也不能讓我遠離身體的警報。兒時的我依靠憂思提供虛幻的確定感和安全感，但現在我甚至抓不住它們，因為它們也支離破碎了。

艾克哈特．托勒的著作《一個新世界》中，有一句話不斷在我的大腦入口浮現：「危險，所有結構都不穩定。」喝下死藤水後，那幾天我就像鬼魂，與生命失去連結，自殺念頭從未如此強過。由於迷幻藥造成極不穩定的狀態，我體內的背景警報達到核彈等級，心智也被迷幻藥瓦解。那段時間我總算明白人為什麼會自殺。我向四面八方尋找，卻找不到一個可以抓住的東西。過去，即使在最焦慮和恐慌時，我還是能分辨某種行為是利還是弊，但那幾天我有一種可怕的感覺，不管到哪裡去，都跟我現在所處的地方完全一樣。我如履薄冰，思維或大腦無法給予支持，覺得自己隨時可能掉下去。痛苦從四面八方襲來，令我無處可逃，我不知道父親結束生命前是不是就有這種感受。

空虛感持續了兩天，那是我一生中最漫長、最痛苦的四十八小時。如果你的靈魂經歷過黑夜，就會知道時間過得有多慢，每熬過一分鐘都是一次勝利。你告訴自己，只要撐過下一分鐘（有時是下一秒）就好，然後下一分鐘，再一分鐘，在彷彿無止境的等待過後，太陽終於升起。

謝天謝地，死藤水還讓我看到最後一件事：我開始慢慢覺得自己受到某種保護，但不知道究竟是什麼。我慢慢有了信心，感到我不必再一肩挑起所有責任。我不必再像那個十三歲的孩子，假裝一切都在掌握中，內心深處卻明白自己只是個孩子，連自己的人生都找不到方向，更別提成為引導他人的醫師。

有了這層體認後，我終於明白為什麼在行醫生涯中，我一直覺得自己是冒牌貨。我只是在「扮演醫師」（不是電影《生殖醫院》〔Genital Hospital〕中強森鑽地機扮演的那種醫師），覺得自己像個穿著白袍的孩子。儘管我很稱職，堪稱醫界典範，但內心深處還是覺得自己只是十三歲的小男孩，穿著超大號白袍，脖子上掛著聽診器，忙著照顧別人而不是自己。死藤水（終於）讓我明白，我不需要一直依賴這個形象，大可以拋開它，懷著信念踏上一條新的道路，相信自己會得到保護和指引，我可以也確實對這條路充滿信心。

我從小就一肩挑起照顧自己和父母的責任，早已放棄讓別人來照顧我的想法。現在，我知道有某種力量在照顧我，它來自體內的信念，與腦中的陰謀詭計無關。我認清了自己的矛盾狀態：為了讓自己感到安全，內在必須相信外在某個東西會守護我。這與我在死藤水和迷幻藥的體驗一致，表明萬物皆互相連結，內外分離只是焦慮心理的假設。我終於明白分離不是真的，只是出於想像，這種安全感讓我踏上寫這本書的道路。正如「**所有焦慮都是分離焦慮**」，當你相信你與自己是分離的，這個謊言就成了焦慮的來源。

事實上，你與自己並未分離（詳見第三部）。

當時，我認為死藤水完全無效，我絕不建議有焦慮或失控問題的人嘗試它。它奪走我的錨，讓我失去控制感。而且，從很多方面來說，它讓我再次受到創傷，因為在接下來的十八個月裡，我的狀況一直不太好，自殺念頭前所未有地強烈。當焦慮症患者問我該不該用它來治療，我會反問他們：「你覺得自己需要多少控制感才覺得安全？」通常情況下，我發現當人們覺得需要控制感時，他們會依賴大腦來做到這一點。焦慮就是試圖控制無法控制的事，預測無法預測的事，因此，攝取某種藥物後，你被迫和思想分離，進而失去控制感，這可能會是一生中最大的挑戰，對我來說就是如此。

然而，對某些人來說，這可能正是他們需要的療癒方式。看到自己的世界不受任何控制，可能是一種「重置」，讓你有能力接受不確定和不可預測。在某些時候，死藤水讓我明白，如果要克服對不確定的恐懼，我必須鼓起勇氣面對所有不確定的事物。它還告訴我，無論我是否以人類的形態活著，我都會永遠與宇宙連結。在某種程度上，它讓我看清世上沒有死亡，那我還有什麼好怕的？

我早就發現，習慣擔憂的人最怕的就是恐懼，這是一種無休止的循環。在北歐文化及民間傳說中，寶箱上經常畫著一條龍，象徵人必須殺死龍（恐懼）才能獲得寶藏（愛）。我花了很長時間才明白，我必須先面對恐懼才能獲得寶藏，這份寶藏便是對我自己和內在小孩羅斯蒂的愛。信念和勇氣讓我回歸愛的懷抱，我將告訴你如何與內在小孩重新連結並療癒自己。

對我來說，死藤水毫無疑問是令我恐懼到極點的重量級冠軍。戴夫說我至少得做兩晚才有用，所以第二天晚上我又喝了一次。十年前，我面對靈魂的黑夜，與蛇共舞不是一晚，而是兩晚，從此我明白自己比想像中要強大得多。在第一次可怕（含蓄的形容！）的經歷之後，我再接再厲，證明了我不會輕易讓自己淪為受害者。如果我能忍受這輩子最可怕的經歷，甚至還有第二次，那麼我就能忍受任何事。我也明白了自己長年用思考和擔憂來控制並預測，當控制和預測能力都被剝奪，我簡直生不如死。此外，我也明白控制是大腦製造的幻覺，對心臟的感受所產生的信念才是療癒的關鍵。信念讓我認清，我無法主宰一切，現在和將來都會出現我無法控制的不確定性，而以開放的感覺和信念去接受並喜愛不確定性，則是治癒焦慮和警報的關鍵。大腦因尋求安全感而不斷製造虛假承諾，比起這種受限的模式，感受身體是一種更優越的生活方式。

感覺不能輕易被思維征服，這是有道理的。感覺是生命的泉源，對更崇高的力量懷抱信念，讓我覺得我可以專心照顧自己，同時明白這不是完全由我自己決定的。那次經歷後，過了幾個月，蛇終於來看我，讓我知道我是人形的靈魂，無論生死，我都受到神祇的保護。這個認知催生了下一趟旅程，也就是我仍在進行的旅程——在思維與感覺之間建立連結，將分離的兩個部分整合為功能正常的整體。

在結束本章前，我想說的是，儘管我一直在談死藤水，但還是有一個可以抓住的東西，那就是信念。不一定是宗教信仰，而是對意識本身的信念，對宇宙固有秩序的信念。以前的我無法伸手觸摸信念，因為過度保護的大腦只顧擔憂，沒有看到它，或者說，感覺不到它。我將在第三部說明，對宇宙的信念是最強效的解憂良藥。

第五十四章

感受它，療癒它

如果說我現在已經向你證明了什麼，那就是憂慮並非問題的根源。毫無疑問，想法會讓問題變得更糟，但它們更像是結果而非原因。警報感才是痛苦的真正根源，也是憂思的能量來源。問題的根源在於被困在體內的情緒能量，我們只是沒意識到這點，因為描述感覺比描述想法更難。

思維早已是人慣用的語言，我們每天都透過它和自己交流。然而，感覺是一種身體語言，比較不容易理解。當你看到某些人經歷巔峰體驗，比如職業運動員奪冠，或者母親描述生產過程，他們經常會說無法用言語來形容。療癒焦慮也是如此，單憑語言不夠，必須深入感覺層面。

事實上，語言和想法往往會分散我們對感覺的注意力。如果沒有走對方向，而是轉朝憂慮下手，我們就永遠無法進入感覺層面，以前我一直覺得這種做法沒什麼問題。我不想去觸動昔日的感覺，因此身心一開始就把它排除在自覺意識之外。後來，我深刻體認，人無法透過思考來擺脫感覺。如果這樣真的有用，那麼只要在認知層面對自己說：「忘了她／他吧！」就能立即擺脫分手的痛苦。

現在，如果你或多或少知道一段關係對你有害無益，或者需要走出來，你可能會刻意回想關係中不好的一面，以及對方對你造成的所有傷害，希望這樣做可以讓你減輕痛苦。雖然你可能會覺得這個方法很管用，但試圖透過思考來擺脫感覺，反而得不到真正的治癒和解決。聽著，我完全支持你去做需要做的事，以便度過最痛苦的初期階段，但要知道，人終究需要面對感覺，否則不會得到真正的治癒，也學不到教訓，下次你可能還是會選擇同樣的人，只是長相不同而已。還記得珍的酗酒男友嗎（見本書第二十四章）？

我們需要直搗問題根源，也就是警報感，然後方能改變它。再強調一次，你需要感受它才能療癒它。你可以操控想法來暫時緩解它，但無法徹底解決問題。

如果我問：「你現在在想什麼？」你可能輕鬆找到答案，然後對我說：你在想晚飯要做什麼、今晚要辦什麼事，或者週末有什麼計畫。如果我問：「你現在有什麼感覺？」這需要更多注意力、自我意識和內省。如果你花一分鐘才想出答案，或者甚至腦中一片空白，那你並不孤單，很多人都如此。在日常生活中，很少人暫停手邊事務並關注自己的感受，尤其是男性。人類是線性、邏輯、分析、思考並受左腦支配的物種，往往不在意右腦的感覺，認為那是沒有益處的自我放縱。此外，我們習慣將負面情緒推開，假裝它不是生活的一部分。（有人聽過購物療法嗎？）

一般來說，我們更擅長描述思維，而不是感覺和情緒。過度關注思維具有危險性，因為我們會相信生活只是一種思維過程，而不是感覺過程。在危機時刻，我們更容易選擇自己知道的（思維），反而繞過問題的真正根源（感覺）。

正是那些專注於感受的時刻賦予了人生意義，也是它們為我們傳遞了最重要的訊息。然而，我們活在一個否認感受，尤其是不舒服感受的社會裡，這個情況在北美特別嚴重。我們被鼓勵單靠頸部以上生活，不要太關注情緒，甚至忽視或否認不愉快的感受。失戀令你悲傷？那就忘掉前任吧！用購物療法來療傷：買一輛新車或狂看網飛（Netflix）影片！我把這稱為「認知繞道」，我們分散注意力，為了躲避感受而遁入思維中。這種認知繞道可以在短期內緩解一些情緒痛苦，但如果不努力回頭感受它（治癒它），當初忽視的能量就會被壓下去並轉為警報。

即使設法改變思維，感覺依然需要宣洩，因此，我認為這種做法除了無效，正向心理學主張的「正面思考」還會造成傷害，因為它禁止我們接觸右腦的感覺，只是一味用左腦去解釋。當我們以轉移注意力、掩蓋或解離等方法逃避負面情緒，結果往往會是：（一）失去感覺試圖傳達的訊息；（二）無法處理痛苦情緒，它便留下來持續驅動憂慮；（三）情緒不可避免地再次出現時，我們已經沒有信心去排解它，因此需要強迫性地回到憂慮中，以便逃避它；（四）未解決的情緒能量堆積到警報庫中。

如果採取相反做法，靜下心來面對警報感，而不是抵制它（〈焦慮工具包〉的「感受但不解釋」）我們就能訓練自己認清，這些不舒服的感覺是短暫的，有辦法解決，而不是強迫性地以擔憂來轉移注意力。舉例來說，我堅信許多警報和焦慮的根源來自童年的損失所造成的傷痛，這些傷痛從未得到解決，如果要揭開並解決焦慮和警報，就必須有意識地進入、處理並克服潛在的傷痛。無論舒服還是不舒服的感覺，都會被織進生命的織錦中。如果試圖透過思考來擺脫每一種感覺，比如採取正向心理學的做法，那麼這些感覺就不會得到處理，最後轉為背景警報存在體內。當我們一直繞道而行，用憂思取代感覺，這種不斷累積的情緒「祕帳」就會愈來愈多，警報也會愈來愈強。

如果心愛的寵物剛剛去世，每當悲傷的情緒湧上來，你就強迫自己去想婚禮當天的樂事，那麼你永遠沒有機會排解和整合這段經歷。人類在許多方面都具備高智商，非常重視技術和科學，但說到情商，我不敢說我們拿得到及格的分數。社會上有一種普遍情結，認為不舒服的情緒不好，必須不惜代價避免。我們誤以為可以靠花錢擺脫負面情緒，可以用錢來療傷，這種觀念雖然不是非常明確，但無處不在。我並不是說初期以思考做為應對策略沒有幫助，但我們這些憂慮的人太善於過度思考，以致一直困在思緒中，不允許自己真實感受並解決情緒。換句話說，**過度思考其實是一種感受不足的表現**。

幾十年來，我重視思維而輕視感覺。我把精力用來思考，待在智力主場令我較為自在，但我與身體的感覺愈來愈遠。多年來，我一直不知道這是一種保護措施，只是認命接受自己愛擔憂的習慣。許多像我這樣的人在兒時都受過創傷，與身體失去連結，因為體內藏著我們不想觸碰的背景警報。我待在腦子裡，而不是身體，往往飢腸轆轆了才意識到餓，實在憋不住了才意識到需要上廁所。

我痛定思痛，明白一直待在腦中是危險之舉。當然，對很多擔憂專業戶來說，待在腦中的副產品是成就感和生產力。專注於思考會讓我們「善於」思考，它也確實讓我當上醫師、臨床神經科學家和作家，但偏愛待在大腦的代價是失去與身體的連結，進而失去了體內蘊含的生命感。當思維凌駕感覺之上（並與之分開），這種漸進式的分離雖然帶來可觀的成就感，**也製造更強的警報**。我認識許多人，他們都很有成就，但也非常不快樂和焦慮！

我現在明白，要想治癒焦慮和警報，必須回歸兒時一直迴避的身體，並盡可能讓它變得安全。如果你被思維困住，可以學著將身體當成逃生通道，而不是折磨你的工具。唯有身體穩定下來，思考才能幫助你獲得更好的感覺。我花了很多年才明白，改變或控制思維並非解決問題的辦法。我已經是專家級的思想家（你可能也是），卻活得愈來愈痛苦。我必須引導精力和注意力離開大腦思維的陷阱，轉向身體的感覺。我必須優先選擇並立足於身體的感覺，唯有治癒存在體內的未解決舊痛，才能解決我對未來的持續擔憂。

然而，自我竭盡所能要我相信，救贖就在思維中（salvation lies in thinking）。（不妨想想「lie」

的另一個意思是什麼。）我必須逃離這個陷阱，而我撰寫本書的目的也是為了給你指明一條出路！

思考要點：你有沒有從小到大未曾解決的問題？你的焦慮和恐慌有多少是源於未曾解決的傷痛？

第五十五章 身體記憶

每當我聽說有人正在和精神病、思覺失調症或雙向情緒障礙奮戰，我的身心就會有一條小小的警報線被觸發。此外，儘管已經做過大量安撫情緒的準備，每當想到父親的病況，我還是會覺得背景警報響起來，這時我會用手按著胸口下方，深呼吸幾次，把注意力集中在我對父親的感激之情，回想他陪在我身邊，教我投球，還讓我在他經營的撞球館打掃，那是我生平第一份工作。當他沒有因為陰晴不定的心智而失能時，他其實是偉大的老師。

聽到有人在心理疾病中掙扎，對我來說是觸發點。此外，如果睡眠不足或情緒緊張，我也很容易進入警報狀態，但整體來說，看到或聽到有人陷入情緒困擾時，我已經能大致應付觸發點。（對了，順便告訴你，我的工作就是幫助情緒困擾的人）。

接下來我想談談我和商店的故事。妻子知道我討厭採購日用品，但我幾乎每次都和她一起去，因為我知道她喜歡有人陪伴，也很高興有人幫忙。

我偶爾會傻傻說些玩笑話，我們在店裡就會很開心，但大多數時候我都會呈現解離狀態，只是盯著手機，很少和她互動。

放空是我進入警報狀態的重要線索，我已經訓練自己將它當做訊號，及時與自己連結，也與她連結。（你將在第三部學到如何識別自己的警報線索，以及如何處理）。

我的身心將商店與情緒痛苦連結起來，但我始終不知道為什麼，總之和母親上店裡採購對我來說是一種痛苦的回憶。這方面的印象很小就有了，也許是六歲左右，但我不記得遭受過任何與食物有關的創傷，除了吃脆脆船長早餐麥片會把人中的皮膚磨破。（就像有斯德哥爾摩症候群的小孩一樣，我總是會再吃一碗，脆脆船長是我知道最會虐待人的麥片）。

總之，我從來沒有被萵苣攻擊，也沒有被雞辱罵，我真的很好奇自己為什麼這麼抗拒去商店買東西，所以我最近問了母親。「我小時候在商店有沒有遭遇過什麼創傷，連自己都忘了？」她想了一會兒說：「唔，有一次，你在奧格登斯堡（Ogdensburg）的店裡走丟了。」

當時我確實只有六歲。她之所以記得，是因為加拿大正在慶祝建國一百週年，所以那一年應該是一九六七年。她告訴我，通常我去商店都會表現得非常活躍，在走道上不停探索和奔跑。這種事司空見慣，反正我每次都能找到她。但那一天，我們臨時穿越安大略省普萊斯考特（Prescott）的跨國大橋，進入紐約州奧格登斯堡。我們到了美國，那裡的商店不一樣。

這家紐約式商店的格局和我常去的加拿大式商店完全不同，不是嗎？母親說，我和一般高敏兒一樣，通常對新事物保持警覺。但我在前文提過，我還有另一種鮮明特質，喜歡表演脫口秀，喜歡僅憑一條毯子在大草原上面對一群野獅子，這個特質與膽小怕事的天性完全相反，我爸常用「羅斯蒂今天的膽子比腦子還大（俗稱膽大包天）」來形容我活潑好動的一面。

就在那一天，膽大包天版的羅斯蒂陪父母去商店。當時我才六歲，自然不會想到換了環境該採取不同做法。進入商店後，我立刻迫不及待地到處探險，沒多久就迷路。據母親說，一位美國母親發現我在哭，因為我的前景警報追求能量宣告失敗，沒找到父母。她帶我去找管理員，對方廣播說有個膽大包天的小孩走失了，可以來後面的冷凍魚區認領。

在我看來（我年紀雖小，還是有想法），這可能是我後來不喜歡上商店採購的原因，但也可能不是。我喜歡沒有食品的百貨公司，也喜歡體育用品店，似乎只對食品雜貨店有不良反應。六歲的孩子如何知道這幾種店的區別，我自己也想不透，但杏仁核就是這麼奇怪，有時候一些事會觸發警報，我們卻不知道為什麼。

這些觸發因素就是內隱記憶，也叫身體記憶。（你可能還記得我們在第一部討論過，以及我有多「熱愛」聽某人吹小喇叭。）內隱記憶會觸發身體的戰鬥或逃跑反應，但我們可能不知道原因。一旦觸發，每次的感覺都一樣。我相信，不自覺的刺激會觸動內隱／身體記憶，進而引發恐慌症。

時間一久，我了解到體內警報有自己的情緒印記，亦即每次觸發的感覺都一樣。雖然強度不同，但性質都一樣，這正是我在迷幻藥體驗中首次在太陽神經叢看到的背景警報。

時間一久，觸發的感覺本身也會成為內隱記憶。身體出現警報的次數愈多，記憶就愈深刻。因此，這種經過強化的身體警報記憶，不僅是最初創傷經歷的殘存，更疊加了所有曾經觸發警報的情景，形成了複合記憶。

有一種理論認為，小時候經歷過父母離異或死亡、虐待或遺棄等重大創傷時，內心某個角落就會停留在事件發生的年齡。這與我的背景警報、身體記憶，以及我認為由艾克哈特．托勒首創的痛苦之身等概念全都一致。

任何令我們想起舊傷的經歷甚至記憶都會觸發背景警報，杏仁核會將我們定格在最初受傷的年代，背景警報的嚴重觸發往往是因為我們退回了那個年紀，但我說過，人通常不會注意到自己已經變回那個害怕的六歲小孩。無論如何，現在的成人自我會與受傷的兒童自我分離，內在小孩會被困在最初的創傷和時間中。這種年齡的倒退是因為杏仁核沒有時間感，所以當它與腦島皮質一起啟動時，就會產生一種又回到受傷當下的感覺。關於這一點，我們將在第三部詳細探討。當我們學會感受背景警報，先待在當下撫慰心情，接著回到過去，重新連結並拯救幼小的自己（也許他正在冷凍魚區等你），我們就能找到一條從焦慮和警報中康復的道路。

沒錯，這是一位醫師說的話：「警報在你的體內定格，與受傷的內在小孩融為一體。」一開始是聽起來滿滿神經科學權威感的杏仁核／腦島皮質理論，最後卻變成這樣！

你還跟得上嗎？

傷痛在體內封存，背景警報會保護我們，避免我們和它直接接觸，就像一段痛苦的感情落幕後，紀念品或照片被封存在地下室的盒子裡一樣。某方面來說，這就像**把創傷藏在體內，不讓大腦觸碰**。當我們經歷無法承受的創傷（尤其是年幼時），我們可能會把它壓進「更安全」的地方，不被大腦察覺。但事後看來，它總是潛伏在體內，就像我在第四十九章提到的戰鬥或逃跑神經系統長期啟動一樣。舊的創傷可能不會直接被大腦利用，但能量和訊息總得有個去處，於是它在無意識的體內找到一席之地。正因如此，人有時無法主動或有意識地憶起重大創傷的細節，但無意識的體內總會留存傷痛的殘餘。再說一次，身體會記住。

我見過很多成人，每當他們想起童年創傷，年齡就會退化到事件當下。我的一位病人潔咪剛剛和丈夫沃德有了孩子，他們的生活和感情看起來美好又融洽。但在嬰兒剛出生的那幾週，潔咪出現自殘傾向，她把自己鎖在浴室裡，用刀割傷手腕，並揚言自殺，令沃德無比震驚。在此之前，潔咪除了有些強迫症，並沒有明顯的心理疾病跡象，就連強迫症發作時，她也沒有自殺傾向，當然也未曾如此崩潰。我向沃德打聽潔咪嬰兒時期的情況，發現母親在她出生後曾住院三個星期，出院後也休養了一段時間，因此潔咪人生的頭幾個月很少與母親相處。我猜測，潔咪除了因為照顧新生兒備感壓力，她自己嬰兒時期與母親隔絕的經歷也觸發了隱性記憶。杏仁核絕對不會忘記，它能在瞬間把我們送回從前。潔咪的警報啟動，她很可能退回新生兒時期感到被母親遺棄的當下。

我已經不記得有多少次目睹這個情況，身體留下並重新觸動對創傷的記憶，而大腦早已遺忘。

思考要點：我不希望你覺得自己被迫進入舊警報並停留在那裡，只為了努力「感受它並療癒它」，就像你必須咬緊牙關度過五分鐘的「感受但不解釋，真要命！」，在為潔咪治療時，重要的是觸及她出生時的創傷感，然後回到她體內的安全地帶。在軀體療法中，這種在痛苦與平靜之間反覆來回的做法被稱為「擺動」或「振動」，我們將在第三部詳細介紹。現在先說明一個重點：我們必須適度調控情緒舊傷的持續時間和強度，以便化解它們。早期或許只能忍受幾秒鐘舊警報，之後再漸漸增加忍耐力。若是創傷非常嚴重，需要一位精通調控的治療師來協助。

第五十六章

警報的起因

我知道，「警報」這個詞已經在本書出現不下千次。相信我，我也有點厭煩，但我正在進入你的內隱記憶，這種「感覺」將真正幫助你理解和治療盤旋在警報上方的焦慮。

當我談到警報這兩字，我知道你可能會想到火警警報或鬧鈴，也就是某種會引起你注意的東西，讓你知道現在該做什麼。身體裡的警報也在做著同樣的事，但問題是：我不知道警報是我的信使。因為它傷害我，所以我不自覺地認為它是我的敵人。當我感到它在傷害我，我要麼試圖把它推開，要麼繞去長期思考和擔憂，利用它們轉移注意力。我花了很多年才意識到，這些警報早就離開內在小孩並進入體內，這樣我才能空出大腦去應對。後來，我有幸發現一種方法，讓我重新審視並有意識地解決這些警報。最後我寫了這本書，告訴你如何解決警報！我真的相信，在教你自我療癒的過程中，我可以成為命中註定該成為的醫師，所以，準備好張大嘴巴，說聲啊哈！

學會用簡稱幫助記憶，讓我順利完成醫學院的學業，我喜歡自創這些簡稱。所以，我當然得為各種警報想一個漂亮的簡稱！那就是「**童年創傷**」。

這些沒有被父母或照顧者排解的童年創傷被擠出意識層面，儲存在無意識的身體深處。它們至今依然存在體內，並被定格在發生當下的年齡。

● **虐待**：任何令孩子無法承受的身體、情緒、語言或性虐待，傷痛會轉為警報存在體內。

● **失去**：我們兒時都經歷過失去，曾經失去的包括玩具、朋友和尊嚴，也會失去控制。例如父母離異，失去健康或動手術，父母、家人因疾病或毒癮而離世，都會讓人難以承受，並轉為警報存在體內。

● **遺棄**：當孩子感到照顧者離他們而去，他們會完全不知所措。孩子憑直覺就知道，他們還沒做好獨自面對世界的準備，從日常生活到生命安全都得完全依賴照顧者。請記住，所有焦慮都是分離焦慮（再次感謝諾伊菲爾德）。任何被遺棄或與保護者分離的感覺都會在體內產生大量警報。被遺棄可能是身體上的，也可能是情感上的，比如保護者陪在身邊，但彼此幾乎沒有情感連結。

● **排斥**：被同儕或家人排斥，如被霸凌或嘲笑，會讓孩子難以承受。孩子遭受排斥並因此出現警報，最常見的發生地便是學校。

● **早熟**：過早成為父母的照顧者，或者過早發生性行為、吸毒或酗酒，任何讓孩子在尚未準備好就承擔責任的行為，都會在他們的體內製造和儲存警報。

● **羞辱或羞愧**：孩子認為羞恥的事都會引起身體的警報。

思考要點：你的童年有多少這樣的創傷？不要在這上面花太多時間，我做這張表只是希望你明白，為什麼你會產生這麼多的焦慮。

第五十七章

射殺警報信使？

如果你有童年創傷但從未解決，它們很可能是現在導致你產生焦慮想法和憂思的罪魁禍首。若要解決腦中憂慮，體內警報就是需要治癒的根本問題。我的建議是了解童年經歷過哪些創傷，可以回溯人生中開始積累背景警報的關鍵時刻。了解這些切入點，我們就可以回到過去，為幼年自我提供現在非常需要但當時沒有得到的支持（詳見第三部）。

自從我透過迷幻藥得知焦慮其實是體內的警報狀態，這十年間我還進行了其他觀察，尤其是透過冥想。我發現一部分自我還保持十三歲的樣子，一直沒機會成長。當時隨著父親的病愈來愈重，我開始在太陽神經叢囤積創傷，十三歲的自己動不動跳出來，就這樣一直困在原地。

或許你也曾定格在某個年齡或某個（甚至多個）事件中，那個版本的自我動不動就跳出來反應，如果那些創傷從未發生，如今的你就不會被當年的你取代。以我的情況為例，父親的病令我不堪負荷，一部分自我決定挺身而出，承擔那遠遠超出我這個年齡所能承擔的責任。當時的我並未將此事視為有意識的選擇，而是覺得非這麼做不可。就像我的許多病人一樣（或者你也是？）我失去了孩童應有的自由，無法放心地將控制權交給大人，無法只接受養育和庇護。就和我的許多病人被迫早熟（童年創傷中的早熟）一樣，我還沒準備好就把責任轉嫁到自己身上，肩負起養育和庇護的責任。

當我把自己的角色從長子轉為家長，與父親交換位置並對家庭提供幫助，母親對此表示讚揚和感謝。這讓我的自尊心膨脹起來，也讓我在這個明顯失控的世界裡有了控制感，我覺得照顧者的角色也不算太壞，於是一直堅持下來（直到醫學院畢業）。但我的內心深處非常清楚，自己早已力不從心，這段時間我的背景警報也愈來愈響。

孩子在家中遭遇創傷時往往會自責，也許是因為責怪父母會威脅到孩子的生存，也就是說，孩子不能認為父母有錯，因為他們需要看到父母有能力且可靠，他們才能生存下去。由於不能把問題視為父母的過錯，孩子就會承擔責任（和羞愧），這些都會直接注入他們的背景警報中。

有個說法讓人聽了很難過：當父母忽視、虐待或遺棄孩子時，孩子不是不再愛父母，而是不再愛自己。當你停止愛自己，就會和自己分裂，這種內在分裂會在體內累積大量背景警報。療癒的重點在於意識到內在分裂，明白這真的不是你的錯，並且重新處理、消化和整合警報，進而去愛那個滿心恐懼、很久以前就不再愛自己的內在小孩。

在此先預告第三部的另一個重點：當你看到、聽到、理解、愛並保護心中那個警報大響的小孩，你就解決了最初產生警報的分裂問題。當分離解決，警報也就解決，被警報強化的焦慮想法也會順勢解決。

如果你有一個孩子因為童年創傷而痛苦地向你哭訴，你卻毫不理會，只顧酗酒或吸毒，或者因為忙其他事而將他們推開，你認為會發生什麼情況？這個孩子很可能會哭得更大聲，一直追著你吵鬧，久久無法停止。警報也是如此，聲音愈來愈大，愈來愈緊迫盯人。這正是本書的重點：**警報是兒時的自我在尋求你的關注和支持**。

有了這個認知，我們就會明白，不該問自己「如何才能擺脫焦慮」。我建議你問一問，你的內心藏著什麼？是不是從前無法排解或整理的情緒痛苦，現在正在尋求你的愛和關注？

我們曾經為了找回對父母的安全依附而啟動交感神經，你的內在小孩也在試圖拉近與成人自我的距離，以便獲得它需要的養育，這種追求的能量以警報的形態呈現出來。警報的不幸之處在於，它讓我們自動且無意識地排斥痛苦的感覺（以及那個懷著痛苦的內在小孩），從而展開惡性循環，使得內在小孩始終覺得孤立和孤獨。

年幼自我試圖與你連結，如果你否認並拒絕，警報能量就會轉移到擔憂上。你可能會暫時忽略、轉移注意力、解離，或者沉溺於壓制背景警報的某種方式，但要知道，它會再次出現。數不清有多少次，我不得不為病人增加抗憂鬱藥物的劑量，因為原先的劑量無法抑制他們的情緒痛苦。飽受創傷且警報大響的孩子會再度出現，是因為你兒時飽受創傷且警報大響的自我沒有被連結和治癒，只是因為受到藥物控制，警報聲暫時變小了。

當你開始明白，你感受到的警報不是需要打敗的敵人，而是值得同情的童年版的自己，遊戲的玩法就會開始改變。

與其把警報視為需要透過「無意識行為」（也就是藥物、成癮、轉移注意力和解離，看吧，我告訴過你我喜歡用簡稱）來對付的敵人，不如將警報觸發的交感神經系統追求能量轉為追求內在小孩！我的目標是教你運用體內的警報能量，直接通往受傷的年幼自我。

警報不是敵人，它其實是受傷的內在小孩，所以試圖擺脫警報只會讓創傷版的自我更加不安！與其試圖擺脫內在小孩及其傷痛，不如學會擁抱它。要對以前折磨我們的事物改觀，還要愛它，一開始這可能是非常艱鉅的任務。好消息是，你現在已是成年人，有資訊和資源解決這些舊傷，再也不像當初那樣什麼都沒有。

當你樂意接納警報，也就是接納了受傷的內在小孩，並展開排解和治癒舊傷的過程。有一種處理方式名叫**整合**，做法是將分散的部分結合起來加以療癒，最後形成功能正常的整體。進行整合時，警報能量會被接納，用於形成具有建設性、功能正常而完整的你，而不是助長那些具有破壞性且分散的部分，使你的警報持續存在。

當你把警報視為某種弱點或懲罰，很可能會透過服藥、成癮、解離或轉移注意力等方式，進一步與受傷的內在小孩分離。但是，當你轉移注意力、解離、排斥或擔憂，警報大響的內在小孩就會感受到多年前的遺棄和分離，這只會製造更多背景警報。隨著警報節節升高且愈來愈強，我們會愈來愈不理智，就像那個在商店走失的孩子，每多等一分鐘就會因為與父母失聯而愈發害怕並擔心。

我需要你明白，警報並非威脅，而是信使，為你指明療癒之路。只要你一直試圖擺脫焦慮，也就形同朝信使開槍，但信使就是你自己，所以你一直在對內在小孩開槍（經常表現為憂心忡忡地咬著自己的尾巴）。

背景警報是動不動觸發反應且脆弱的兒童版自我，不是你的敵人，而是燈塔，讓你更接近創傷前真實的自己。現在就停止傷害並開始幫助自己。

第五十八章 整合舊傷

當你清除並整合舊傷，它們會離開身體，以一種有條理的狀態回到腦中，將能量用於促進個體完整和成長。這與你兒時的情況恰恰相反，當時能量過多，你為了保護自己，只能選擇分裂。

這種整合原該在兒時的家中進行，原生家庭必須提供強烈的依附感，完全支持孩童度過創傷，進而排解、消化並中和負面情緒能量，而不是溢出到背景警報中。

我的病人阿蘭娜的故事就是整合概念的最佳範例。

阿蘭娜十五歲那年因父母剛離婚，來醫院找我看病。她有淡黃色金髮和深邃藍眼，身材健美，肌肉發達。不幸的是，她得了嚴重的強迫症。（我經常開玩笑說，應該把強迫症的英文名稱從「obsessive compulsive」改為「compulsive obsessive」，強迫症患者不是都很堅持要按照字母先後順序排列嗎？）阿蘭娜會做一些精細的肢體動作，比如上車前輕拍胸口五次，或者進入房間前順時針轉三圈。她還經常鍛鍊身體，但有飲食失調問題（儘管沒有接受過臨床診斷）。

阿蘭娜的父母和平分手，但她的內在嚴重撕裂。雖然母親提供大部分關愛和支持，她卻渴望與搬到遠處的父親親近，並因此怨恨母親。

在阿蘭娜接受治療的六年裡，除了傳統心理治療，我也為她進行以身體為主的治療，稱為「身體經驗療法」。這是彼得．萊文（Peter Levine）博士創立的療法，針對存在體內的創傷進行治療。

我的妻子是領有合格證照的身體經驗治療師，她教了我很多從身體著手治療創傷的方法，我自己也接受了三年的相關培訓。這項療法證實了我在迷幻藥體驗的發現，痛苦主要和體內儲存的警報有關，而非大腦的作用。我清楚認識到，療癒創傷與其說是透過言語，不如說是透過**感覺**。當我說你無法透過思考解決感覺問題，就是這個意思。我相信，在不久的將來，心理治療領域會更傾向於採用這類以身體為基礎的療法，並且結合其他療法，比如內在家庭系統療法和迷幻藥。

我見到阿蘭娜時，她的姿勢非常僵硬，聲音緊張而低沉。在治療過程中，我鼓勵她（慢慢地）將注意力轉向身體，意識到自己有多麼緊繃。阿蘭娜一直無法感受家庭破裂帶來的悲傷（因而無法排解傷痛）。她告訴我，父母並不是因為鬧僵而離婚，爸媽始終和睦相處，所以她無法理解他們為什麼要分開。這就好像她不相信會發生離婚這件事，因此無法對於沒有明確感受到的損失而悲傷（也就無法整合）。後來，父親有了新伴侶，她漸漸接受了家不會再恢復原狀，也開始感到悲傷。我問她為什麼不吃東西，她說因為不覺得餓。我又問她會不會餓到受不了，她說胃的周圍有一種「凍結的麻木感」。長話短說，一旦她容許自己感受身體，特別是深入麻木和凍結的部分，她便開始接受父母離婚，甚至會發現這件事也有正面意義。此外，阿蘭娜的父母保持著友好關係，一同為她提供情緒和身體上的支持。

阿蘭娜終於解決飲食問題和對鍛鍊體魄的執迷，肌肉也不再發達。如今她可能會說，雖然父母離婚為她帶來很大的痛苦，但她能理解原因，而且他們離婚後，她在很多方面反而與父母有了更緊密的連結，並開始覺得，雖然她依然不喜歡談論離婚，但這已經不再觸發她的警報。（當你不再被某個事件觸發警報，也就表明了你已達到整合）。她最後說，當她與身體連結時，覺得與自己的連結更為緊密。

起初，父母離婚造成她的心理出現無法承受的脆弱，後來轉為背景警報存在胃裡，導致她飲食失調及強迫性運動。一旦她明白如何感受及傾聽體內的警報，並且完全接受父母離婚，甚至逐漸看到這件事也蘊含正面因素，舊傷就能獲得整合。即使日後觸發舊傷，阿蘭娜也不再有警報感，更不會將執迷和強迫症當做應對機制。

為了讓整合效果更好，必須在支持性環境中感受、排解並中和創傷能量，讓它不再成為有能力點燃警報的觸發器。在治療過程中，阿蘭娜得到大量的情緒支持，學會與父母連結。更重要的是，她學會與自己連結，經過排解和整合，她的背景警報浮出水面。她的強迫症行為和飲食失調是解離的跡象，因為大腦無法承受傷痛；一旦她感受到與父母和自己愛的關係和連結，就能夠回到關係正常且整合的狀態。

第五十九章 解離同好會

還記得我的病人珍嗎？她一再和酒鬼交往，彷彿在紐奧良的麵包店裡挑選波本糖漿甜甜圈一樣。她有一次來看診時，剛受了男友的氣，雖然沒有受到傷害或肢體碰觸，但男友只因為她和另一個男人說話就對她大加斥責。

我在診間見到她時，發現她不敢看我，不僅垮著臉，說話聲也微弱而單調。有好幾次，她愈說愈小聲。看她那副駝背低頭的樣子，彷彿是一個受到責備的八歲小女孩。

或許她真的退回了八歲。

當珍被男友辱罵，與過去被父親斥責的情形相似，勢必會觸發她的背景警報。還記得杏仁核嗎？這個永遠不會遺忘傷痛的腦部構造。如果有任何情況與最初受到的傷害相似，杏仁核會以為你又遭到了同樣傷害，為了保護你，它會同時發出背景和前景警報。杏仁核很像我以前公寓裡的超敏感偵煙器，它示警的危機除了煙霧，就連有一點像的東西都逃不過它的法眼。珍的杏仁核會啟動背景警報，然後開始和前景警報打乒乓球，導致全身出現反應。如果情況持續下去，男友繼續虐待她，她的理性迴路就會關閉，並且啟動生存迴路，使得警報發出最大的反應，就像在緊急情況下把飛機油門推到百分之百功率一樣。

由於大腦無法長時間承受這樣的能量，名為解離的保護性反應就會出現。解離是一種逃避方式，由於情況太過緊張，心理無法持續投入，就會離開當下。珍面臨緊急重大事件時，杏仁核想起過去的嚴重創傷，解離就會跳出來「關閉」個體，防止身心停留在最大反應狀態。

那麼，為什麼阿蘭娜的解離看起來與珍不同？我的看法是，阿蘭娜的解離較慢，因為她的創傷沒有那麼嚴重。雖然對十幾歲的孩子來說既強烈又痛苦，但她畢竟不再是幼童，而且生命沒受到危害，這一點她自己也明白。相較之下，珍發生創傷時年紀小多了，父親施暴很可能在某種程度上令她擔心自己的安危。當珍面對男友類似的虐待行為，杏仁核察覺到相似性，幾秒鐘就將她推向前景和背景警報，並且兩種警報火力全開，因此她的解離看起來更像動物被逼到絕境時僵在原地。當動物耗費太多體力戰鬥，並且／或者知道自己沒機會逃脫，牠們就會假裝死亡，希望攻擊者失去興趣。這種**背側迷走神經關閉**（稍後詳述）常發生在背負大量警報和舊傷的人身上。當我們勾起對舊傷的記憶，許多人會採取這種嚴重的解離和廣泛的系統關閉，還有年齡退化，就像我在珍身上看到的情況。

當平衡遭到破壞，警報大響，逼得我們在分裂、無序和不穩定的狀態下採取行動，此時我們的反應也會變得原始而無序。雖然在外人看來，我們可能顯得退縮，但內心其實充滿了波動和不安。

也許父母或照顧者曾經提出情緒或身體上的要求，把你逼入絕境，讓你不知所措？當你發現自我保護的努力徒勞無功時，你可能會反擊，或者乾脆放棄，陷入解離和關閉狀態。如果父母當時能察覺你的警報已經觸發，進而主動與你連結，你也許就能解決這個問題，避免將大量警報注入體內。

或者你遇到另一種情況，父母也處於關閉狀態，他們自己都解離了，自然無法與你連結。我的母親就是這樣，她愛我，但長期處於關閉和解離，往往是因為她的童年背景警報重新啟動，令她無法承受。

我有許多焦慮症患者，他們的父母往往也有焦慮症，無法與子女連結，導致背景警報代代相傳。父母焦慮，子女也焦慮。

在診療過程中，退化為小孩的珍得到我的安慰並開始感到安全後，漸漸走出解離狀態。起初她還是那個完全崩潰的八歲小孩，但診療結束時，回復成年人的珍已經能夠與我眼神交流，聲音不再有氣無力，甚至還和我一起嘲笑，說她那張有問題男友的名單中又「多了一個傢伙！」。

還記得社會參與系統嗎？它是我們神經系統中與生俱來的一部分，讓我們與自己和他人建立連結。這個系統有時也被稱為人類共振迴路，我們會用它來與他人產生安全共振。我利用珍對我的熟悉和信任來啟動她的社會參與系統，幫助她走出解離狀態。珍也有一位令她安心的諮商心理師，接受對方多次治療後，她敏銳地察覺自己總是強迫性地看上像父親一樣的酒鬼。她逐漸認清，當她和那些同樣有虐待或酗酒傾向的男人交往時，她就會解離，用她的話來形容就是「離開自己」。我至今仍清楚記得，她甚至用「強迫性重複」來形容這些男人對她的吸引力。珍是一個很好的例子，證明了以自覺意識來應對警報就能產生力量，簡單的社交互動也能產生力量，幫助我們治癒及平息警報。

思考要點：我在第一部提過這個問題，它非常重要，我想再次與大家分享：你成年後不自覺地複製了童年哪些模式？提示：尋找現今生活中的痛苦之處。

第六十章 警報與解離的關聯

解離是一種保護機制，是類似白日夢的狀態，此時人會恍神，變得無所作為，並關閉社會參與系統。人有各種解離方式，最極端的包括完全失去知覺（睡著或昏厥），但大多數情況下都是不與他人互動，避免視線交會，沒有表情，聲音單調，肢體動作大幅減少。

人在解離前幾乎都會出現警報。警報狀態愈強烈，我們就愈有可能遁入解離狀態。警報也會為我們打開成癮症的大門（購物、上快進來旅館尋歡作樂、酗酒等），並渴望服用合法和非法藥物來撫慰心情。本章的主題是解離，我不會離題。

「離題？那主題是什麼？」

解離。

哦，對，抱歉，我剛有點解離。

也許你會注意到，某些時候你會焦慮不安，警報大作，無法與他人連結。或許你並沒發現自己已經解離，以致無法察覺到你已失去與自己的連結。這種解離也可能表現為心不在焉，注意力缺失症和焦慮症往往也有類似問題。

妻子常看到我進入解離狀態，由於當局者迷，我自己反而沒注意到。在她看來，我開始失去幽默感就是早期徵兆。平時，我總是在家裡做些傻事逗她笑，但每逢身心進入警報狀態，我開始變得退縮，這些傻事就會消失。我的聲音失去溫暖和俏皮，變得平板和單調。我會彎腰駝背，垮著肩膀，低垂著頭，而且常躲進臥室。也許你可以花點時間，試著找出你的解離關聯。當你感到警報並離開最親近的人，就會陷入這種模式。

如果你能開始看到它，就不必成為它。

你是否曾經強迫自己參加社交活動，卻感到僵硬和格格不入？你只能縮在角落裡或進行尷尬的對話，怎樣也甩不掉逃離現場的衝動？你的警報很有可能觸發，導致社會參與系統癱瘓，當你無法與他人或自己連結，你就無法撫慰自己。在惡性循環中，警報會放大，加深你的失去連結感和解離感，從而加劇警報……你可以想見那種情況。

處於警報狀態時，我們無法建立社交連結並參與其中。從演化的角度來看，人處於警報和求生模式時，大腦會優先考慮威脅，並啟動神經系統中較為情緒化的部分。我們在上一章看到社會參與系統的治癒能力，但警報響起並進入解離狀態時，我們會失去這個強大的自我撫慰工具。沒有社會參與系統，我們就無法與他人進行撫慰心情的連結，更重要的是，無法與自己進行撫慰心情的連結。

我偶爾會變得狀況很糟，就連下床洗澡或帶小佛出去散步都像是不可能的任務。我知道這種狹隘地專心維持生命的功能是一種神經系統保護模式，但它讓我無法與其他人互動，也就得不到滋養和關愛。在解離狀態下，靜止不動會帶來反常的舒適感，這就是為什麼你很難走出家門、到戶外運動或打電話給朋友，即使你知道這些事對你有幫助！對許多人來說，兒時這種僵化、退縮和解離感被認為是熟悉的保護狀態。正如我之前說過，人會將熟悉的事物與安全的事物連結起來（「家人」和「騙子」的例子，還記得嗎？）所以，長大後，當我們感到無法承受時，依然會陷入解離和退縮的狀態。

大腦的原始功能為了保護我們，才會引誘我們進入解離狀態，這並不是什麼個人失敗，如果我們能認清這點，就能看到它，接受它，並中和它。再次強調，自覺意識是關鍵。如果你很清楚自己的解離模式，就能及早發現它，有意識地避免成為它。我會教你逐步建立與社會參與系統的新關係，在最需要時幫助你輕鬆地與自己和他人連結。發揮自我關懷並透過感覺回到當下，這是擺脫解離的好方法。我會在第三部詳細說明更多這方面的內容（除非我解離了，躲進注意力缺失症中，忘得一乾二淨）。

思考要點：有些人發現，注意力缺失症藥物原本的作用是啟動神經系統，但它反而能緩解焦慮，可能是因為藥物幫助我們集中注意力，擺脫痛苦的解離狀態。

第六十一章　搖頭丸給我的啟示

我對父親的愛會令我不安，這情況從十幾歲起就開始了。看到所愛的人深陷痛苦，失去理智，我卻無能為力，這種打擊無法用言語來形容。到了某個地步，我開始隱約覺得愛並不安全，因為我和他之間只有愛和恐懼，當我把心裡的愛擠出來獻給他，空出來的部分就會逐漸被恐懼和警報填滿。

你可能會問，當父母虐待、忽視或辜負你，選擇冷漠以對會不會更好？這裡要說說我比較超凡脫俗的一面，那就是我不相信小孩能對父母不理不睬。我們也許會覺得自己真的完全不聞不問，甚至說服自己相信，我們什麼都感覺不到，但小孩與父母存在著不可否認、無意識、精神上的連結，無論做了什麼或沒做什麼。

不盡責的父母最大的罪過也許是讓孩子不信任愛。當你信任愛的能力受損，恐懼就會迅速佔據空下來的地方，讓你轉向求生模式，限制你的社會參與系統發展成熟的能力。當社會參與系統受損，你連結愛的能力也會下降，在惡性循環中，恐懼和警報慢慢阻礙你信任愛的能力，但你需要這份愛來治癒警報！

早在我十幾歲時，每當父親從精神病院回來，我都會迅速發動追求並與他再度連結，而且我每次都希望他已經徹底痊癒。但每一次，哪怕中間曾經出現長達一年的正常狀態，他還是會再度陷入瘋狂，一段時間後，我基於自我保護便不再與他連結。當然，我完全沒意識到這點，只是任憑恐懼和警報慢慢地佔據我的心。

我深愛父親卻看到他痛苦不堪的樣子，這讓我為了保護自己而退縮。但是，當孩子收回對父母的愛，社會參與系統就會受損，完全愛其他人（包括自己）的能力也會因此受限。一旦收回對自己的愛，恐懼就會佔據這個死氣沉沉的空間，我們就無法找到堅實的基礎，也就無法抵禦日益肆虐的警報及隨之而來的焦慮。因此，重新允許和接受愛的感覺，這是重新啟動社會參與系統的關鍵，如此一來我們就能敞開心扉，與愛相連。我們與他人的連結愈緊密，與自己的連結也就愈緊密，這種自我連結是整合和化解舊有背景警報的最佳途徑。當愛被排除在外，恐懼就會湧入填補空白，而當愛重新被允許進入，恐懼就會被趕走。當我們下定決心接受與自己和他人愛的連結，社會參與系統就會回歸，完成它幾千年來促進人類社會進化的使命：讓我們與自己和他人連結。

多年來，我一直將自己與愛隔絕，雖然我仍然能感受到愛，但總是有一點「一朝被蛇咬，十年怕草繩」的感覺。我被父親多次辜負後與愛斷絕連結，再也不知道什麼是無拘無束的愛，我信任的迷幻藥嚮導建議我嘗試搖頭丸，以便找回那種感覺。就跟上次一樣，我還是很害怕，但我知道搖頭丸不是迷幻藥，所以我確信自己不會再墜入地獄般的科學展覽。然而，結果恰恰相反。

於是，二〇一五年夏天，高齡五十四歲的我第一次服用搖頭丸。（在此必須聲明，我不是什麼沉迷於迷幻藥的狂人。我服用過兩次死藤水，一次賽洛西賓，一次迷幻藥，還有一次搖頭丸，最後一次服用這類東西是在二〇一五年）。總之，服用搖頭丸的體驗非常奇妙，它讓我明白，當腦中流淌著健康的愛，就不可能產生焦慮。我仍然可以產生擔憂的想法（甚至跟疾病和死亡有關），但它們變得微不足道，絲毫不會打擾我。我心中充滿對萬物和世人的愛，身體感受到前所未有的輕鬆與平靜。搖頭丸沒有像迷幻藥那樣把我的心智摧殘得支離破碎，反而更能控制大腦，並感受到與周圍融為一體的感覺。在藥物作用下，我看到愛戰勝大腦焦慮和身體警報。搖頭丸讓我明白，我曾經屢次不信任自己的本質——愛。

藥效逐漸消失，我也開始發現，當愛與喜悅等正面情緒出現，我總是迅速迴避，一直在找理由退回保護模式。我仍然對每件事、每個人都有愛，但隨著藥效漸退，那熟悉的逃避愛、排斥喜悅的模式又悄然出現。我內心善良的一面想要在愛的體驗中繼續前進，但另一面（我再熟悉不過的那一面）開始不信任美好的感覺。也許十五分鐘之前，我的心中只有愛，但藥效退去後，從前那種「必須提防太好的感覺」模式又開始出現。當下我見證了自己如何讓熟悉的擔憂緩慢而穩定地排擠掉這股陌生而美好的感覺。

奇怪的是，我對擔憂有了新的認識。當我還在感受溫暖和愛時，看到那些憂慮像在大門外排隊等游泳池開放的孩子們，一個個迫不及待要衝進來。我意識到自己以前所未有的方式客觀看待憂慮。多虧搖頭丸，我的警報沒有大響，大腦沒有像以前那樣陷入與憂慮密不可分的生存泥淖。這一次，我可以待在大腦的理性區域，以一種超然且不帶警報的方式看待擔憂，客觀地選擇要不要相信它。

當我注意到從前的保護模式開始讓憂慮變得可信，不禁好奇起來，為什麼我要親手「破壞」原先美好的體驗。於是我對自己提議，應該繼續沉浸在愛中。我透過內省，問自己為什麼覺得有必要破壞美好感覺，接著得到明確的答案：「不要太留戀，因為它遲早會被奪走。」我怕這些正面情緒被奪走，就像我認為父親被精神病奪走一樣。我發現，自己無法長時間保持正面情緒，總會想起某件可怕、不舒服或足以貶低自身能力的事，把美好心情破壞殆盡。簡而言之，我一直在學習孤立，學習和自己分開。由於所有焦慮都是分離焦慮，當你和自己分開，自然沒有機會治癒長期焦慮和警報。

在無意識層面進行的自我對話幾乎都是：「好事不會長久」、「不要過得太舒服，否則這一切都會被奪走」，因為我小時候的生活就是這樣。這些念頭一再重複，最後在無意識層面自動運作，比如前面提過我的內隱記憶（又稱身體記憶）總讓我不自覺地討厭商店。此外，「不要過得太舒服，否則這一切都會被奪走」的想法也深植於心中。我的身心遵循內隱記憶模式，讓我覺得自己不該沉浸於正面情緒，反正它遲早都會被奪走，不值得為了短暫的快樂去承受失去它帶來的痛苦。這正是布蕾妮・布朗[6]所說的「不祥的喜悅」：「當我們失去承受脆弱的能力，喜悅就變得不祥。」在我看來，這意味著當人出於保護意識而阻止自己獲得愛，也就阻止自己獲得快樂。這就好比你永遠不允許自己享用巧克力蛋糕，因為你知道自己會一邊吃一邊擔心變胖。

這就是古老的恐懼偏誤在發揮作用，即使是情緒最健康的兒童也會運用恐懼來保護自己，因此只需一點負面經驗，就能讓恐懼反應成為雪地的首選凹槽，非常敏感的兒童尤其如此。我需要強大的力量，把我的雪橇從「愛是不可承受之重，因此不值得冒險」的深溝裡拔出來。

長話短說，搖頭丸讓我明白，**我可以毫無恐懼地感受愛**，這是一種全新的啟示。此外，它也讓我發現，我與自己完全斷絕連結，應該努力讓正面情緒愛留多久就留多久。我還意識到，與自己建立富有同情心的連結能大大減少警報和隨之而來的焦慮。

我想說的是，這次的搖頭丸體驗並非毫無痛苦。雖然整體來說還算正面，但之後的兩三天很難熬，因為焦慮出現大幅反彈。因此，就像賽洛西賓、迷幻藥和死藤水，它對我也造成了很大的負面影響，我絕不建議有警報的人嘗試這些「藥物」。雖然我不會再碰這些東西，但事後想想，很慶幸我用過。它們讓我了解身心如何處理創傷（以及治癒創傷的途徑），大多數醫師永遠不會知道這些事。我漸漸明白，與其說是創傷，不如說是處理創傷的方式決定結果，因此，我本可以怪罪母親沒能完全照顧我的情緒需求，但我沒有，畢竟她已經忙得不可開交。我深愛母親，考量到她肩負那麼多責任已經仁至義盡，但實在是分身乏術。她堅強又有毅力，這個家全靠這些特質才能維持下去。

有段時間我真的責怪父母，直到我意識到，這種蔑視父母的態度反而將我禁錮在蔑視中，心理無法承受其他負面想法或情緒，社會參與系統也關閉。當我一直處於蔑視和責怪的狀態，沒有任何東西可以將我從警報的驚濤駭浪中拉出來。

服用搖頭丸後，我終於認清，我需要與自己連結，這正是父母無法給予的。我逐漸明白，父母兒時不曾得到愛與關懷，等到他們做了父母，自然沒有能力給子女他們自己都沒得到的東西。我拒絕和他們連結，形同我拒絕和自己連結。因此，我和父母斷絕連結後，也在無意識的狀態下與自己斷絕連結，反而讓警報長期留在體內，導致我一直處於生存模式，社會參與系統也關閉，於是無法治癒警報。這個惡性循環應該不難懂吧？

多年來，我幾乎永遠處於警報或解離／關閉的狀態。我縮進內心世界，無法與自己或他人連結。我陷入進退兩難的困境，一直處於警報／追求狀態，卻無法信任我拚命追求的連結。我在每段感情都重複同樣的情況，而且並不順利。剛開始交往時，理想化心態和迷戀讓我處於一種類似催產素或搖頭丸式的追求狀態，愛很容易自然流動。但是，當催產素開始下降，我那「這一切都

6 譯註：Brené Brown, 1965-。美國知名學者及暢銷書作家，代表著作為《脆弱的力量》（*Daring Greatly*）。

將被奪走」的心態總是會突然出現，慢慢地，我與伴侶愈來愈疏離，然後我會怨恨對方沒有讓我一直沉浸在愛中！在某些方面，我也這樣對待父母，因為自己的分離感而怨恨他們。

人們常說，心存怨恨就像自己喝下毒藥卻期待對方死去。歸根結柢，對父母的怨恨使我的警報一直存在，而警報一直存在又導致焦慮想法不斷出現。你應該看得出結果會如何：只要我與父母保持分離，我就會繼續給警報——焦慮循環充電，因為最初觸發警報的正是分離。

「所有焦慮都是分離焦慮。」——諾伊菲爾德博士

「所有警報都是分離警報。」——羅素．甘迺迪醫師

我自己很早就和身體的感受分離了。我明明最需要和自我連結，卻開始與它分離。當內在聲浪批判、遺棄、責備和羞辱（後續將詳細探討自我打擊）我時，我變得更加麻木，與自我分離，警報開始大響，導致我和身體離得更遠，再也觸不到我的穩定和踏實根源。為了避免感受體內的警報，我變得對身體麻木，並退回腦中的憂慮。年輕時，我接受傳統的教條，以為可以透過思考來解決感覺問題，因此接受各種以認知為主的談話療法，但沒有一個能真正讓我回到身體，也就無法重新與自己和社會參與系統連結。我一直被困在警報中，無路可走，直到我開始運用以身體為主的療法，好比身體經驗療法。我一直在腦子裡追著（咬著）自己的尾巴，但據我所知，那裡根本沒有尾巴，也沒有解決警報和焦慮的辦法。

那麼，讓我問問你：你是從何時起離開了對自己的愛？你是否曾在某個時刻與照顧者分離？你何時經歷過童年創傷？包括虐待、失去、遺棄、排斥（或霸凌）、因為被要求而早熟，或者羞

愧？

我自己列了一份清單，上面的事項包括父親因病去世（失去），父母因不堪重負而帶給我的感受（遺棄），以及我被迫過早獨立（早熟），這些我已在前面詳細討論過。但我也記得，曾經在學校被同學霸凌，覺得遭到排擠（排斥）。此外，我也記得，偶爾我感到軟弱或未能有效履行父親照顧家庭的職責時，心中便會覺得慚愧（羞愧）。我說這些不是為了博取同情，而是讓你明白，一個人可能有多少童年創傷。不要小看這些往事，也不要騙自己它們沒那麼糟，這份童年創傷清單讓我們認清，這一路我們在哪些地方失去或遺棄了自己。知道你與自己在哪個地方分離，就能重新找回自己。正如在商店走失的孩子，回到父母身邊後就能重新獲得安全感，你也能以自己的能力找回自己，重新感受並打造安全感。

然而，首要的是必須相信自己配得安全感。

第六十二章 找回你的安全感

我喜歡按摩，因為身體難得可以完全放鬆。以前，我經常會在按摩時睡著，然後因為警報響起來而驚醒。

請記住，對我來說，有安全感並不安全。我漸漸明白，這就是我在按摩時出現不良反應的原因。我一開始會非常放鬆，之後警報忽然冒出來，就像輕微的恐慌發作。這是因為身體又跌進舊的凹槽：「不要過得太舒服，否則這一切都會被奪走。」

我意識到這是一種回溯，每每我和父親的關係還算順利，甚至很好，之後就會突然惡化，有時毫無預警，我的凹槽就是這麼來的。從本質上來說，父親崩潰時，我覺得一切都會被奪走，所以絕對不能鬆懈，於是我始終處在兩種狀態，別無選擇，要麼父親日漸崩潰，要麼我擔心他會開始崩潰。

通常，我的心中總是充滿擔憂。如果體檢結果正常，我會馬上開始擔心下一件事。我親手發明了各種擔憂，它們愈可怕，就愈能讓我待在腦中並遠離身體。當然，我從來沒有安全感，因為這是我刻意造成的！

當禁錮在體內的情緒無法宣洩，被困住的能量就會對身心造成嚴重破壞。在醫學中，字首「dys-」代表不正常，比如功能失調（dysfunction）。警報——焦慮循環是身體和心理功能失調，但問題不在於二者互相分離，而是它們都偏向求生模式而非茁壯成長。

多年來，我與自己的關係非常緊張，完全沒有休息的空間。在這種高度警覺的狀態下，我很容易將注意力集中在負面事物上，或者老是叮嚀自己做點富有成效的事。這簡直就像有一扇門，負面的東西可以長驅直入，但正面的東西必須達到壓倒性的強度才能獲准進入。由於這種負面偏誤作用，我的身心一直處於連結不良和功能失調的狀態，未曾學會互相信任。因此，對我來說，不相信正面的感覺、不相信自己、不相信人生大致是安全的，全都成了我的第二天性。

現在，我接受按摩時允許自己停止思考，只沉浸在感覺中。這在以前總是會引發災難，但我已經明白，當我覺得「太安全」時，身體可能還是會讓我重新警惕和擔憂。不過，我已能完全意識到這是怎麼回事，因此可以憑自覺意識回到身體的感覺中，繼續沉浸在安全感裡。這種讓心情沉穩下來並意識到「有安全感很安全」的能力需要長時間培養，我將在第三部詳述如何做到。

思考要點：你都用什麼方法確保自己缺乏安全感？

第六十三章

等另一只鞋掉下來

關於「等另一只鞋掉下來」這句話的起源，有幾種不同說法，最常見的是源於十九世紀，當時人們住在隔音效果有限的木造建築裡。入夜後，樓上的人上床睡覺時會把鞋踢到地上，發出巨大聲響。樓下的人知道，在第二只鞋還沒落地時，不需要急著睡著。

這種一顆心懸在半空中的狀態，就像在等待另一只鞋掉下來，往往是因為我們退回兒時，知道可能會發生不好的事，但不知道確切時間。這種熟悉的警覺狀態與我自己身上和許多苦於警報及焦慮患者身上觀察到的高度警覺狀態相似，我們不容許自己感到平靜與安寧，因為害怕不可避免的損失即將到來，就像小時候一樣。此外，我們這些習慣焦慮的人還認為，只要隨時準備好應對麻煩，一旦麻煩來臨，我們就會做好更充分的準備。

但我們的看法都錯了。我最喜歡的脫口秀演員是已故的諾姆．麥克唐納（Norm Macdonald），我特別欣賞他的一句台詞：「殺不死你的只會讓你變得非常非常脆弱。」事實上，讓自己保持平靜和安寧，才能更從容面對痛苦。警覺狀態只會讓你疲憊不堪，下場就是雙重損失。第一個損失是始終處於擔憂和警報帶來的痛苦。其次，當你因為高度警覺的擔憂和長期警報，使得身心缺乏資源處理痛苦，你就會面臨第二次的損失。

前面談到不祥的喜悅時，我曾提到布蕾妮．布朗，這位以羞愧和脆弱研究而聞名全球的學者也談到這點。無論你在心裡預演過多少次學校打電話來通知你孩子受重傷，對實際處理這種情況都毫無幫助，也不會提升你的應對能力。無論你擔心多少次可怕的事會發生，這種「預演」都無法幫助你在萬一發生時更從容地應對。

請記住，擔心是一種幻覺，我們用它來欺騙自己正在減少不確定性，事實上卻帶來反效果。當我們擔心某件事，並沒有減少發生機率。如果說有什麼作用的話，那就是長期擔憂（以及不可避免的自我防衛和自我安慰）令我們更加關注不確定性，這種反應本身就意味著更多不確定性，因為你只能擔憂那些不會發生的事。

根據我的觀察，許多病人兒時都已習慣面對不確定性帶來的痛苦：「今天會遇到霸凌我的人嗎？」「放學回家時，媽媽／爸爸會喝醉嗎？」「我回家時會有人在嗎？」「爸媽什麼時候又會大吵一架，然後鬧離婚？」「我什麼時候又要再次保護母親，以免她被父親傷害？」諸如此類的問題不勝枚舉。

在這些問題中，請注意不確定性——等另一只鞋掉下來。那些在父母酗酒陰影下長大的病人，這種情況特別明顯。往往先有一段較為平靜的時期，接著就是不可避免的爆發、酗酒和混亂。一旦停止酗酒，混亂便會平息，酗酒者往往會道歉，接著再過上一段較為平靜的時期，直到下次酗酒出現。

我當醫師時，見過這種惡性循環在許多家庭重複無數次。我自己在父親精神狀態非常不確定的環境中長大，對此感同身受。

當你在成長過程中不斷等待另一只鞋子掉下來，就會持續累積背景警報，隨之而來的是反射性的高度警覺，以及過度啟動交感神經系統的前景警報。背景警報會持續觸發神經系統，這是一種預期性、保護性的戰鬥或逃跑準備狀態，使得神經系統隨時準備採取行動。但是，真正需要採取行動的情況少之又少，我們就會在不斷的準備中耗盡資源。即使哪天遇到真正的威脅，也會因為過於疲乏而無法做出有效反應（從而產生更多警報！）背景警報中未解決的創傷愈多，對威脅的準備程度就愈高，日子一久便成為根深柢固的習慣。我們誤認為擔憂和高度警覺是一種保護，但它們從未允許身體充分休息，這只會更加消耗自己的體力與心力。

我擔任住院醫師時，某次通宵值班也經歷類似情況（比起和父親相處的高度警覺，情緒能量小一些）。我雖然常常會不小心睡著，但仍然隨時準備好上陣。如果病人發生心臟驟停或其他緊急情況，我們這些實習醫師必須在兩分鐘內趕過去。我會穿著手術服睡覺，以便緊急呼叫器響起時立刻採取因應措施。在輪班期間，我從來沒有熟睡過，因為身體一直在等待召喚。

我在醫師休息室待命時，知道自己可能需要在接到通知時立即行動，副交感神經的休息和消化反應便受到交感神經的戰鬥或逃跑反應低度啟動的影響。我相信每個醫師或多或少都有這種情況，但我本來就有背景警報，因而懷疑我在值班時無法休息的情況比同事更嚴重，畢竟他們都是在安全依附更穩固、創傷更小的家庭中長大。

當背景警報處於啟動狀態，即使你意識不到它的存在，但在無意識層面上，它正在讓身體感到不安全。舉個例子，當我聽說有人自殺身亡，杏仁核就會啟動舊的背景警報（因為它意識到我過去有明顯的自殺意圖），從而觸動前景警報。雖然我沒有明顯的焦慮感，但只要仔細檢查呼吸，就會發現它變得短促，證明了身體正在以前景警報對感知到的威脅做出反應。

如果你有未解決的痛苦造成的長期背景警報，那麼自律神經系統很可能從未正確調控交感神經系統和副交感神經系統的平衡。蹺蹺板的休息和消化那一端從未完全落地，因為長期觸發戰鬥或逃跑反應，使它懸在半空中。你永遠不知道什麼時候會有人衝進房間大喊「海怪！」因此你必須做好準備。

我們這些有長期警報（當然，更常見的說法是長期焦慮，但現在我們已經知道**真相**）的人，前景警報和背景警報都被頻繁啟動，各自在雪地上壓出凹槽，把我們的雪橇從時速零公里迅速帶到六十公里。

好消息是，你可以重新調控自律神經系統。只要勤加練習，假以時日你可以學會這個心態：有安全感很安全。但這種重新調控必須透過身體來完成，僅僅讓大腦安靜下來還不夠。

第六十四章 我現在安全嗎？

你玩過滑索嗎？玩法是將身體固定在滑架上，沿著懸在高大樹木上的鋼索滑動。身體安全地固定好後，你就可以在可怕的高空中滑過峽谷或河流上方。

這種體驗會啟動人腦在石器時代就存在的原始恐懼。但是，對於一些擔憂專業戶來說，滑索反而讓他們感到出奇的安全，因為注意力只集中在單一的可怕事物上，而且身上還有具體的安全保護措施。因此，當下這種單純的懼高顯得很合理，比起從小在家中累積大量莫名的不確定性和恐懼，「這點高度」簡直微不足道。

我在前面談到「家人與騙子」時已經提過這一點，現在還是需要重複一下。兒童習慣將熟悉與安全劃上等號，成年後往往會不自覺地重複兒時熟悉的事物，因為內心深處的無意識層面將當年深刻的記憶當成了安全感。

珍便是如此，她的內心深處誤將酒鬼父親與熟悉的「安全感」劃上等號，雖然這聽起來有些反常。如果你在健全的家庭中長大，這不會有任何問題，但若你的原生家庭功能失調或創傷連連，就會造成不良影響。佛洛伊德說得沒錯，人常在成年後重複兒時的處境，因為我們會無意識且強迫性地重現舊日的痛苦，試圖重建兒時不曾真正擁有的安全感。

我們的強迫性重複除了複製創傷式連結，讓自己深陷病態的關係中，還會和自己保持斷絕連結的狀態。換句話說，我們無意識地待在大腦中，與憂慮為伍，卻沒有意識到擔憂令我們遠離身體，而身體才是治癒的關鍵。當我們因為身體的感覺太痛苦，習慣於一直待在腦中，就會對憂慮產生熟悉感，進而選擇已知的魔鬼（腦中的憂慮），而非未知的魔鬼（體內的警報）帶來的**不確定性**。不幸的是，一旦遠離警報，拒絕面對它，我們就永遠無法馴服它。正如榮格所說，當我們將無意識轉為有意識，就能將待在腦中的無意識強迫性行為，轉化為有意識的成人決定，回到內在小孩的體內並與它重新連結，進而解決痛苦。

小時候，我從來沒有機會與自我的感覺層面連結，因為所有注意力都用在解讀父母的心思，並努力確保他們沒有任何問題。在這種充滿創傷的家庭中，孩子通常沒機會認清內心的真實感受，只關注在父母一方或雙方身上。許多人長大後警報連連，都是因為兒時或多或少要照顧父母一方或雙方。切入生存模式的大腦告訴他們：「要是父母過得不好，我也會過得不好。」因此，他們優先考量父母的需要，忽視自己的需要，為了肩負起掌控父母外部世界的責任，他們和自己的內在失去連結。成年後，許多人對「同理心」產生共鳴，依舊善於解讀並照顧他人，卻很難解讀和照顧自己。加博爾．馬特博士（Dr. Gabor Maté）在著作《正常的神話》（*The Myth of Normal*）中談到這點，在此略微轉述。具體來說，馬特博士談到孩子因遷就父母的需求而放棄**真實自我**，也放棄真實本性和需求，以避免威脅到自己對父母的依附。這種取悅他人的行為會成為終生的強迫性習慣，甚至會隨著時間不斷增強，孩子無法真正了解自己，因為他們總是需要把注意力放在別人身上。

既然你與他人的關係不可能比你與自己的關係更好，若要打破這種強迫性重複，不再落入討好他人、犧牲自我需求（如果有的話）的人際關係中，你必須首先與自己建立前所未有的親密關係。唯有先關愛自己，你才能與其他人建立真正富有同情心的關係。

當你始終強迫性地為他人付出，也難怪無法整合兒時的創傷。唯有在個體感到安全，需求得到優先考量時，你才能打破警報——焦慮循環。小時候，家庭環境從未給我足夠安全感，背景警報也沒機會平息，你的情況很可能也是如此。我有許多病人都有過類似令人心碎的經歷，他們的警報持續啟動，一直在父母身上尋找安全感，但父母同時也是他們的警報來源。

我的父親可以長達數月神智清醒且充滿關愛，我家也有過真正美好的時光。但是，我深深感覺到，父親和家庭根基隨時都有可能垮掉。這使得我家長期處於失衡狀態，家人無法真正連結，因為大家的注意力都放在父親的精神狀態上。母親、弟弟和我也無法透過更積極的互動來增進彼此的社會參與系統，因為從來沒有足夠的安全基礎，可以讓我們的社會參與系統發揮正常作用。

關於自我連結，經常有人問我這個問題：若是連結已經中斷很久，或者從一開始就不存在，該如何與自己連結？

問得好。你很可能長期處於自我斷連和對未來的擔憂中，甚至沒意識到內在小孩正發出強烈警報。這個孩子需要安全感，需要知道你現在會負起照顧它的責任，當年它在最需要時沒有人可以照顧它。（敬請期待）

我們可以單憑提出一個問題就解決身心分離的情況，這個問題已經改變許多人的人生，那就是「我現在安全嗎？」我知道，這是〈焦慮工具包〉的內容，但它也是解決身心分離的重要因素，所以我在此重複一遍。

當下，就在此時此地，正在閱讀或聆聽本書的你安全嗎？你能不能深吸一口氣，然後緩緩吐出，真正感受到你現在很安全？你能不能察覺到，自己長期以來習慣尋找一種危險，但它實際上僅存在於想像中的未來？你能不能閉上雙眼，手輕輕按著胸口，即使只有短短的十五秒，也能安坐原位，靜靜體驗當下的安全感？

這讓我想到大多數憂慮的人不願承認的事實：如果你當下是安全的，那麼你就是安全的，因為**你所處的當下就是你所擁有的一切**。

也許，在後續的閱讀中，這種安全感不復存在。也許你的思緒已經跳到某個常自動浮現、不請自來的頻率已經達到「常客」級的健康問題或信用卡帳單上（還有那上面可能出現的奇怪費用）。沒關係，只要觀察一下大腦的運作就會明白，它編造了故事，來支持你體內的危險感。

接下來再問問自己：「此時此刻，坐在這裡讀這本書的我安全嗎？」要真心去感受，不要只是口頭說出來。要知道，一年三百六十五天，每個星期七天，每天二十四小時，總之無論何時何地，只要你感到壓力或憂心忡忡，都可以暫時停下手邊事務，這樣問問自己。就我個人而言，「我現在很安全」這句話在我半夜驚醒時最有用。你可以將注意力集中在呼吸上，或者用手按著胸口，與自己連結，堅定地告訴自己，此刻你確實很安全，並沉浸在當下的安全感中。這會讓你專心活在當下（你只能在當下所處的時刻感覺），並將注意力移開，不再關切身體的舊日痛苦或大腦試圖讓你相信的未來想法。你不必相信每一個想法，也不必思考每一種感覺。

第六十五章 找出（背景）警報

迷幻藥為我帶來最好的禮物，讓我發現自己有背景警報，它就在**身體**的太陽神經叢右側，是一團炙熱、不定時發作、尖銳而橢圓形的紫色結晶。在發現這件事前，我一直追著自己的尾巴咬，誤以為大腦的憂慮是情緒痛苦的根源。那麼，現在就開始來幫你找出你的警報吧。

當壓力浮現，憂慮滿載時，你的身體會在哪裡感覺到痛苦？你有沒有想過去尋找它？我的焦慮症患者大多被腦中想像的鯊魚纏住，從未想過要低下頭，去身體尋找痛苦的真正根源。

來吧，不妨現在就閉上眼睛，把你的「鑽石常客」級擔憂拎出來，全神貫注地去感受它，想像它如果成真會有多可怕。讓這個擔憂持續下去，然後讓自覺意識帶你離開思維，看看身體有沒有強烈的感覺。當你在腦中的憂慮和身體的感覺之間來回切換，請保持安靜和專注，尋找感覺強烈而明顯的地方。找到體內的警報是非常重要的技巧，單靠文字敘述很難做到，因此，如果你對本書內容已經產生共鳴，不妨付費加入我的線上課程「你的身心處方：永久治癒焦慮」（Your Mind-Body Prescription for Permanent Anxiety Healing/MBRX）。這項課程非常實惠又方便，價位人人都負擔得起。我畢生的工作就是幫助每個人找出警報並治癒它，大家就不必像我一樣數十年如一日地為焦慮所苦。

大多數人會發現，警報位於下巴和恥骨之間的某個部位，通常靠近軀體中線（或身體的中央地帶）。有些人覺得喉嚨或太陽神經叢出現壓迫感或疼痛，另一些人則感到噁心，或像是腹部被狠狠打了一拳。感覺可能會像失戀後的心痛，也可能像充氣過度的氣球，或深或淺，或熱或冷（或者兼而有之，畢竟我們面對的是無意識層面夢幻般的狀態，感覺會變得非常複雜，往往不合乎邏輯）。

一旦你找到它的位置，看看你能觀察到多少細節，以及能掌握到多少具體訊息。警報不一定有意義，而且往往毫無意義。它有沒有形狀？顏色？邊緣尖銳還是模糊？是壓迫感還是疼痛感？如果是疼痛感，是刺痛還是悶痛（或兩者兼有）？

當你感受到它並建立起更多連結，它往往會詳細揭露不同的感覺。要有耐心，因為這可能是你第一次在大腦之外尋找焦慮的根源。

確定警報的感覺和特徵對我的療癒非常重要。我在太陽神經叢找到警報，讓我明白了當初在死藤水體驗中那種「沒有東西可以抓住」的感覺完全錯誤。體內的警報是兒時擔驚受怕自我的殘餘，你完全可以抓住它。

不過，如果你無法馬上找到警報，也不用擔心（哈！）。我的許多病人都需要花上一段時間，必須保持開放和好奇的心態，直到找出警報。對自己要有耐心，畢竟，尋找警報對你來說可能是全新概念，而且相當奇怪。但我向你保證，找到體內警報的根源絕對是康復的關鍵因素。

那些一開始找不到警報的病患，有時候會反覆練習，在腦中重現恐懼的情境或舊日的悲傷，同時把注意力集中在身體上。我有一位病人，某次和前夫針對小孩該在哪裡過耶誕節而發生激烈爭吵，就在過程中忽然找到警報。（和耶誕歌曲唱的一樣，節日來了！「警鐘大響，你聽到了嗎？」）

說真的，當你尋找警報時，痛苦的耶誕或節日回憶絕對有「寶藏」可以挖。節慶的家庭聚會通常會觸發警報，舉凡耶誕樹、燭台，或任何家人慣用的器具等等，都會讓警報大作。

有些人覺得在信任的人或治療師面前尋找警報更安全。警報有時候很難找到，因為你的無意識層面不想讓你看到它，畢竟這本來就是一開始警報深藏體內的原因！警報可能被埋得很深，大量的保護性情緒將它團團包圍，更不用說還有一個高度警覺、過度保護的自我，它的職責就是讓你待在充滿憂慮的腦子裡，不讓你進入身體。如果你很難找到警報，我強烈建議你向值得信賴的朋友或諮商心理師求助。（再說一次，我在前面提到的「你的身心處方：永久治癒焦慮」課程有詳細影片和冥想，專門幫助你區別體內的警報）。

我妻子的工作正是幫助人們找出藏在兒童版自我當中的警報。身為身體經驗治療師，辛西婭負責引領人們接近昔日創傷，同時幫助他們獲得安全感和支持，讓他們持續和當下的安全感連結。

這也是前一章和本章的交會處。如果你難以完全相信自己是安全的，那麼熟悉體內的警報並面對從小一直在逃避的事，可能會令你覺得很可怕（即使這種恐懼沒有被帶入自覺意識中）。具體來說，如果沒有身體深層的安全感，我們就無法治癒警報，這正是認知／談話療法經常失敗的原因。像辛西婭這樣擁有專業技能的治療師，善於察覺客戶觸發舊警報而恍神或解離的情況。她有很多專業技巧，包括利用熱情的眼神交流、語調、肢體語言、觸摸和面部表情等社會參與系統，觸發客戶的社會參與系統，彼此連結並打造客戶可以安心傾訴的環境。她利用蘊藏在每個人體內的古老共振迴路，為客戶打造從小不曾有過的安全環境，並幫助他們在警報大響時克服亟欲解離的衝動，繼續專注於當下。在丹．西格爾博士所說的「容忍之窗」（見專有名詞解析表）的支援下，客戶能夠開闢全新的道路來整合創傷，不再沿著雪地上熟悉的擔憂或解離軌跡滑下去。當你試著尋找警報，如果發現舊警報被觸發，或者出現強烈衝動，一心只想變得麻木或退縮，而且總是回到憂慮的大腦，那麼請考慮找一位身體經驗（以身體為主）治療師，幫助你和警報感共處。

我們這些擔憂專業戶需要憂慮來分散對警報的注意力，因此，當我們直接淪陷在警報中，（一）憂慮的衝動會大大增加；（二）保護性自我會試圖阻擋或轉移注意力，讓我們無法觸及舊傷。如果你接近警報時出現轉向無意識行為（藥物、成癮、轉移注意力、解離）的衝動，不需要感到驚訝。

最重要的是，對自己要有耐心。

如果你找不到警報，不用擔心！你可以暫時用心臟代表警報的區域，直到真正位置顯現出來。要知道，你愈尋找它，它就愈會來找你，在你心煩意亂時一定要努力找一找，就像那位和前夫為了過節大吵一架的病人。如果無法馬上找到警報，當你焦慮時，不妨用手按著心口，專心對著那個地方呼吸。你會對隨之而來的踏實感無比驚訝，這絕對是比擔憂更有益的行動！

警報是兒時受傷的自我棲息之地，當你觸碰警報，也在觸碰那個害怕的孩子。內在小孩其實很想見你，但它非常害怕。一旦你找到警報，就可以把它當做療癒的焦點，並使用你將在第三部學到的技巧。

思考要點：當你知道造成情緒痛苦的正是心中那個害怕的孩子時，你會有什麼感覺？你能給兒童版的自己一次愛的邀請，讓它在你的當下安居嗎？

第六十六章 感受身體的焦慮

當我問病人珍（那個不斷和酒鬼交往的女人），她的焦慮感具體出現在哪個部位，似乎把她問住了。接著她堅稱自己很困惑又害怕，一邊說一邊在頭部周圍揮舞雙手。

我又問她：「妳為什麼不吃東西？」她回答：「我只是不餓。」「大多數人沒吃東西都有飢餓感，妳的胃有沒有不舒服的感覺？」珍回答：「沒有，但我焦慮時，胃真的會不舒服。」啊哈！

我讓她描述一下那種感覺。她說像一塊石頭（她在上腹部握拳示範），還有針刺的感覺。然後她說：「感覺寒冷、空虛和孤獨。」

哇。

珍經過深入探索，一陣子後她發現，腹部的感覺就是警報來源，童年未解決的創傷殘留在那裡，警報象徵那個被酗酒父親嚇壞的小女孩。我敢說，那個小女孩確實感到寒冷、空虛和孤獨。

在我要求珍特別關注身體之前，她一直以為問題出在腦子裡。事實上，她小時候的創傷太強烈，導致意識層面無法承受，而你已經透過本書明白，這些創傷轉為背景警報進入她的身體。隨著痛苦從大腦的意識層面轉進身體的無意識層面，大腦有更多「空間」來運作。

小孩常會面臨心理無法承受的情緒創傷，如果當下周邊的成人沒有幫忙解決，這種過度強烈的能量就會被壓抑／壓制（請根據個人喜好選用佛洛伊德的術語）到體內並埋藏起來，轉為警報。你有沒有看過電影《法櫃奇兵》？在結尾那一幕中，約櫃藏在倉庫深不見底的地方。警報就像這樣，但我們還是需要把它找出來並帶到意識表面，懷著敬畏和愛，慢慢地、小心翼翼地打開它，以免臉部被融化。

第六十七章……你無法改變看不到的東西：注意鉤子

我已經養成一種習慣性措施，當我發現身體出現警報感，就會開始注意「鉤子」，也就是這個傾向：大腦為了解決警報成因，試圖引誘我陷入擔憂。經過長期研究和學習，我已經非常清楚意識到，大腦強迫性地想要編造充滿警報感的故事（又稱擔憂）來解釋情況，從而減少不確定性帶來的痛苦。既然知道憂慮即將來襲，我便下定決心，把以前浪費在憂慮的精力轉而集中在培養身體的踏實感。

你有沒有過這樣的經歷，身上覺得癢，伸手去抓後反而覺得更癢？對毒藤過敏時就會如此。抓癢會讓你暫時覺得很舒服，但會變得沒完沒了。擔憂也是一樣，你愈擔憂，就愈想擔憂。

認清擔憂對自己沒有幫助，這是轉移注意力的第一步。請記住，雖然擔憂似乎會讓你產生確定感和控制感，但它其實在增加警報，迫使大腦想出更可怕的憂慮，以便「抓個痛快」。與其執著於把老虎愈畫愈逼真，最終只會讓你更害怕，不如放下畫筆，做幾回呼氣。

大腦會製造很多排泄物，我們無法阻止，因為它本來就這樣。但你可以透過自覺意識的努力，不再對大腦的想法投注精力和關注，將能量轉到身體的感覺上。

當你陷入憂慮時，用手按著胸口，深呼吸幾次，離開腦中那些令人擔憂的解釋，轉而尋找身體的感覺。也可以參考〈焦慮工具包〉，幫助你應對警報帶來的劇烈不適。不妨試著說「我現在很安全」，或者進行情緒釋放療法（EFT）或拍打（如果不知道這是什麼，可參閱本書末的專有名詞解析表），這些做法能讓我們進入身體的感覺，擺脫腦中滾雪球般的擔憂。

任何事物只要能把注意力從強迫性憂思（鉤子）轉移到身體感覺，對你來說都有益處。這種鉤子往往是常見的各種憂慮或侵入性想法（健康、財務、人際關係煩惱等），它極具誘惑力，在身體尚未察覺前，你就已經再度回到腦中。進入身體會讓你專注於當下，遠離和未來有關的負面想法和擔憂。

一旦你能注意到警報的情緒特徵（它在體內的確切感覺），你就可以留意那根鉤子。或者，你可以先注意到鉤子，也就是大腦告訴你的非理性恐怖故事，然後再尋找警報。我保證，當你發現憂慮的鉤子試圖把你勾回大腦，此時若能練習進入自己的身體，你就會愈來愈駕輕就熟。

請記住，你不能在思維的地盤上打敗它。鉤子可能看起來非常誘人，會把你勾向熟悉的老路，但你知道它不會通往好地方。一旦你發現自己處於警報中，不要繞道，請直接回到身體中。當然，這件事說來容易做來難，我會在第三部教你具體方法。

第六十八章 感受但不解釋

二〇一四年十一月，我在英屬哥倫比亞省惠斯勒（Whistler）附近參加八天的寄宿式個人成長靜修營。在靜修期間，我們每隔一天進行長達三個半小時的「整體自療呼吸法®」（Holotropic Breathwork®），總共四次。這個呼吸法由精神科醫師史丹．格羅夫（Stan Grof）推廣，他曾採用迷幻藥輔助精神治療。有趣的是，迷幻藥被列為非法藥物時，格羅夫想起許多病人都有轉化性體驗，他們的呼吸模式類似於過度換氣。他想知道單靠這種快速呼吸，是否就能產生轉化性體驗？後來，他發現確實如此。

在整體自療呼吸法®中，你要有意識地用力吸氣，然後被動地呼氣。吸氣持續一秒左右，呼氣持續兩到三秒。過程中通常搭配令人出神的響亮音樂，成員包括呼吸者（進行這項呼吸療法的人）和看護者（負責扶他們上洗手間，還有一般照護，確保他們不會死，持繼呼吸不會中止）。開個玩笑，沒人會死，不用**擔心！**有時人們會睡著（甚至在出神音樂大響的情況下），通常會允許他們繼續睡，因為睡眠中可以處理許多舊的情緒。我見過有人在過程中跳起來、跳舞、大笑、尖叫、哭泣和拳打腳踢。據說，它能誘發一種「超凡」狀態，繞過保護性自我，讓呼吸者接觸到被壓抑的舊事、想法和情緒。如果這聽起來像是在進入無意識狀態，那麼確實如此。

在過程中，有些人對自己的生命有了深刻啟示，從而徹底改變自己；有些人則感覺不到變化，但並不是說沒有變化。即使沒意識到，但他們的無意識層面可能已經發生變化。

大約在靜修第四天，我覺得特別難熬。除了深入不安．羅斯蒂兒時的許多恐懼和創傷，也聽了許多成員被虐待、失去、遺棄、排斥、被迫早熟以及很多和羞愧有關的故事。我能明顯感到太陽神經叢那股熟悉而強烈的背景警報感。當時，它甚至沒有待在背景當中，而是「紫霧」（Purple Haze）模式全開，並且向吉米．罕醉克斯[7]致敬。

靜修地位於美麗的惠斯勒，旁邊有一條奔騰不息的河流，當時正是鮭魚產卵季。我試著坐在河邊冥想，但始終靜不下心。我明顯感到孤獨和焦躁，有股立刻離開的衝動，這時我想起了十五個月前在印度寺廟屋頂上一次非常愉快的經歷。二〇一三年八月中旬黎明時分，待在寺廟屋頂那九十分鐘，是我這輩子離開悟最近的一次。我當時並不知道，雖然沒有藥物介入，但這次經歷卻與搖頭丸帶來的感受相似，我感到無比輕盈、被愛包圍，並與萬物緊密相連。在惠斯勒的河邊，我盡可能回想那次瀕臨開悟的感覺，並發現這比我想像的要容易得多。前景和背景警報開始被流水沖走，腦海閃過一個念頭：我的身心正在被淨化。當初，我因為迷幻藥「莫名」意識到，焦慮的根源在身體而非大腦；現在，我則忽然想到「感受但不解釋」這句話。這是又一個例子，說明我能夠與快樂、痛苦或任何情緒和平共處，只是單純感受它，不再落入強迫性的解離與轉移注意力模式，不再對警報自動添加擔憂的想法。

在這平靜的時刻，我把注意力轉向太陽神經叢中熟悉的警報感，並對自己說：「就去感受吧！」這個建議立刻遇到強大的阻力。大腦開始「勾」我，習慣性且反射性地要我陷入負面想法，試圖為不舒服的感覺尋找合理解釋，比如我很孤獨、這不會有什麼幫助、我為什麼要花這麼

7 譯註：Jimi Hendrix, 1942-1979。美國知名吉他手和歌手，《紫霧》是他的主要作品之一。

多錢再參加靜修。還有：現在的孤獨感與當年獨自待在印度時相比，是比較輕、一樣、還是比較重？我到底想達成什麼？任何方法都無效，我注定一直焦慮下去，畢竟已經這樣數十年了，從來沒有任何一件事真正有用，我反正沒救了，不如起身回家吧，等等等等。

我第一次有種從側面觀察大腦運作的感覺。我曾看到太陽神經叢發出明顯的警報，但從未想過以同樣方式單獨檢視大腦。我坐在河邊，看見思維試圖將注意力轉回大腦。於是我再次對自己喊話：「就去感受吧！」這讓我想起耐吉的廣告詞：「放手一搏吧！」我下定決心繼續鎖定這種感覺，不說話，不解釋，只是感覺。去感受警報，不要試圖解釋，因為這樣不會讓我感覺更好。事實上，試圖解釋似乎只會變得更糟。我在自己身上做了一個小實驗，全神貫注去感受警報，盡可能深入其中，四處感受。

我很想告訴你，當我將警報隔離開來，單獨檢視它，身體原本感受到的痛苦似乎完全消失了。雖然警報還在，但正在漸漸平息。然後，我開始加入想法，痛苦立刻明顯加劇。服用搖頭丸時，我被愛的感覺沖昏頭，任何憂思似乎都沒有依據，甚至近乎荒謬。但在「清醒」的頭腦中，這些念頭具有強大的力量，足以放大警報。當我透過自覺意識，將注意力從思維轉移到感覺，就像是偶然有了重大發現一樣。我終於找到某種方式，讓我對之前壓倒性的警報感有了掌控感。每當我再次實驗，投入到不舒服的感覺中，不去抗拒或解釋它，那種不舒服的感覺就會消失。一旦允許負面想法出現及持續增加，警報感就會加強。看來我真的有了新發現。

太陽神經叢的背景警報仍在作響，但是，第一次有某種方式給了我控制感。很多人都告訴我，警報和焦慮最糟糕的地方在於，他們覺得自己只能任其擺布，不知道何時才會結束。雖然無法完全解除警報，但我非常樂觀。焦慮在所難免，但我發現要不要為它增添更多憂思，這是自己可以選擇的。我可以重新引導以前助長腦中憂慮的能量，用來關注身體感覺，這讓我感到真正的輕鬆。

當我容許——不妨大膽地用「接納」這個詞——不舒服的警報感，我是用**自己的**方式處理它，不再受制於腦中強迫性的過度反應，不需要再採取強迫性的解釋和擔憂。從前，雪地上被我的慣性思維壓出深深的凹槽，我總是無意識且自動地沿著那兩道痕跡滑下去，但當我拿下主控權，擺脫那種壓倒性的慣性需求時，我便能讓憂慮的暴風雪平靜下來，並且拿開雪橇，另闢蹊徑，那是一條去感覺並接納感受的道路，它不受想法和憂慮組成的泥淖影響，可以從根本上乾淨俐落地抓住問題。

在那一刻，我發現，平時我總是試圖用擔憂來解釋痛苦，這個強迫性習慣有了明顯改變。我看到未曾意識到的空間，我可以在那裡與警報的痛苦同在，但不會自動且強迫性地用解釋來填補認知層面的空白。我首度可以對自己說「感受但不解釋」，並初次發現不需要一直為感覺添加想法。我可以選擇只感受警報，而不加思考。在這樣的空虛中，產生一種從未意識到的充實感。

當我學會將警報當成單純的感覺，不試圖與它進行理性對話，或試圖理解它、從它那裡得到答案，情況就變得容易多了。如果我只是靜靜與這種感覺共處，儘管仍然會不舒服，但似乎可以控制住。我不知道你能否理解這點（因為我也不知道自己是否理解），但這似乎是我首次能夠繞過痛苦。也許是因為我把警報留在體內，總是上鉤，被拉進大腦的憂慮中，所以我從未在痛苦中停留夠久，也就沒機會繞過它。我不再往火堆裡扔火柴。有時候，只要停止把事情弄得更糟，就能讓它好起來。我找到停止用憂慮的錘子敲打自己的方法，那種感覺確實很好！

若是不能靜下心來面對警報，我們就永遠看不到它可能帶來的訊息，也就不知道可以和它建立一種關係，甚至——容我大膽地說——和它成為朋友。不妨想像一池清水，水底有一層淤泥，當我們攪動淤泥（想法），水（警報）就會變得渾濁，訊息也會模糊不清。我們需要學會停止過度干預，讓思緒自然沉澱，方能看清並感受到體內的警報到底是什麼，而不會被憂慮蒙蔽。

我喜歡邁克・辛格（Michael Singer）在《覺醒的你》（*The Untethered Soul*）書中的一句話：「大腦是靈魂躲避心的地方。」這正是我們過度思考的原因。反覆思量和擔憂是一種在認知上繞過舊有警報的方式。

為了多感受、少思考，我建議你「就去感受吧！」，反覆告訴自己「感受但不解釋」，然後沉浸在感受中。

這簡單的語句讓我在警報感和添加相應故事的無盡需求之間有了一個空間。我發現，如果只是與警報感共處，它雖然讓我不舒服，但我可以對著它呼吸，就這樣靜靜地共處。一旦我有意識地停止在警報感上添加憂思，我就獲得了前所未有的控制感。

當你努力進行這方面的練習時，有件事可能有幫助，那就是在你專注於感覺時，讓大腦做一些富有成效的事。

警報感浮現時，請有意識地吸入這份痛苦。沒錯，儘管聽起來違反直覺，但我要你在吸氣時，全神貫注地品味並體會這份痛苦。逃避或抗拒只會讓情況更加惡化，痛苦之所以不斷擴大，正是因為你抗拒它。當你有意識地選擇吸入痛苦（同時以手按著胸口表示撫慰），它就無法再擴張。試試看吧！

以我個人而言，我覺得這種接納痛苦的做法很有力量。事實上，我正在感受痛苦，那又為什麼要否認或逃避它呢？那只會讓我淪為受害者，從而改變生理反應，讓大腦感知到更多痛苦。當我有意識地接納痛苦並對著它呼吸，就會產生一致性，它也就「有了意義」。我不再試圖透過否認來逃避痛苦，而是面對並接納，透過對著它呼吸並接納它，我在一定程度上控制自己，擺脫受害者心態。我對自己說：「好痛啊，但我相信自己可以處理好。」只要我待在這種感覺中，不為痛苦添加想法，我發現它會更容易處理。從根本上說，我這是在向自己證明，我有足夠的能力應對它。

從神經學角度來講，我相信當我們接納痛苦時，大腦會以分泌多巴胺、內啡肽和腦啡肽（大腦的天然止痛藥）做為回應。用一隻充滿愛意的手按著胸口，會釋放具有連結效果的催產素，所以這是有神經科學根據的！

我小時候覺得自己受不了痛苦，所以總是把它推開或逃避它。從小到大我都維持兒時的假設，逃避痛苦多年。

這聽起來可能有些誇張，但當我有意識地吸入痛苦，承認並接納它時，我就重新獲得力量，因為我不再逃避。我以勝利的成人身分面對和接納它，而不是當時那個沒有得到支持來處理它的受害小孩。

你已不再是孩童，現在的你不再無能為力，你完全有能力接納警報的痛苦，並勇敢面對它。只需與痛苦共處；不要讓想法把你擄走。吸入痛苦，待在那種感覺中，即使很痛。事實上，愈痛就愈要這麼做。

這便是所謂的**感受但不解釋**，而這也是打破「警報——焦慮循環」最有效的方法之一。

社會上有種風氣，一直鼓勵我們推開痛苦。我從比丘尼佩瑪·丘卓恩（Pema Chödrön）那裡學到自他交換（Tonglen）的修練方法，吸入痛苦心法就是根據自他交換法改編的。它有助於面對痛苦，甚至透過呼吸來迎接痛苦。當我們不再逃避，不再透過強迫性思考和擔憂來轉移注意力，而是心甘情願地接受並鼓勵痛苦存在，我們就可以開始消化和排除它。心甘情願地吸入痛苦，細細品味這種感覺，讓我們感受到它，甚至可以控制它。心甘情願地吸入痛苦，讓我們覺得更有控制力，就不會想要逃避它，因為你必須親自感受才能治癒它，你愈是能和警報感共處，就愈能排除它，它也就不再那麼可怕。

在進入下一章之前，有個重要提醒。對許多擔憂的人來說，警報承載著兒時自我的強烈痛苦，無法長時間與它共處。我認為和痛苦共處是療癒必經過程，但我們無法獨自做到這一點。沒錯，我們已經是成年人，比起原生家庭，現在的我們擁有更多資源，但這些創傷往往太嚴重，我們自己無法處理，可以找一位熟悉體內警報的治療師提供協助，對你的療癒將發揮非常寶貴的作用，畢竟我們對痛苦的主觀感知可能會讓你無法獨自承受。

最後還有一個重點，我重讀這一章時，覺得「警報——焦慮循環」理論是我在惠斯勒那條河邊想出來的。當時只有一些模糊概念，並意識到專注於身體的痛苦時，它就會緩解，但直到多年後我才徹底明白整個理論，可以對自己或他人解釋這種循環。

第六十九章 改變對痛苦的看法

我要告訴你一個天大祕密，準備好了嗎？

很多時候，我們把某種感覺**解釋**為痛苦，痛苦才會產生。

如果能靜下心來面對警報感，並學會停止給它添加憂思（即焦慮），我們就能停止循環，停止繼續餵養這種感覺。

精神病學家《心靈的傷，身體會記住》作者范德寇說過，與其說治療是為了消除痛苦，不如說是為了提高病人忍受（警報）痛苦的能力。

至少對我來說，如果我提醒自己「感受但不解釋」，避免用可怕的想法來攪混那一池清水，雖然很痛還是迎接這種感覺，那麼我就能更輕鬆自如地應對警報感。

我知道這有時候很不容易做到，但是，你會愈來愈善於觀察警報是什麼感覺，還有在哪裡出現（或者至少提出問題並專心觀察它），這是一種愈做愈熟練的練習。

佛家有句箴言：「痛難免，苦由人」。這正是警報的運作原理，痛真實存在，但我們不需要包裝可怕的故事和想法來增加苦。再次強調，你不需要去思考每一種感受！

若要實踐這句佛教箴言，不妨試著喚起一個擔憂的念頭，留意它引發的警報（如果你尚未找到警報的具體位置，可將注意力集中在心臟區域）。然後，對這個部位呼吸，有意識地待在這個感受中。你愈專注於身體的感覺，就愈能「阻絕」大腦的解釋。

不要忘了，你可以隨時運用本書與〈焦慮工具包〉介紹的技巧（例如：「我現在很安全」、手按心口的自我觸碰、細細感受呼吸，以自他交換法吸入痛苦）來幫助自己找到踏實感。這一切都是為了與警報共處，並欣然接納它。

當你以正面、充滿愛的方式與警報連結，就是在與兒時、受傷的自我連結，這時警報就會消散。負面憂慮需要你關注才能存在，你可以透過停止這種關注來消除它，也可以透過為內在小孩打造安全之處來消除警報。你可以學會盡情感受是安全的，這是件好事，因為感受是生命的源泉。我將在第三部介紹另一種非常有用的做法，我用它來連結身心，進而降低警報（以及隨之而來的焦慮）。

第七十章　找回失落的自我連結

想像一下，面前有個小孩情緒低落，舉起雙臂要你抱。你是否會透過藥物、成癮、轉移注意力或解離等方式來遠離孩子尋求連結的渴望？

當你感受到警報的痛苦，可能會一把將警報大響的內在小孩推開。你的孩童自我需要關注和憐憫，需要此時此地的你提供協助，以重新調控兒時沒有校準好的系統，畢竟那時家裡沒有海怪可以跟你抱在一起。

這可能會讓你有種跳進深淵的絕望感，但請繼續讀下去，不要放棄。焦慮引起的身體症狀很可能是內在小孩在乞求它當年失去的愛、調和與關注，背景警報和隨之而來的前景警報能量不是為了讓你追著自己的尾巴咬，不是在你面臨感知的危險或想像的擔憂時把你推向戰鬥或逃跑反應，而是要你去追求與自我的連結。

你在說什麼童年自我？還有什麼內在小孩？如果不是親身經歷，我一定會把這些說法視為新世紀學說的胡言亂語。所有關於內在小孩的概念，對我這個接受醫師訓練的人來說多麼陌生，但醫師從未成功解決我的焦慮，或者應該說警報。那麼你呢？他們對你的治療效果如何？有一些內科和精神科醫師確實幫助過我，但大多依靠藥物，要是有醫師問起童年創傷，或者體內的警報在哪裡，我會非常震驚。我喜歡這句俗語：「你若是一把錘子，所有東西看起來都會像釘子。」正如我在本書的新版引言所說，我們這些醫師被訓練成用藥大錘，往往能迅速找到基於藥物的方法來處理任何病痛。我並不反對用藥，很多情況下藥物可以救命，但我真心認為，藥物往往只是用來掩蓋症狀。

我最喜歡的故事是喜劇同行凱文的親身經歷，他菸癮奇大，我正在幫他戒菸。抽菸會導致胃部上方開口的肌肉鬆弛，使得胃酸回流進食道，導致火燒心的疼痛感。凱文（你聽到了嗎，老兄？）希望我幫他開抑制胃酸的藥物來緩解不適。「我就直說了，」我告訴他。「你希望我開藥，好讓你繼續抽菸？」他不慌不忙地回答「對」。請注意，焦慮也會出現類似情況，你可能會透過藥物來掩蓋問題，而不知道自己可以選擇徹底解決它。

據我估計，全世界約有五千萬人服用焦慮症藥物。多達五千萬病人，你無法判斷他們的病情真的在好轉，還是只有症狀被暫時控制住。要是有辦法，為什麼不試著從根本上解決問題呢？藥物治療也可能非常管用，甚至在某些情況下是必要的，但它不應該是治療的全部和終極手段。如果你找內科或家醫科醫師治療焦慮症，那麼你和內在小孩很有可能得到新的處方藥，而不是新的認知。醫師都想提供幫助，但除了精神科醫師，其他醫師很少接受心理治療方面的培訓，比如基層保健醫師。就算像我一樣接受過培訓，也沒時間好好研究，因此藥物治療被許多醫師視為最佳選擇。這並不是在批判或貶低醫師的價值，而是陳述事實。我愛所有的醫師同事，愈來愈多同行開始願意改變，在實務中導入身心整合醫學療法，但它被稱為「醫學」自有原因。

人類由身心靈三方面組成，醫界正在學習接受身心整合的概念，但許多人根本不了解（或者說大多數人不想了解）「靈」（精神）在治療中扮演的角色。在各種情緒障礙中，精神才是最需要關懷的，科學可以幫助我們應對情緒問題，但無法治癒它，因為科學需要可重複的還原過程，而精神無法還原為各個組成部分。這是我對「科學療法」或「循證療法」的主要質疑，科學療法對充血性心力衰竭有效，但對心碎無效。

根據字義我們幾乎就能斷定，「精神」無法進行科學研究，但這並不意味著它不是心理保健的重要環節。

好了，激動發言到此為止。回到剛才的場景，正在發脾氣的內在小孩請求你關注，不妨想像它就站在你面前。想像爸爸或媽媽喝醉，或是怒氣沖天、要打你、你不知道他們何時回家，或是他們正在大喊大叫，吵得不可開交。也許他們已經失能、沉迷賭博、對你不理不睬，或是被某種身體或精神疾病摧殘，而你卻要照顧自己和弟妹。或者，也許你家的情況沒那麼戲劇化。沒有人動不動大爆發，也沒有重大變故，只是一家人都很冷漠，缺乏溫暖，無法讓你安全依附。爸爸是工作狂，媽媽情感麻木。這種環境對孩子來說過於沉重，絕對會在體內產生警報。

當你喚起受傷害的瞬間，看著兒時的自己在痛苦中掙扎，不妨想像你望著這個小孩的眼睛，就像望著自己的眼睛一樣（本來就是）。在想像中抱起這個孩子，摟著它，感受它與你相擁時放鬆的小小身軀，還有它摟著你脖子的雙臂。把它摟進懷裡，讓你的成人心臟貼著它的幼小心臟，感受它的警報。你應該對這個警報非常熟悉，但現在你已開始著手打破魔咒。

我的許多焦慮症患者都會不自覺地認為，應該由當年的父母來提供撫慰，為什麼現在要自己來做？我們或許會認為責任在父母身上，而不是自己（因此也就不關心自己），但我要告訴你，**沒有人會來救你**。父母不會回來履行職責，不會安慰你並照顧你的需求。內在小孩從未得到需要的關懷，它仍在等待。因此，對自己溫柔一點，承擔起責任，有意識地由成年的你來安慰並照顧兒時的你。

自己就是內在小孩一直期待的安全依附，一旦你接受這個事實，就能提供自己一直希望擁有的愛和關懷。當成年的你能夠看到、聽到、理解、保護和愛內在小孩時，它身上的警報就有機會治癒。

思考要點：把小時候的照片貼在浴室鏡子上，或者設為手機開機畫面，在無意識層面提醒自己與（兒時）自我連結。

第七十一章 打造安全場所

小孩都需要安全感，這通常來自對父母的依附和連結。當小孩處於警報狀態，往往是因為在家庭遭遇變故時缺乏安全依附和連結。這種警報可能是急性的，比如在美國的商店裡走失；也可能是慢性的，例如長期面對失職、成癮或家暴父母而持續出現不確定感。

許多人之所以不信任愛，因為父母的愛打了折扣，或者根本不存在。人的本質是愛，當我們不信任愛，也就不信任自己，難怪我們會警報大作！不信任自己時，我們會分裂為兩個存在，一個是真正的、本質上的自己，充滿了愛並逐漸成長；另一個是反應性的存在，充滿了恐懼和保護行為。由於大腦的自動預設模式是確保生存，所以許多習慣憂慮的人陷入保護模式，不信任（並且迴避）伴隨愛而來的脆弱性。

如果你也陷入警報——焦慮的惡性循環中，很可能也與愛及其脆弱性斷絕連結，而這種對愛的排斥很可能源自小時候的保護機制。

但恐懼（和焦慮）的唯一解藥是愛，你需要回去，因為那個地方已經變了！也就是說，你現在可以為自己打造安全而充滿愛的地方，小時候你從來沒有過這樣的地方。現在就在心裡打造一個可以感受到安全的場所，在這裡可以放心去感受，絕對安全，甚至去感受脆弱都很安全。就是這樣！

與其說療癒焦慮和警報是讓自己感覺好起來，不如說是更善於去感受。在內心打造安全、可以盡情感受的場所，讓身心重新連結，並重新調控和平衡神經系統。然後，你就可以感受**所有**感覺，包括好的、壞的和醜的，從而導正因不斷需要保護而造成的失衡。從前你處於失衡狀態，不得不把所有感覺縮小，只剩下與熟悉的恐懼有關的情緒。這就是為什麼有人說焦慮和興奮的體驗是一樣的（其實不完全像，但很接近）。第一步就是要和自己連結，因為警報——焦慮循環無法在富有同情心和功能正常的身心連結中存活。

不妨試試這個練習：雙掌用力互搓約十到二十秒，直到產生熱感。然後閉上雙眼，將手掌底部輕輕覆蓋在眼眶上。把注意力集中在溫暖的感覺，並感受你正慈愛地關注著自己。接著，將注意力轉向呼吸，告訴自己，呼吸始終陪伴著你，而你也始終被充滿生命力的氧氣圍繞。這個動作可以隨意重複多次，它是對建設性身心連結的初步體驗。請記住，這個簡單的練習幾乎隨時可用（但開車、打拳或潛水時除外。）

第七十二章　警報阻絕連結

簡單地說，神經系統需要安全感才能開始進行療癒，而前景和背景警報的主要問題在於，它們讓我們遠離安全感，處於保護模式，在這種生存模式下不可能療癒。這當中還有一個矛盾之處：解決警報需要社會參與系統，但如果身心處於警報狀態，社會參與系統根本無法正常運作。換句話說，如果你的身心一直停在誤以為需要生存的狀態，你就無法茁壯成長。

想像一下，你接到電話，得知兒子在學校受傷，你匆匆奔進電梯，急著下樓開車去找他，這時有位同事對你說起工作排程問題。你無法給她有意義的建議，甚至根本不記得她後來說什麼，是不是？那是因為你擔心兒子安危時，大腦處於警報大作的生存模式，神經系統中能夠與同事進行社會參與和連結的功能暫時關閉。

當我們處於警報和焦慮狀態，經常會感到與他人之間缺乏連結，但可能沒有意識到自己和內在缺乏連結。我希望你能認清，處於警報狀態時，神經系統會受損，自然無法與他人連結（就像前面電梯裡的同事一樣），同時你也會失去連結和撫慰**自我**的能力。

不和諧的婚姻、飲食失調或成癮，這些都是背景警報造成的影響，必須深入解決根本原因。如果不直接解決體內潛在的情緒失調問題（背景警報），夫妻就會持續爭吵，飲食失調會默默地回來（尤其是在壓力過大時），毒癮也會再度上身。

這其實值得另寫一本書來深入探討。我相信，上癮只是人類試圖自我治療背景警報的一種方式。

如果本書到目前為止發揮了應有的功用，那麼你應該已經明白，所謂的焦慮主要和身體的警報感有關，而不是大腦的想法。當然，大腦仍然扮演著重要的協助角色，它舉起記分板給我們看，但真正在記分的終究還是身體，它永遠不會忘記舊傷，並且在杏仁核（還記得前面提到那具過度敏感的偵煙器嗎？）的作用下，哪怕是最輕微的熟悉威脅，它都會即時出現反應，並啟動早在兒時就已寫入系統且十分熟練的警報程序，隨時準備「保護」我們。矛盾的是，警報一邊拿出兒時全力保護安全的本領，一邊不斷提醒，我們可能正處於危險中，因而引起更多警報。

每啟動一次，警報反應就增強一次，更為深入並強烈。更糟糕的是，它將我們推入以生存為導向的狀態，讓我們無法啟動社會參與系統，自然也無法平息警報。此外，還有擔憂的三個W——警告、假設和最壞情況一同來攪局，這是另一種保護個體的錯誤嘗試，只會帶來更多警報！

當病人說「我很焦慮」，我會鼓勵他們改為「我的警報正在響」，因為這樣說更真實。如果朋友想了解你現在的心情，我建議你用「警報」而不是「焦慮」來形容。當你說「我很焦慮」，很多人其實不知道你在說什麼，但如果你說「我的警報正在響」，每個人都能體會這種感覺。

許多人曾因兒時遭遇無法控制的創傷性情境或事件而出現警報，尤其是類似狀況再次發生時。戰鬥或逃跑神經系統會自然而然地啟動，除了發揮保護作用，還會激發我們的能量，讓我們努力解決困境。如果父母或照顧者能及時處理並解決觸發警報的情況，我們的身心就會平靜下來，進入短暫的休息和消化階段。如果情況始終無法解決，又沒有稱職的父母，戰鬥或逃跑反應就會長期活躍，身心將因超過負荷而積累更多背景警報。如果沒有安全的依附對象來幫助我們平息戰鬥或逃跑反應，讓我們以健康方式解決問題，身心就會像單向閥門一樣，警報不斷湧入但無法釋出。

一起開砲的細胞會透過增強作用團結起來。如果我要你徹底忘記騎自行車的本領，你辦得到嗎？同樣的，你也無法「忘記」提高警報的本領。因未解創傷而儲存的背景警報與戰鬥或逃跑的前景警報會連結起來，逐漸形成自我強化的循環。再次借用迪斯本札那句話：這方面身體比大腦學得更好

這些熟悉的習慣其實可以改變，但需要練習。一位工程師設計一款自行車，車把向左轉時，前輪會向右轉。觀看人們試騎這輛自行車會非常有趣，幾乎每個人騎不到兩呎距離就會摔下來。工程師為了騎上自己設計的自行車，花了好幾個月重新訓練內隱記憶。當我們重新訓練警報時，就是要花上這麼久的時間。

我可以用語言向你描述如何騎反向自行車，你還可以花上幾個星期的時間研究，但等到真正要跨上反向自行車，並試著順利騎下去，這些知識只能帶來一小部分好處。

人不能光說不練，需要靠行動解決的問題，單憑嘴上說說無濟於事。因此，單憑閱讀就想學會與身體有關的技巧，也只能達到一半的功效。

若要學會和感覺有關的技巧並重新設定警報，你必須跨上那輛反向自行車，真的開始去騎。你必須告別如母語般根深柢固的大腦思維，熟練掌握身體的感覺。學會流暢地表達感受，對於你需要用來療癒警報和焦慮的自我意識非常重要。某方面來說，這就像學習一門你本來就會但已經忘記的語言，有點像重新學習英文字母表。

所以，如果你準備好了，我們就開始重新學習ＡＢＣ吧！

但請等一下，在進入新版的第三部之前，我想在此稍做補充。

你在前兩部學到的大部分知識，都是關於以全新方式來理解焦慮。當你認識了體內儲存的警報，就可以透過感覺來擺脫焦慮，而不是靠思維來解決它。後者行不通，因為你無法用更多思考來解決反覆思量和過度思考造成的問題！

在第二部的結尾，我希望你明白，人無法靠思考擺脫焦慮，必須透過感覺，這也是第三部「覺察自我」的宗旨，它將協助你從感覺著手來擺脫焦慮。

認知療法只能短期幫你應對焦慮，但無法長期治癒它，因為你試圖用基於思維的技巧來解決基於感覺的問題（警報）。此外，認知療法需要大腦開啟認知（思考）功能，但人在焦慮時會關閉它，轉而啟動基於生存（感覺）的功能，因此認知療法往往會在你最需要時離你而去！

如果本書內容能引起你的共鳴，你還想進行更深入的療癒，我強烈建議你購買我的影片和冥想課程「你的身心處方：永久治癒焦慮」。這個套裝產品結合了影片和音訊，以更實用的方式詮釋書中內容，更詳細介紹如何找到警報，搭配睡眠瑜伽（yoga nidra）冥想引導來促進身心合一，從警報源頭著手，平息身心的紛擾。我的目標是將著作和課程推廣至全世界（現已達成），因此將二者的價格定在人人都能負擔的範圍，希望你不會像我一樣飽受焦慮和警報之苦。我深知在書籍、治療師和線上課程中一次次被許諾焦慮一定可以治癒，卻一次次以失望告終的痛苦；因此，我畢生致力於打造對自己和病人真正有效的療癒工具。

現在，我們一起正式進入ＡＢＣ心法，學習與自己連結，治癒焦慮症。

第三部

覺察自我

第七十三章 生存與連結

人類有兩種主要驅動力：一是身體生存，二是情感連結。如果你在安全依附的環境中成長，你和你的神經系統學會從成長和連結的角度看待人生。反之，你和你的神經系統會從保護和生存的角度看待人生。

正因如此，童年才會成為感受關懷、愛和支持的關鍵時期。如果將人比喻為船，難以承受的創傷就是這艘船的裂縫。就像雪地上長年壓出來的凹槽，裂縫也會形成通往更多痛苦的首選路徑。

小時候，如果照顧者沒有用安全、可靠的依附和愛來修復裂縫，日子一久，隨著船身的結構愈來愈脆弱，它會變成大洞，於是更多創傷湧入，洞就愈來愈大，繼續湧入更多創傷和警報。

一旦這個脆弱或受損區域形成，它就會成為痛苦和痛苦之身的首選路徑和儲存空間，隨著痛苦持續累積，它就會開出一條更深的路徑，讓更多痛苦更容易循線而來；當你感到痛苦加劇，就會更加陷入生存與保護的世界觀中。

在深入探討第三部前，我想談談經常被問到的問題：「為什麼我沒有童年創傷，卻依然非常焦慮？」

首先，我想澄清一個重點，大多數人都知道自己兒時遭受過哪些痛苦，但也有很多人不知道。以下是我在嚴重焦慮的人身上常看到的一些情況，他們普遍認為自己的童年很「正常」。

一、**很小就和父母分離**。媽媽在你出生後生病，無法與你連結，或者父母在你五歲前有很長一段時間不在身邊。我有一些病人在幼年時，父母帶著兄弟姊妹出遠門度假，卻把他們留在家裡由別人照顧。我通常會請病人回家問父母，是否在他們很小的時候曾與他們分離。並不是所有分離都會造成創傷，但如果孩子非常敏感，即使是稍稍分離也能引起創傷反應。

二、**代代相傳的創傷**。我的朋友兼同事馬克·沃林（Mark Wolynn）寫了一本好書，名為《問題不是從你開始的》（*It Didn't Start With You*），我強烈推薦你讀一讀。書中講述創傷是如何在家庭中代代相傳，尤其是父母或祖父母長年過著壓力很大的生活，後代會吸收祖先的創傷，我見過無數這種情況。

三、**產前創傷**。你還在母親子宮裡時，她的壓力有多大？研究顯示，父親的壓力甚至可能比母親的壓力影響更大。也許是因為媽媽必須處理自己的問題，還得同時應對伴侶的問題！

四、**否認**。我已記不清有多少人曾表示，他們有偉大的父母和美好的童年，但深入探問後卻發現兩者都沒有。他們的童年充滿創傷，但自己看不到（或不願看到）。我認為，許多孩子不得不長期否認原生家庭有任何問題，以致成年後依然如此。

以上列舉的只是冰山一角，但往往能幫助人們理解，他們的「正常」童年為什麼會產生焦慮和警報。

我們即將攜手踏上旅程的最後階段，關鍵是要找到你體內的警報，它存在哪裡，看起來和感覺如何。請記住，如果你還不確定它的位置，可以先將注意力放在心臟周圍。警報長年伴隨（並且深入體內），你可能看不到它，（一）因為你已適應它，或者（二）只是因為你還沒去尋找它罷了。就像我們否認原生家庭有缺陷，因而看不到父母沒有滿足我們的需求，我們也可能看不到或不承認警報，直到願意主動且專程去尋找它。

我發現，解決警報沒有捷徑，也沒有絕招可以讓你瞬間擺脫焦慮。我長年把憂慮視為自己的一部分，後來才意識到它只是大腦的反射性活動，反映儲存在體內的警報。我相信這些憂慮長達幾十年後，直到在河邊領悟到「感覺但不解釋」心法，這才明白我可以選擇不去相信每個憂思，它只不過是我憑空捏造出來的。在我未能將腦中憂思和身體警報區分開來時，我一直誤以為我就是思維以及思維就是我。

我喜歡這兩句話：**「大腦是出色的僕人，卻是糟糕的主人。」「世上最堅固的牢房是你看不見的那一種。」**多年來，我一直看不到自己身處大腦的牢籠中。我既是僕人又是主人，未曾發現自己可以選擇放下枷鎖，只要懷著好奇心，冷靜地觀察自己畫的可怕老虎就夠了，不需要被它們栩栩如生的樣子欺騙。

自覺意識表明，我不等於思維，既然能看到憂慮，也就不會成為它。我在河邊領悟到，不需要為每一種感覺添加想法，也不必為每一個想法添加感覺，我就是從這裡開始解脫。一旦認清擔憂只是一種誘人的幻覺，一種神奇的「思維戲法」（不是一般靠雙手製造幻覺的戲法），我終於揭開幕後的真相，發現痛苦的真正根源是小時候埋藏在體內的警報。

思考要點：現在，請挑選一個正困擾你的憂慮，讓它暫時停留在腦海中。當你不去抗拒它或出現任何反應，留意此時產生的內在力量感。警報很可能會出現，讓你感到不舒服，請留意它的位置，並靜靜與它共處。儘管不舒服，但此時此刻你很安全。

第七十四章 ABCDE心法

我開發一種心法並每天運用，幫助我擺脫警報——焦慮循環，它恰好是以英文字母表的前五個字母做為一個週期（但前三個字母最重要）。

意識（Awareness）
身體（Body）
連結（Connection）
自律（Discipline）
自我（Ego）

（你很快會發現，有幾個步驟其實包含了不只一個以相同字母開頭的詞彙，但你可以透過上述詞彙來記憶，簡單又好記。）

首先是意識和接納。我所說的意識是指自覺意識，這在第一部已經討論過。當你能夠察覺到自己正在運用自覺意識，就會完全了解並接納痛苦如何在你身上呈現。如果你不知道焦慮和警報如何掌控你，也就無法改變它們，當你處於黑暗中，一直鑽進憂慮中也無助於找到光明。第一步是做出新的承諾，透過自覺意識看到自己正處於警報狀態，而不是深陷以前那道凹槽中，自動且無意識地相信那些憂思。

接下來是身體和呼吸。無論多麼善意和「正面」的思維，只會讓你停留在對未來的憂慮中，你需要讓注意力立足於當下的身體感覺。當你能在體內找到安全位置，焦慮想法就會失去力量，因為你將能量從思維轉向感受。這當中有個重點，察覺到自己正陷入焦慮和警報，並下定決心，開始採用**感受但不解釋**心法。

接下來是連結和憐憫。一旦你打開社會參與系統的大門，就可以從憐憫的角度與自己建立連結。你可以清除舊傷，成為當年期盼擁有的那種父母，和善對待自己，與自己連結。在這個單元中，你將學到更多知識，以連結和憐憫的方式與（兒時的）自己相處。

接下來是自律。有個老笑話：男人找不到想去的音樂廳，便在街上問一個女人：「妳是怎麼去卡內基音樂廳的？」她回答：「練習，練習，再練習。」長期以來，你生活在思維的窠臼中，誤以為想法和擔憂一直在保護你的安全。然而，你持續過度思考，誤以為這是在脫困，其實是害自己愈陷愈深。請換一種方式，遠離對未來的憂慮，停留在當下的身體，不過這需要練習。

最後（目前）是自我。它是馬戲團裡那種只會一招的小馬（或者用只會一招的巨龍來比喻更好），它讓你不願意面對脆弱，一心只想逃避。我將在這個單元教你認清，自我這隻巨龍永遠不會忘記從小到大受過的痛苦，它還會導致你迴避可能引起同樣痛苦的創傷。雖然這一招對於避免被爐火燙傷挺實用的，也是一種適應環境變化的正當反應，但如果你認為愛會傷害你，因而一直迴避它，那麼愛就會被擠出生命中，空出來的地方則逐漸被恐懼填滿。

即使沒有需要療癒和處理的昔日痛苦與創傷，重新與痛苦根源連結依然深具意義，因為內在小孩早已不堪重負，為了自我保護，它很久以前就將創傷埋進體內。

在接下來的章節中，我們將逐一探討ＡＢＣＤＥ心法的每個步驟。

第七十五章 意識帶來選擇

人無法改變自己看不到（或自我拒絕看到）的東西。在改變它之前，你需要看到它，並且感受它。你是否已經找到警報的位置？也就是當你焦慮時，體內會被「點亮」的地方。我希望你能敏銳地意識到這種感覺，因為它是痛苦的終極根源。

我的病人凱莉在兒時曾被遺棄。現在，她對十二年來摯愛的丈夫保羅產生負面想法。凱莉說服自己相信，保羅正準備離開她，畢竟，保羅從未給凱莉他會離開的充足理由。他上班時，她會不由自主地認為他不會回來了。當凱莉警報大響，她會假設保羅想要迅速離開，於是在家裡尋找他可能已經打包好的行李箱。

我為凱莉設計的療程主要是讓她意識到，她的焦慮與保羅無關，真正的問題在於十歲時體內未解決的舊警報。那年夏天，她深愛的父親外出工作，遺憾的是在事故中喪生，再也沒有回來。凱莉在父親去世時沒得到足夠支援，母親心急如焚，無法優先考量凱莉的需要。凱莉剛成年時曾接受數小時認知治療，希望能盡量減少她被遺棄的侵入性想法，後來在一段時間內發揮了一定作用。但她總是會再度擔憂又遭到遺棄，而且往往比以前更強烈（也更不合理）。

我在第二部結尾談到從感覺著手來擺脫焦慮，對凱莉也是進行類似療法，以便幫助她找到警報的位置。在我的指導下，她首先想像保羅上班的情景，然後開始尋找體內出現警報的部位，以及她是如何感受到警報。最後，她發現警報出現在上腹部，以壓迫感呈現，而且似乎往上擴散到胸部和喉嚨。她愈練習，就愈能詳細描述這種感覺。那是空洞、黑色、霧狀且如同沙漏一般的東西，從中間收緊的位置位於心臟處，朝上方和下方擴大。

現在凱莉的故事暫且不提。很久以前，我和朋友有固定的撲克之夜。在撲克牌中，有一種叫做「小動作」（tell）的舉止或習慣，可以透露玩家是否拿到一手好牌，或者有沒有虛張聲勢。例如，朋友湯姆有一手好牌時，總是反覆看自己的牌。如果在虛張聲勢，他就幾乎不看。這就是他的小動作，自從我發現他有這些習慣，就很少慘輸他。

就像撲克牌玩家學會讀出彼此的小動作，一旦摸透警報的底細，我們就能找出它的小動作。以凱莉為例，當她發現自己在家中四處尋找行李箱，或者陷入胡思亂想，自行編造保羅要離開的理由。這些都是明顯的小動作，表明她已深陷警報，大腦的理性功能停擺。

察覺到警報的小動作後，她將注意力轉到身體上，找出那個在胸口擠壓的熟悉沙漏，用手按住有警報感的地方。接下來，她深吸一口氣，或做幾輪呼氣，專注於當下的踏實感，然後提醒自己，問題來自體內的警報而非保羅。她透過自覺意識，努力擺脫大腦的憂思，沉浸在擠壓心臟的「沙漏」中，儘管這種感覺讓她很不舒服。

她不再讓憂慮加劇，而是改變注意力和意念的方向，與警報連結，在體內找到踏實感。

凱莉愈來愈了解警報，知道該注意什麼信號，或者說，知道該找什麼**感覺**，她也因此愈來愈注意到它。她開始非常熟練地定位警報，並學會愈來愈早識別它，反正它總是像沙漏一樣出現在胸口。據她描述，這種感覺就像信使，告訴她要走出大腦，進入身體，這成了她的一種預警系統。

凱莉當時並不知道，當她與胸中的警報連結，其實是與突然失去爸爸的十歲內在小孩連結，並給予安慰。她不再逃進那些缺乏依據的憂慮，也不再編造保羅不會回來的故事，而是直接找到小女孩痛苦的根源。成年凱莉透過胸中的警報與孩子凱莉建立關係，進而消除了對保羅離開的恐懼。整個過程需要時間，但她已經學會以焦慮和警報做為與受傷的內在小孩直接連結的途徑。她告訴我：「記憶中，這是我這輩子第一次感到自己是完整的。」

我希望你也能學會，用警報與受傷的內在小孩直接連結。當你意識到自己兒時曾發出警報，並與之連結，內在小孩就不再需要在體內製造並維持警報狀態來喚起你的注意。

當你在身體和內在小孩之中扎根，就能看見那些憂思，再也不需要成為它們。簡而言之，你現在已經能認清，自己只是試圖透過擔憂與（內在小孩）自我及其痛苦分離並斷連。

我們這些習慣憂慮的人感到警報時，往往會自動往上跳進腦子開始擔憂，但自覺意識讓我們看到另一種選擇：向下移動到體內。起初，這會讓你感到不自然和不確定，因為你已經習慣在確定無疑的憂慮中找到反常的安全感，憂慮已經在你腦中產生類似成癮的作用。但透過練習，進入身體的感覺會愈來愈自然，並打造更融合、更連結的神經化學狀態。在你善待自己時，要明白你已自動且無意識地訓練自己過度思考，當你嘗試反向操作並進入身體，難免會有幾次「失衡」，進而發現又回到成癮的那些想法中。這時請持之以恆，繼續練習，你很快就能透過自我撫觸、呼吸和自我憐憫進入身體，獲得全新且更全面的安全感。先前那種跳進擔憂中的自動而無意識反應，將開始被有意識的選擇取代，將能量重新引導到感受身體的當下，並與兒時的自我連結。

當然，你可能會質疑，為什麼要深入警報的痛苦中。如果你能明白，警報是內在小孩正懇求你給予關注，一切就會變得合理。你愈是與警報連結，就愈是與需要療癒的內在小孩連結，也就愈能從根源解決痛苦。

思考要點：你有沒有把小時候的照片貼在浴室鏡子上，或者設為手機的開機畫面？

第七十六章 透過身體和呼吸打破循環

記不記得前面提過的故事？有一個人不斷用錘子敲打自己，別人問他為何這麼做，他說：「因為停止敲打後，感覺非常好。」

這正是擔憂的作用。記不記得我說過，小時候母親下班後若是晚歸，我的腦子就會自動浮現各種令我焦慮不安的恐怖故事？每當她開鎖的聲音傳來，我都會如釋重負，那種多巴胺和內啡肽瞬間湧現的感覺多麼美好。

但是，僅僅因為擔憂並未成真，偶爾還會帶來回報（令人心情大好的化學物質湧入大腦），並不意味著把精力全用在擔憂上是個好主意。我認為，當我們試圖讓不確定變得確定，就會得到一點多巴胺，而當我們試圖緩解擔憂帶來的不適感，也會得到一點內源性類鴉片物質，因此，無論從短期還是長期來看，擔憂都有可能操縱大腦，產生化學反應。事實上，從長遠來看，擔憂帶來更多長期警報，而那些化學物質只能在短期內帶來緩解。這就是「成癮」的定義：一開始似乎有所幫助，但時間一久，情況會更糟。現在，你已經有意識地明白「擔憂沒有好處」，但無意識卻像上了癮那般，一直巴著擔憂不放，這一切都是腦中的化學物質在作祟。

很高興你問了！

那麼，解決辦法是什麼？

一旦你察覺到信號（又稱「小動作」），發現自己即將進入警報狀態，可以透過自覺意識，將注意力從腦中想法轉移到體內感覺上，**即使感覺令你不舒服或痛苦**。這種遠離高度警覺思維的做法可能會違背兒時練就的應對策略，導致自我火力全開，拚命要把你拉回憂慮中。但我保證你一定能做到，這甚至可以救你一命，我就曾經被這個心法救過。

有個方法可以幫助你開始遠離腦中憂思，進入身體的沉靜狀態，那就是刻意將注意力集中在呼吸的感覺上。我們可能會認為呼吸是中性或「一直都在」的功能，毫無特殊之處，但若能仔細觀察，就會發現它蘊含很多細節。在任何時刻，你的呼吸都有聲音、氣味、溫度和速度。

> 現在，請觀察你的呼吸有多深？它觸及肺的哪些部位？身體的哪些部位隨之移動？你是否能察覺吸氣結束與呼氣開始，以及呼氣結束與吸氣開始之間的短暫停頓？試著延長在轉換之處停頓的時間，透過自覺意識稍微待久一點。你會發現，呼吸有很多值得觀察的細節，這也遠比擔憂更值得投入精力。我經常將呼吸當成從解釋轉向感受時好用的過渡工具，你也應該如此！

我們這些擔憂專業戶每天只顧在意那些狗屁倒灶的事，若能將十分之一注意力用在體察呼吸的細微差異上，我們早就可以和維姆．霍夫[1]一較高下了。

我自己的模式會是這樣：意識到自己淪陷在某個憂思中，比如「我不知道這本書會不會遭到

1 譯註：Wim Hof, 1959-。荷蘭極限運動員，又被稱為冰人，曾締造冰層下游泳、長時間臥冰與冰上赤腳馬拉松的金氏世界紀錄，並結合耐寒、呼吸和冥想等技巧，自創維姆霍夫心法。

同行否定？」一旦察覺我正在用擔憂的錘子敲打自己，我就會按著太陽神經叢，把注意力轉移到呼吸的感覺上。這會讓我慢下來，將能量的方向從解釋轉向感覺。當我被擔憂掌控，總是會發現太陽神經叢出現警報感（老實說，這種感覺往往早就在那裡了！）我會利用這個發現對自己說：「嗯，我想知道，為什麼我現在需要去想會帶來痛苦的憂慮？」或者「嗯，那是我熟悉的警報感，我想知道為什麼會有這種感覺？」。強烈的好奇心能讓我與擔憂保持一定距離，因為好奇心的基礎是大腦的理性功能，而不是生存模式。好奇心讓我與憂慮帶來的痛苦緊迫感保持距離，因而更容易走出大腦，進入身體和呼吸的感覺中。

當你堅定地將注意力集中在身體的感覺上，就能消除之前助長憂慮的能量和注意力，這是將大腦想法與體內警報分離的解放時刻。你將帶著好奇的意圖，把焦慮思維的破壞性能量重新導向當下感覺的建設性能量中。

人無法停止思考，大腦原本就是這樣運作的。但若能有意識地將注意力轉移到身體上，就可以切斷思維的能量來源，這也是ABCDE心法中步驟B的主要目標：將注意力導向身體，讓思維無法再激增警報。

當憂慮把我們困在未來，我們就會失去立足點或安全感，除了花更多時間擔憂，我們什麼都做不了。當我們停止擔憂，在感覺與思維之間打造一個空間，將我們與當下連結起來，也就有了可以立足的堅實基礎，從恐懼導向的信念體系（受生存支配，著眼於未來）轉變為以愛為導向的信念體系（基於充滿憐憫的自我連結）。

成年後的你因長期需要思考和轉移注意力而疲憊不堪。兒時的你習慣躲進腦中的擔憂，把它當作一種應對策略，它卻在成年後對你造成明顯的負擔。童年的適應機制如今造成的痛苦遠大於它所能麻痺的痛苦，當你立足於身體和呼吸中，你就能為童年的適應機制編寫全新版本，停止再用擔憂的錘子敲打自己。

有一點需要注意，聽起來簡單的事並不意味著做起來也容易。你的雪地凹槽存在已久，需要時間和努力才能融化積雪（舊習慣），這需要多多練習。

不過別擔心，繞過那個轉角，你就能找到卡內基音樂廳了。

思考要點：現在，請花一點時間，將注意力集中到身體和呼吸上，持續五到十秒鐘。然後，將注意力拉回思維中，想想目前困擾你的憂慮。接下來回到身體和呼吸中，對自己說：「感受但不解釋。」然後回到憂慮中，再回到呼吸中，重複做幾次。我希望你能體認，有意識地將能量從思考轉到感受會帶來什麼感覺，反之亦然。

第七十七章　想法就是海妖

在繼續討論步驟B之前，我想分享一則希臘神話《奧德賽》的相關故事：奧德修斯（Odysseus）與海妖。在漫長的海上旅程中，某天奧德修斯的船員聽到美妙的歌聲。他們事先已經收到警告，海妖的歌聲美得令人難以抗拒，往往將船隻引誘過去，最後撞上她們附近的礁石而翻覆。因此，船隻接近這片海域前，奧德修斯早已命令船員用蜜蠟塞住耳朵，以免聽見歌聲。奧德修斯自己因為極度好奇，沒有塞住耳朵，而是把自己綁在桅杆上，嚴令船員在任何情況下都不能鬆開他。船經過海妖附近時，奧德修斯聽到歌聲，看到貌似天仙的少女向他招手。他奮力掙扎，亟欲擺脫束縛，皮膚都被繩索磨破。但對於那些聽不到歌聲的船員來說，海妖的模樣如怪物般醜陋又可怕。

若以這則故事來比喻，你的強迫性想法就是海妖。它們以誘惑性的承諾要幫你解決恐懼，但最後能給你的只有痛苦。若能意識到並認清想法的真面目，以及你可以自由選擇要相信什麼，這就像堵住耳朵，聽不見海妖的歌聲。唯有當你以冷靜的好奇心看待憂慮，你才能在它們誘人的召喚中繼續划船，然後進入身體的感覺，找到機會療癒成人自我和內在小孩。

當你堅定地划過礁石，到達身體的庇護，也就破除了海妖的魔咒。你可能需要把自己「綁在桅杆上」，因為你從小就被制約，誤以為憂慮會保護你，還讓它們把你「勾住」。正是這種逃進擔憂的衝動，顯得設定遠離大腦並進入身體的明確意圖如此重要（關於如何做到這點，請參閱下一章）。一旦你學會抵擋憂慮的誘惑，就能得到真正掌控憂慮的感覺，而不是被它掌控。我可以用親身經歷告訴你，認清憂慮並有意識地擺脫它們，讓我第一次感到我有能力治癒自己。一旦你學會關鍵的第一步：察覺憂慮，然後轉向身體和呼吸，你就可以展開下一趟英雄旅程，也就是步驟C，與自己和受傷的內在小孩建立充滿憐憫的連結。

第七十八章

以連結和憐憫驅散恐懼

與自己建立充滿憐憫的連結，這是我從長期警報及伴隨而生的焦慮中恢復的基石。培養這種內在連結是治癒焦慮和警報的環節，傳統療法往往只著重於改變思維而非感覺，因而忽略了它。

我之所以需要在兒時將所有創傷倒入太陽神經叢中，正是缺乏那種足以幫助我消除創傷的安全依附。為了達到完全痊癒，我必須學會成為自己當初缺少而現在需要的安全感。當我真正與自己連結，我就不需要再憑空捏造曲折離奇、充滿擔憂的雲霄飛車式情節，來轉移我對童年痛苦警報的注意力。我可以將自覺意識和憐憫導向警報源頭，直擊心臟，或者，按照我的情況來說，直擊太陽神經叢。

來吧，自己試一試。用手按著胸口，如果你已經找到警報的位置，不妨按著那個部位，開始凝聚與自己連結的意念。吸氣和呼氣時，專注於身體的平靜和感覺，細細感受進出鼻孔和胸腔的空氣。繼續關注手掌貼在胸口的溫度、壓力和質感，深入關注胸口隨著呼吸起伏的感覺。當你與呼吸和身體的感覺同在，請閉上眼睛，繼續和感覺在一起，慢慢深呼吸五次。如果你能專心想像，在腦海中看到內在小孩，凝視它的雙眼，這樣會更好。吸氣時，想像氣息直接進入警報所在之處。盡可能對自己展現憐憫和愛，因為你知道，胸中的警報（或任何感覺到警報的地方）是兒時的自己，為了得到父母的關注，它絕對會不惜代價。敏銳地覺察體內的警報感，向它傳遞呼吸和愛，以愛包容正在警報大作的內在小孩。盡可能清晰地想像兒時恐懼且警報大作的自己，告訴他，他正擁有你最美好的部分。（這是真的。）你可能會流淚，但這是好事！

我願意付出任何代價，只求穿越時空，讓還是醫學院學生的我看到未來的自己。他可能會以為自己出現幻覺，因為羅素·甘迺迪醫師絕對不會鬼扯什麼與內在小孩連結這種事，更不會說這比藥物和談話治療有效。

但有一點我可以肯定，那就是與自己建立充滿憐憫的連結，讓我從源頭療癒體內的警報，這比我在主流醫學中接受的任何傳統治療都有效得多。我即將說明，習慣憂慮的人和自己之間往往存在著敵對、帶有內在批判者的關係，這是阻礙我們療癒的主要因素。

需要注意的是：如果你太早嘗試說「我愛自己」，試圖直接從恐懼切進愛的模式，自我將受到驚嚇，還可能會觸發對愛和脆弱的（過度）保護性抗拒，這種抗拒正是最初產生警報的原因。重新與自己建立愛的關係，必須採取可控的漸進方式，這樣才能逐漸克服自我的抗拒（這方面的內容很快會詳細介紹）。

這就好比你一再陷入受虐關係中，最後學會對自己這種習慣感到好奇，並結束（重複）與傷害你的人交往的習慣。即使你有意識地選擇會對你好的人，仍然需要一些時間來相信對方沒有問題，而那些人際關係一直健康平和的人，往往一開始就會相信，因為過往經歷不曾讓他們有懷疑愛的理由。

當你致力於善待自己，時間和耐心會從旁協助。你將在後面進一步了解我曾提到的自我巨龍，它是你兒時創造出來無所不能的生物，在你深陷恐懼和不確定時保護你的安全。自我巨龍很強大，但不太聰明，它認為自己的職責就是阻止你做任何曾經帶來痛苦的事，永遠不允許你這麼做。如果你受到愛的傷害（就像我和父親的關係），自我巨龍會全力發功，試圖阻止愛。你的許多警報都源於自我巨龍對愛的抗拒，就像擔憂因為試圖保護你的「安全」而傷害你，自我巨龍也會因為阻擋愛而傷害你。要想走出來，無論是針對自己還是他人，你都需要克服自我對愛和脆弱的抗拒。這裡有個重點：自我認為多年來一直讓你維持在狹窄的情緒範圍內，遠離脆弱（造成的痛苦），從而保障你的安全。如果自我認為愛曾經傷害我們，它就不希望我們體驗愛。我自己是如此，你或許也是如此。

思考要點：小時候，在什麼時候、什麼地方、愛什麼人是不安全的？（注意：這個問題可能會讓你非常痛苦，請多多憐憫餘悸猶存的內在小孩。）

第七十九章　自律與轉移注意力

長期以來，你一直被憂慮大唱的海妖之歌引誘，你透過擔憂轉移注意力，得到一種解脫感，可惜效果非常短暫。當你持續練習ABC心法，還是會忍不住想要轉移注意力，不由自主地回頭去找已經讓你上癮的憂慮，尤其是剛開始練習心法時。儘管你的自我保護巨龍會試圖讓你相信，擔憂和思考能讓你保持警覺，進而保障安全，但這是陷阱。你必須自律，避免腦中那些令人上癮的擔憂，堅定地停留在身體的感覺中（但不解釋）。

當你學會做自己的治療師，可能會覺得像奧德修斯抵抗海妖歌聲一樣不舒服。你會產生強烈的衝動，想要掙脫束縛，衝進腦中和憂慮相伴。但是，當你駛過海妖島，成功抵擋憂慮的召喚，一次又一次，很多很多次，你會感受到前所未有的解脫。你會發現，與其說憂慮掌控著你，不如說你掌控著憂慮，這只需要你有意識地做正確的事，而不是無意識地做錯誤的事。

請記住，擔憂在很多方面的作用就像成癮症，它會以多巴胺和一點點大腦的天然興奮劑獎賞你。就像癮君子知道不應該吸菸，但實在克制不住菸癮，你也知道自己不應該擔憂，但就是控制不住那股衝動。不過，菸既然戒得掉，你也可以戒掉擔憂。要學會活在當下，與身體保持充滿憐憫的連結，而不是自我放逐，跑去大腦追逐上癮的擔憂。

自我擔憂就像拿大錘敲打自己，停止時會得到非常美好的感覺！（用詞不怎麼精練優美，但你明白我的意思。）不過要做到這一點並不容易，一開始，你會陷入兩難，因為從腦中擔憂轉移到身體警報仍然會令你痛苦，畢竟警報就是痛苦的根源！儘管如此，你已停止將憂慮的火柴扔到警報的火堆上，也就是不再用錘子敲打自己。以我為例，當我有意識地選擇接近痛苦（身體警報與腦中焦慮），就會獲得前所未有的控制感。

因此，儘管你仍然感到痛苦，但這是你第一次對它有一定的控制權。**這種痛苦是有目的的**，是為了找到解脫，而不是讓你陷入憂慮的無益痛苦當中。這是內在小孩的痛苦，成人版的你有能力接納並解決它。換句話說，成人版的你可以修補船身漏洞，而不是讓內在小孩不停舀水。

數不清有多少次（尤其是在學習ＡＢＣ心法時），我察覺到那些小動作和觸發點，立刻轉進身體和呼吸，不料又回到大腦的憂慮中。數不清有多少次，我以為已經透過感覺、觸覺及專心呼吸，也許還有鎮靜精油的香氛，讓自己扎根於身體中，卻發現自己又回到腦中的焦慮思維。同樣的情況也發生在我和自己建立和諧的連結，不久我又回到焦慮和警報中。這個過程並非直線進行。我經常告訴人們，療癒警報的過程是前進兩步再後退一步。你必須跨兩步才能進入踏實的身體，但只需要後退一步就會回到大腦的憂慮中。要有耐心，練習、練習、再練習，你就會發現自己不僅駕著小船划過憂慮，還把船身的破洞都補好了！

尤其是在早期，自我巨龍（我很快會詳述這個概念）會毫不留情地把你拉回它最熟悉、最能控制你的地方，讓你僵在憂慮和警報中，完全無法動彈。

神經科學家將這個過程稱為神經重塑，這是大腦打造新神經通道的能力。儘管大腦某些功能的發育存在關鍵時期，但在適當條件下，它在我們的一生中都具有驚人的學習和發育潛力。當需要覆蓋舊有模式（也就是雪地上的凹槽）時，進行神經重塑可能會面臨很大的挑戰，但我自己就是活生生的例子，雖然罹患嚴重焦慮症，一開始有很深的保護和恐懼凹槽，後來透過ＡＢＣ心法，重新打造了更深的成長和愛的凹槽。

打造這種更深的凹槽絕對是「進兩步退一步」的模式，就像我接下來要講的石匠的故事一樣，早期我沒有感覺到多大的進步，只是憑直覺知道自己走在正確道路上。隨著我深深投入自覺意識，甚至更深地投入善待自己、與自我的各個部分連結，終於突破瓶頸，有了進展，找到新的思維和存在方式。

在我使用ABC心法的這段時間裡（大約五年），我發現有兩件事對我的病人來說最難達成：（一）培養對焦慮與警報訊號的覺察能力，以便展開ABC心法；（二）持續練習。

當我治療正在戒菸或戒酒的病人，他們往往會提到，有時候會發現自己手上有菸或酒，卻不知道是怎麼來的。習慣如此根深柢固，以致無意識佔據上風。無意識層面藏著一種欲望，想要用藥物、成癮、轉移注意力和解離（統稱無意識行為）來撫慰自己，這個衝動凌駕了意識層面真正想要做的事。採取無意識行為是一種自動而無意識的過程，憂慮也是如此，我們會突然發現自己又開始擔憂，卻不知道是怎麼陷進去的。

當大腦被體內警報影響，想要避免憂慮只會更加困難。有時，我仍然會在焦慮和警報持續一段時間後，這才發現自己又回到雪橇上，沿著熟悉的憂慮凹槽滑下山。但透過練習，我愈來愈早注意到這種變化，改變方向所需的時間也大幅減少。

當你在練習中逐漸學會辨認憂慮和警報出現的訊號，就會愈來愈善於運用自覺意識，不再被自我拉進憂慮中。為此，你需要自律。

有一種方法可以讓你開始練習運用自覺意識，使它成為一種習慣。每天停下手邊事務幾次，帶著愛憐之心問自己：「我現在在哪裡？」你是否在身體裡，感受著生命，保持連結和開放，體驗所有感受？還是留在大腦中思考？如果你發現自己處於憂慮中，請主動按著警報的位置，檢查一下此刻的**感受**。我經常請病人在一天開始時運用手機計時功能，提醒自己三個半小時後關機。計時器響起時，點擊「重複」，再次啟動計時器，並問自己「我現在在哪裡？」開始和身體連結。三個半小時後，計時器再次響起，重複一次同樣的步驟。不要低估這種自我檢查的力量，你甚至可以在開始時先問自己「我現在安全嗎？」，並確認自己是安全的。你還可以問自己：「我現在的生活哪方面還算順利？」重新專注於茁壯成長，而不是掙扎求生。

我每天都會進行多次ABC心法，每次只需兩、三分鐘。我閉上眼睛，手按胸口，檢查我與身體的連結。當手隨著呼吸起伏，我細細品味這種感覺，幾次呼吸過後，我將注意力集中在某個我喜歡的個人特質上，比如幽默感、慷慨大方或直覺天賦。有時，我的腦海會浮現妻子、女兒或某個孫輩。要是在家裡，我會走到狗狗身邊，抱抱牠，在牠的口鼻部位親幾下。最後，我會感謝自己花時間照顧自己的需求，然後繼續投入當天的工作。這個技巧源自〈焦慮工具包〉中「什麼是真正有用的？」對於受創的內在小孩來說，長期生活在憂慮和擔心中是再熟悉不過的事，我們必須打破這個魔咒，改變預設的「厄運和悲觀」心態，有意識地引導注意力，看看生活中那些還算順利的層面。

即使不擔憂或警報沒有響起，我也會進行檢查及尋找順利層面的步驟，這是一種非常寶貴的自律。請記住，你的自我保護意識想讓你留在腦中，遠離身體，所以它經常會讓你「忘記」自己現在很安全，並忘記檢查自己的狀態（這就是設定計時器的原因）。在順境和逆境中，你愈能自律地進行這個技巧，它就愈能成為你的一部分，你就會相信成長而不是保護，反之亦然。

神經系統習慣關注體內最強烈的感覺，因此無論是否察覺，警報都會奪走我們大部分的注意力。其結果是，至少在無意識的情況下，我們會覺得警報就是全部，因為沒有注意到身體其他中性或良好的感覺。我們可以訓練自己有意識地找出感覺良好的部位，我自己的經驗是在進出臉部和胸部的呼吸中找到它。我在太陽神經叢發現警報，在呼吸中找到自己的存在，每天花一點時間有意識地在這些感覺之間來回穿梭。同時關注快樂和痛苦，可以讓大腦的無意識層面知道，我身上既有快樂也有痛苦，**警報並不是所有體驗**。我確信小時候的警報帶來的強烈不適感每每佔據我所有體驗。這種在不同感覺之間切換稱為**擺動**或**振動**，我很快會詳細說明。如果你覺得太麻煩，不妨想一想，每天僅僅花五到十分鐘有意識地練習擺動，絕對比每天花幾個小時無意識地重複並加深憂慮好得多！

你可能注意到，在ABC心法中，我並未建議你要去檢查擔憂是否準確，因為這是一場打不贏的戰爭。從神經學的角度來看，處於警報和求生模式時，你會關閉大腦的理性功能。既然理智都關上了，為什麼還要去用它？當然，擔憂是非理性行為，擔憂的事也不可能會發生，但當你處於警報／求生模式時，與擔憂爭論也就等於試圖透過非理性大腦找到理性結論。人無法用更多思考來打敗思考，尤其是大腦的理性功能已經被警報關閉！

試圖證明擔憂不成立，就像與海妖講道理一樣。如果你受到強烈的引誘，亟欲審視擔憂（很可能會就此滑向其他的擔憂），記得用手按著胸口，做幾輪呼氣。立足於身體後，如果你仍然覺得有必要思考，那就問問自己：「我現在安全嗎？」但我更希望你從擔憂轉向感受，不做任何解釋。（如果你聽膩了「感受但不解釋」這句話，也就意味著我已將它深深印在你的心上，我的工作已經完成了）。

我並不是說審視擔憂的真假沒有益處，不妨按照拜倫·凱蒂[2]提倡的技巧來做，非常有幫助（我已經上完她的課程）。方法很簡單，問問自己：「這個憂慮是真的嗎？」但我發現，唯有透過ABC心法，先讓自己立足於身體，她的「轉念作業」四個問題心法才會更有效、更能引起共鳴。

2 譯註：Byron Katie, 1942-。美國知名心靈導師及暢銷書作家，自創「轉念作業」技巧，暢銷作品包括《我需要你的愛。這是真的嗎？》（*I Need Your Love - Is That True?*）。

第八十章 一起來練習ABC心法

運用自覺意識是奪回人生的開始。訓練自己每時每刻都能意識到身心，將為你帶來巨大的力量。你唯一需要做的就是培養儀式感，按照我在上一章講解的步驟，每天抽空幾次，問自己：「我現在在哪裡？」

A. 如果你發現此刻有種踏實感，呼吸緩慢而深沉，不妨繼續帶著深入身體的意圖，用手按著胸口，閉上眼睛，深深專注於感覺。

B. 如果你發現自己正在擔憂或反覆思量，先強迫自己暫停去想那些事，有意識地轉向身體和呼吸（從而遠離想法）。閉上眼睛，用手按著胸口，完全進入呼吸和感知。如果開車時感到壓力很大，也可以這樣做，只需睜開眼睛。

C. 如果你發現自己處於警報狀態，把手放在警報位置，對著它呼吸。閉上眼睛，專注於呼吸的感覺和手的起伏，打造一個空間，供你專注於體內愉快（或至少中性）的感覺，比如呼吸。允許警報感存在，但將注意力集中在品味呼吸，以及手按著警報部位時隨之而來的愉快和支持感。

D. 你甚至可以按照我在第六十七章展示的，透過自他交換法吸入痛苦。立足於身體沒有百分之百「正確」的方法，你必須找出最適合自己的方式。一旦在體內扎根，你就進入一種充滿憐憫的連結，這時不妨想一想你喜歡自己哪方面的特質（或為你帶來快樂的人、場所或寵物），並持續與體內這種情緒共處。一般來說，焦慮念頭愈多，和／或警報感愈強，你就應該在B和C狀態中停留愈久。你經常會發現自己又陷入原來的想法或憂慮中，這時便需要回到過去，重新展開ABC心法。目標是打破警報——焦慮的破壞性循環，規劃一條有建設性的全新道路，讓身心與真實、純真的自己連結。這時，「離開大腦」就是一件好事！你愈能透過身體當下的感覺與天真的內在小孩建立愛的連結，自我巨龍就愈不需要觸發警報，因為警報最初產生的一大根源就是這個恐懼的孩子一直在呼救。當你聽到內在小孩的哭聲，並與它建立最初警報發生時缺乏的連結，這時警報就會解除。

每天進行幾次這樣的練習，可以重新訓練神經系統進入副交感神經的放鬆狀態，還能幫助大腦做些有意義的事，轉移注意力，不再陷入自我的破壞性習慣，不再強迫性擔憂，這種擔憂不僅無益，更與保護安全的努力背道而馳。

你愈練習ABC心法，發掘自覺意識、對身體呼吸、將注意力從反覆思量轉移到感覺上，並以充滿憐憫的態度與自己連結，你就欲能夠打造正面環境，逐漸消除直覺式反應，讓真實自我浮現。時間一久，你會獲得更多自信，擺脫無力、直覺式反應的受害者自我，用更多時間體現強大而真實的自我。我的親身經歷就是最佳例證，當你相信自己有能力透過自覺意識選擇遠離擔憂，不再切入預設的無意識行為模式，這可能會是你最寶貴的成就。我知道，我自己就是如此。

有個重要提示：自我非常狡猾，它會想盡辦法破壞ABC心法。對付這個強大破壞者的最好辦法就是制定一套儀式，每次都以相同方式進行，以便你發現自我的詭計時，可以馬上回到ABC心法。我在本書提供了很多選擇，請每一種都嘗試一下，挑出最適合你的方法，並盡可能經常採取儀式的做法。練習，練習，再練習。

有一點需要提醒：如果你發現警報特別強烈，而且一直被觸發因子和擔憂拉進無盡的循環中，請找一位知道如何處理體內創傷和警報的治療師。不需要害怕去嘗試ABC心法，它本身就能療癒你，但是在學習解開舊有套路時，尋求額外幫助也沒有壞處，尤其是在早期。我有很多病人帶著本書去找諮商心理師、治療師或醫師，把它當作療癒焦慮症的指南。我經常收到治療師的訊息，描述他們如何結合我的作品來幫助焦慮症患者。

療癒焦慮是一項挑戰，但一定可以成功。我在本書開頭就說過，如果你能治癒焦慮，將來就算是拆除炸彈或或業餘太空人都難不倒你。從小時候起，自我就經常欺騙你，要你（過度）保護自己，導致你在成年後甚至看不出它的把戲。由於你不停追求它永遠無法提供的安全感，自我巨龍會試圖把你從ABC心法中拉出來，重新關進它用擔憂和高度警覺築成的巢穴（這就是我之前說的前進兩步後退一步）。巨龍把你從愛的連結中拉走，因為它誕生在不信任愛的環境中，正因如此，它會試圖保護你，不讓你受到愛的傷害。現在，你必須向巨龍展現愛，做法是以成人版的你全面接管並愛內在小孩，這樣就能讓巨龍知道，它可以立刻關火（警報），退到旁邊去抽個菸休息一下！

思考要點：**你身上最美好的部分都來自內在小孩**，所以不要再對它進行自我打擊。告訴內在小孩，你有多麼感謝它提供的美好、真實的特質，甚至可以直接對著貼在浴室鏡子的照片訴說。（你貼了沒？）在網路上搜尋「正面特質」，看看哪些特質是迷你版的自己傳下來的，然後真心感激及欣賞它們！

第八十一章 自我意識

ABCDE心法中的E代表自我。

我之前提過盤據在寶箱頂上的龍（見本書第五十三章），用這個北歐民間傳說的形象比喻自我，因為它總是喚起我們體內火熱的保護性警報。寶箱裡的寶藏是我們的純真，是我們對自己真實的愛。你必須戰勝巨龍，才能獲得寶藏。

當我們贏得龍的青睞，就能將此轉化為成長和愛的力量，它曾經用來保護安全的烈焰，如今讓愛變得熾熱。

言歸正傳，自我就是我們對自己的愛，它非常強烈。正因它太愛我們，才會拚命保護我們。自我並非敵人，它雖然缺乏遠見，卻以強大的原始力量來彌補。

無論如何，自我的職責就是確保你活下去。但有個可悲的事實，在某種程度上，自我其實安於你體內的警報和焦慮，畢竟你還沒死，而且它覺得這都是它的功勞。當自我製造會讓你痛苦的擔憂，並成功阻止你進入可能受傷害的新領域，它就會拍拍自己的背，覺得自己很了不起。

然而，痛苦是成長的先決條件，當自我試圖保護你，便會導致你錯失成長契機。在阻擋愛的過程中（因為小時候難免被愛傷害），自我打著保護你的大旗，給你帶來巨大的痛苦。

那麼，既然人在一般的痛苦中都會成長，為什麼自我造成的痛苦不會帶來成長？唔，閱讀本書確實會幫助你成長。我可以肯定地說，你這一生已有無數次堅強勇敢的經驗，即使「感到恐懼，但無論如何都要去做」（借用蘇珊・傑佛斯博士的一句話，她寫過一本以此為書名的好書[3]）。你能走到今天，讀著這本書，就代表你已歷經足夠的成長和痛苦，知道自己想要找到方法**療癒**焦慮，而不僅僅是學會**應對**焦慮。

過度狂熱的自我造成的痛苦，大多反映了內在小孩的創傷。正因如此，看似無所不能的巨龍會出現在生命中，保護那些覺得自己沒有受到大人保護的孩子，或者更糟糕，那些被大人施加痛苦的孩子。當高度警覺的杏仁核發現任何足以想起最初痛苦的人事物，就會啟動熟悉的背景警報，對大腦和身體發出訊號，讓我們同時調動前景警報。啟動生存模式後，大腦的理性功能和社會參與系統癱瘓，這種失去立足點和連結的狀態導致個體退回痛苦發生當下的年齡，也就是變回那個恐懼的小生命，並且只能動用這位驚恐小孩僅有的資源。

本書目的是幫助你掌握ABC心法，以便運用今日成年的你所擁有的資源，去解決昨日兒時的你所受的痛苦，你們就能一起爬出長期憂慮的黑洞。

這聽起來可能有些誇張，但我想說的是，你此生最英勇的旅程就是找回純真，方法是認清它從未離開，只是被困在保護性的寶箱裡，由強大但一意孤行、過度保護自我的巨龍守護。巨龍的寶箱就像保護結構，在某種程度上讓你免於痛苦經歷的傷害，卻也阻止了你成長和超越痛苦。自我巨龍對這種交換條件沒有意見，但你，我的焦慮朋友，你正清楚看見並感受到，這種過度保護的結構讓你的餘生毫無希望。

金魚會分泌一種限制生長的物質，以防身體長得太大，致使池塘或魚缸容不下。自我巨龍也是一樣，它的保護策略將童年的痛苦降到最低，但代價是讓你變得渺小，與真實自我的充實和滿足分離。你的純真和真實自我被鎖在由各種機制構成的寶箱裡，這些機制為的是避免你受到壞的和好的影響，反而阻擋了你接近內心的愛。

舉個例子，人際關係的發展離不開信任和脆弱，這些你兒時擁有的特質，可能已經因為創傷而消失殆盡。也許現在，你強烈渴望建立深厚的友誼和浪漫的戀情，但你似乎無法讓任何人接近並真正了解你。

你並不是有缺陷的人，而是和其他人一樣具備人性中的信任和脆弱特質，只是你的神經系統已經被痛苦寫進了「擔憂天性」：擔憂、慣性、抗拒、自我和防禦。自我巨龍看到你的擔憂天性，便將內在小孩鎖進寶箱，因為這是它唯一能做的。巨龍是童年自我創造的一種保護，它本身就是孩子。你的神經系統沒有異常，事實上，它的反應完全符合保護和幫助你生存的需要。一直以來，自我巨龍幫你存活下來，但現在應該改變做法，不再受它保護，而是與它結盟，好讓你茁壯成長。

過度保護的巨龍讓你與愛和社會連結絕緣，這不是你天生就註定的命運。你有能力與自我巨龍乃至所有部分建立相互連結與關愛的關係，不需要再像金魚一樣分泌神經物質，讓自己在恐懼中綁手綁腳。接下來，你可以透過自我巨龍的幫助，打開寶箱，讓內在小孩蛻變為現在真實、開展且茁壯的你，再也不是當年那個純靠反應回擊、受限且掙扎求生的孩子。

病患常對我說：「焦慮讓我覺得，我再也不知道自己是誰了。」他們放棄了願望和需求，也放棄了本心裡真實而純真的夢想，因為有人傷害他們，或者沒有能力以他們需要的方式給予照顧。從小被遺棄的傷痛，導致他們的自我多年來純靠反應回擊，卻不知道如何擺脫舊有的防禦機

3 譯註：*Feel the fear and do it anyway*，中文版書名《恐懼OUT：想法改變，人生就會跟著變》。

制，不知道如何調整自己去接受應得的愛，更不懂如何找回那些願望、需求和夢想。

請記住，所有焦慮都是分離焦慮，所有警報都是分離警報。如果你讓巨龍繼續坐在箱子上面，就會在不知不覺中強化它緊緊守護寶箱的理由。警報起初來自與照顧者的分離，但現在，引起警報的主要是你與自己的分離。

來吧，和那隻讓你與自己分離的巨龍交個朋友，好嗎？

第八十二章　自我與濫用權力

自我巨龍是恐懼的內在小孩創造出來的，在很多方面，它就像把你的安全丟給一個驚呆的孩子來負責。事實上，你的內心深處有一部分仍然相信並覺得你還停留在童年的痛苦中（透過杏仁核和腦島皮質），巨龍會拚死保護創造它的孩子。只要有任何跡象表明你受到類似童年創傷的威脅，自我巨龍就會無意識且自動地啟動，以便保護你的安全。然而，很多時候，所謂的威脅只是想像出來的。（如果你和我一樣對神經科學有興趣，可能會想知道：腦部靠近杏仁核的一個區域叫做終紋床核〔bed nucleus of the stria terminalis〕，它可能參與了我們對於自己製造的憂慮所引起的警報反應）。

還記得我在音樂會聽到小喇叭聲而觸發警報的故事嗎？當杏仁核啟動，保護性自我占據上風，我失去理性判斷的能力，無法看到自己當下安全無虞。內心深處有個角落被帶回當年，只要聽到小喇叭聲就意味著我被困在充滿憂慮、不確定、恐懼和無能為力的情境中。我瞬間退化為憤怒而恐懼的少年。

當時我為自己找的理由是音樂太吵，人太多，所以我想離開。這種過度反應充分體現自我保護的強大威力，我說服自己相信根本不是事實的理由，畢竟在小喇叭獨奏前幾秒，我還樂在其中。

幸運的是，我對自己的反應產生好奇心，並在事後逐漸理解。時至今日，小喇叭仍然會觸發我的反應（尤其是吹奏的人技巧欠佳）。但現在我對整件事已經非常清楚，可以看清它，也就不必成為它。不僅如此，自我巨龍和我甚至可以嘲笑它……偶爾啦。

再次強調，重點不在於打敗自我巨龍，因為你根本無法打敗它。年輕的絕地武士，你必須明白，愈和自我巨龍搏鬥，它就愈刺激警報，使你陷入更嚴重的退化。在許多方面，自我就是內在小孩，因為「毫無時間感」的杏仁核將你（和身體）定格在原地。但現在，當你發現自己被拖進過去的痛苦或未來的憂慮中，要學會立即啟動ABC心法，就像戰機飛行員發現身體出現缺氧跡象時立即戴上氧氣面罩。換句話說，當自我試圖將你拉進痛苦的過去或現在，要立即學會戴上ABC心法製成的氧氣面罩，留在身體當中，專注於呼吸，牢牢扎根於當下。

當自我巨龍攔截我接納愛的能力，我便無力抵抗不斷增加的恐懼。ABC心法不會創造愛，它只是揭露並允許你接近一直都在的愛，你可以用這種愛來愛護自己。**唯有抗拒愛才會讓你陷入焦慮**。

當我們滿懷憐憫地與自我巨龍「並肩而行」（借用諾伊菲爾德的說法），這是在讓那隻龍明白，打開寶箱很安全。我們可以真誠地感謝自我巨龍在兒時採取它認為最好的措施，並讓它與成年的我們達成新的共識。

在接納自己的每個部分（尤其是焦慮和警報）時，我們可以與擔驚受怕的部分建立安全連結，並開始修正最初觸發警報的分離。如果所有焦慮都是分離焦慮，所有警報都是分離警報，那麼我們就能戰勝巨龍，讓它知道成人的自己會保護內在小孩。成人版的我們會化解警報，這樣龍就可以冷靜下來並退開，最終釋放它（過度）保護內在小孩的執著。巨龍能脫離高度警覺的保護模式，原因在於它透過ABC心法，看到成人自我終於能以更適應、更有愛的方式照顧內在小孩。

思考要點：你是否用輕蔑和鄙視的眼光看待自己的焦慮？你能否敞開心扉，相信自己有能力撫育那個擔驚受怕的內在小孩？

第八十三章　喚醒純真本性

每個人誕生時都是純真的，這是我們的真實本質，幸運的話，就能安全地依附於父母或照顧者，沒有受過重大創傷，就有機會感受到這份純真，神經系統會懂得生命的意義在於連結和成長，真實的個性就會自然而然顯現出來。

但是，如果依附關係不安全，痛苦和創傷沒有解決，神經系統就會認為生命的意義在於保護和生存，於是發展出防禦性的適應與應對策略，側重於保護而非成長。當痛苦未獲解決，我們的世界觀和人格往往會以反應和自我保護為主，遠離真實的本性，而反應性人格通常要耗費極大的心力去維持。（包括取悅他人、自戀、受害者心態，還有人要對號入座嗎？）

當孩子遭受虐待、經歷重大損失、被遺棄或排斥時，我們常說這樣的孩子會「失去童真」，意思是失去了做「孩子」的機會，被迫早熟（童年創傷的早熟），開始擔心自己的安全。用本書的術語來說，我們可以說孩子並沒有失去純真本性，而是被擅長過度保護的自我巨龍鎖了起來。這種純真可以在日後找回，但在那之前，孩子有很多天賦和愛的天性都會被自我及他人壓抑。你與他人的關係不可能比你與自己的關係更好，如果你出於保護的需要而封閉了純真天性，不准任何人靠近，那麼每個人都會遭受損失，尤其是你自己。

沒有人會走進育嬰室說：「那個嬰兒是個自戀狂」，或者「那個嬰兒喜歡討好別人」，或者「你看到那邊那個嬰兒嗎？他顯然把自己當成受害者」。新生兒不可能自戀或討好別人，也不可能把自己當成受害者。這些特質並非天生，而是後天養成。當我們認為世界是一個需要防備的地方，就會形成社會上普遍不接受的反應性人格特質和行為。

人並非生來就沉迷於購物、性愛或撒謊。我們之所以對這些事物上癮，因為在某種程度上將它們視為對背景警報的一種適應性緩衝。因為所有癮頭都會帶來負面影響，我們便會為此而批判自己。一邊強烈批判自己有「缺陷」，一邊又被這些缺陷禁錮。布蕾妮・布朗教了我另一件事：如果你還在為毒癮感到羞愧和厭惡，你就無法治癒毒癮。你無法用羞辱的方式讓一個人改變。事實上，因為毒癮而羞辱他人（包括自己），只會增加毒癮的破壞性影響。羞愧感會觸發警報，我們需要某個東西來平息它，於是陷入成癮症並繼續覺得羞愧，然後繼續觸發警報，如此周而復始，直到ABC心法和自我憐憫為我們指明一條新路。當你和自己連結並自我憐憫，就能從根源平息警報，成癮症（以及惡龍）就可以休息一下，因為不再需要它們來處理警報，成人的你已經用ABC心法為內在小孩解決問題了。

成癮的特質或行為很難改變，因為：（一）它們曾經幫助我們獲得美好的感覺（通常在兒時），那時它們是非常有影響力的適應性策略；（二）我們否認它們的存在或影響；（三）人無法改變自己尚未接納的事物。如果你拒絕看到它，你就註定會成為它。

成癮症這個主題值得另外寫一本書，這裡沒有足夠篇幅詳細探討它，我想強調的是，警報和焦慮在成癮過程中發揮了關鍵作用。雖然可能還需要更深入的協助，但ABC心法可以幫助你擺脫羞愧感，打破不斷將你推回成癮行為的循環，而這一切都要從真正看見純真本性開始。事實上，我相信所有情緒治療都從這一點著手，而ABC心法絕對能讓巨龍退到一邊並打開寶箱，露出你的真實而純真的天性。一旦你完全接受自己的純真，心流就會讓你處於副交感神經系統的休息和消化狀態，這將是一種更安全的狀態。接下來，你可以運用每個人與生俱來（從出廠時就設定好）的社會參與系統，與自己和他人緊密連結。

我堅信，培養並投入社會參與系統，有助於部分或徹底解決許多情緒障礙，因為這類障礙大多源自兒時失去連結及成年後強加於自身的分離。即使是自戀、反社會和邊緣型人格障礙等嚴重疾病，與自我和他人連結也能大幅促進康復。在十二步驟團體治療中，透過與他人的憐憫性連結啟動社會參與系統是成功的重要因素。我相信，這個療法的人際互動實際上是透過神經重塑使社會參與系統成熟，幫助人們看到自己的純真，從而減少自我批判、遺棄、責備和羞愧（見第八十五章「自我打擊」）。

當你找回純真並允許它出來一起遊戲，過度保護的自我就可以退到一旁，看著我們開心地玩耍。當你真正看到自己的純真，就會意識到一直在製造警報的是自己。有了這個認知，你就能開始在愛中成長，遠離恐懼、警報式的保護。因此，不妨花一些時間來看看，自我用來讓你分離的那些詭計，並學會保持連結的寶貴方法。

第八十四章 與內在小孩連結

說了這麼多與內在小孩重新連結，你會不會對這個概念有些抗拒？

我問這個問題是因為，「內在小孩」這個詞確實會引起很多人牴觸，包括我自己在內。很多人認為它「太玄」或太靈性。我確實發現很多人強烈反對甚至嘲笑這個概念，但奇怪的是，我發現最激烈反對的人往往是童年創傷最深的人！就我個人而言，內在小孩是療癒過程中最重要的概念之一，但它也讓我產生牴觸的情緒，而且至今依然如此，畢竟回去看那個很久以前受傷的孩子，是一件很痛苦的事。

這並不是我在接受醫學訓練時學到的概念。事實上，要是你對醫師提到「內在小孩」，他們可能會大翻白眼，最後整個人重心不穩摔下去。不過，雖然傳統醫師可能還不同意使用這個詞，但人們愈來愈意識到童年經歷的重要性，醫師也開始例行詢問兒時的創傷事件。

一九九〇年代末發表的童年不良經驗（ACEs）研究，對於了解童年創傷如何導致成年後的身體和精神疾病有非常重要的貢獻，如今一些正在受訓的醫師已經開始接觸這方面的知識。這項研究對美國一萬七千多人進行抽樣調查，發現包括被忽視、身體／性／情緒虐待、父母吸毒或酗酒、或任何重大損失等童年不良經驗，都會大大增加成年後罹患身心疾病的風險。

還有另一個發人深省的發現，那就是童年不良經驗極為普遍。這項研究的受試者並非來自典型的高危人群，反而全都是這項研究相關醫療體系的從業人員，他們有穩定的收入和工作，還能獲得高品質的醫療保健服務。然而，在這些條件較好的人當中，超過四分之一表示兒時遭受過身體虐待，超過五分之一表示遭受過性虐待。約三分之二樣本報告至少有一項童年不良經驗（包括忽視、虐待、父母成癮、離婚、死亡、監禁或精神疾病）。如果你想了解用於評估童年創傷的問卷，可以在網路上搜尋「童年不良經驗問卷」。

在我使用的術語中，童年不良經驗是照顧者未能解決的童年創傷，這些不良經驗和創傷都會導致背景警報存在體內，身體承載了兒時所有痛苦，造成成年後與自己的身體分離（轉進憂慮的大腦）。但是，當我們因為害怕遭遇昔日痛苦而離開身體，也就剝奪了與承載痛苦的內在小孩接觸的機會。自我巨龍為了保護內在小孩而出現，但這更像是將小孩關進獨居牢房，於是我們學會了獨自應對所有問題，切斷了能幫助我們療癒和茁壯成長的連結。

內在小孩正等著你停止批判、遺棄、責備和羞辱它。這個孩子希望被看見、被傾聽、被接納和被愛。

你可以運用ABC心法來實現它的心願。

請朝著這個方向努力：意識到受傷的小小自我就在體內，並且看見它。進入你的身體，這也是它的身體，你們可以學會一起感受。在它經歷童年不良經驗和創傷時，為它提供所需的憐憫性連結，讓它知道自己很安全。從現在開始，成為能安慰它的合格父母，幫助它進行「自我照護」（又來一個簡稱！我將在第一〇〇章詳細說明）。

人們經常告訴我，他們一直在努力與內在小孩重新連結，但似乎就是無法靠近，我只是告訴他們繼續努力。不妨想想，你長期對這個孩子麻木、用藥、批判、遺棄、責備和羞辱，它對你已失去信任或信心。這種不信任和距離感不是可以理解的正常反應嗎？請持續向它表明，你一直都在，只要它準備好，你就會在它身邊，這樣一來，它遲早會現身。你可以相信我，也可以相信我在本書推薦的療法，畢竟我是醫師，但不是電影《滑稽骨頭療法》（*Funny Bone Therapy*）中強森鑽地機扮演的那種醫師。

接下來談談前面提到的石匠。有一位技術高超的石匠，面臨將巨石劈成兩半的任務。他的工具太重，使得他每敲幾下就要停下來休息。他仔細檢查石頭，找出完成任務必須敲擊的路線。開始工作後，他的每一擊都無比精準。

經過許多天整整一百次準確無誤的敲擊，石頭依然完好無損。又過了一天，夕陽西下時，石匠放下錘子和鑿子，心情沉重地回家，途中他不禁納悶，這會不會是不可能完成的任務。

但隔天一早醒來，他重新下定決心。上工後，他檢查石頭，發現一條從未注意到的裂縫。他把鑿子對準裂縫，一擊就將石頭分為兩半。一位路人恰巧目睹經過，便驚嘆道：「你只用了一擊就把石頭敲開！」

與內在小孩連結就是這樣。看似什麼都沒發生，突然間就出現突破性進展。

你每次執行ＡＢＣ心法，都是在對問題核心又一次敲擊。

執行ＡＢＣ心法時，有些人可能會感到瞬間與自我連結，就像找到缺失的那一小片拼圖。對另一些人來說，ＡＢＣ心法可能需要一段時間，才能打破形成焦慮和警報這塊巨石的童年不良經驗。

思考要點：A代表意識，B代表身體和呼吸，C代表與自己的憐憫性連結。每天每分每秒，你都可以利用ＡＢＣ心法。

第八十五章……那些讓你保持分離的自我詭計（自我打擊）

我第一次見到病患安妮時，她形容自己是個「神經緊繃」的人。這也太輕描淡寫了。她四十出頭，一頭金色短髮，藍眼炯炯有神，看起來就像剛灌下三杯咖啡。她講話飛快，手勢誇張，動作連連。這位活力十足的女子又瘦又小，身高只有一百五十幾公分，但個性張揚，因為童年創傷而懷著大量警報。她的焦慮主要涉及年齡從十三歲到十九歲的三個女兒。

安妮是典型的取悅型人格，丈夫和孩子總是有剛煮好的餐點和洗乾淨的衣服。她很會照顧家人的飲食起居，但很少照顧自己，尤其是在飲食方面。

她是三姊妹中的老大，母親是自戀型人格，要求很高。安妮從小就承擔家裡大部分家務，還要照顧兩個妹妹，並在母親回家時把晚飯端上桌。母親身材高䠷，容貌出眾，常因此吸引別人的注目。儘管安妮天生苗條（甚至很瘦），母親還是常對她說：「千萬不要變胖。」每隔幾個月，母親就會暴怒，幾乎每次都是針對安妮。

安妮從小就有這樣的想法：她的價值不在於她是誰，而在於外貌和能為別人提供什麼。她唯一能控制的就是母親的誇獎（但很少得到），母親很難得會誇她有責任心、把妹妹照顧得很好。父親通常幾杯黃湯下肚後，回家時才會展現熱情的一面，但如果不喝酒，他就冷冰冰的，似乎履行父親的職責只是一種「例行公事」。父親無論是去學校觀賞小孩的演出，或是參加社區活動，往往是出於義務而不是真正感興趣。

請記住，當父母虐待、遺棄或排斥孩子時，孩子並沒有停止愛父母，而是停止愛自己。當愛被封鎖，剩下的只有恐懼。安妮開始把家庭的功能失調歸咎於自己做錯什麼或沒做什麼，這種恐懼產生並助長她的內心批判。那麼，是什麼在助長內心批判？

也就是批判、遺棄、責備和羞愧（或羞辱），簡稱自我打擊。

安妮成了自我打擊（內在小孩）的代言人。她認為自己一文不值，或者只有在放棄自我和需求、轉而照顧他人時才有價值。她將母親的暴怒（或任何家庭成員的怒氣）歸咎在自己身上，並因為進食而感到羞愧，因為她害怕體重增加會引來母親可怕的嘮叨。

自我打擊有多種表現形式，包括抗拒、受害者心態、無法接受愛（甚至是讚美）和防禦性分離（我稍後會個別詳細解釋），它們都會阻礙你培養療癒的能力。你只是不斷地傷害內在小孩，讓它警報大作，卻沒有意識到你試圖保護它的那些因素可能早已不存在。

排斥自己的安妮在真實自我（純真）和自我打造的反應性自我之間產生更深的分裂。隨著分裂愈來愈擴大，她的警報持續增加，並且陷入警報——焦慮循環。舊的警報助長了她的自我打擊，而後者又反過來助長警報。來自外部的母親批評聲浪被自我巨龍的內在批評聲浪取代，逼得她無路可走。諷刺的是，自我在無意識中接受母親的批評，認為它具有建設性和保護性，但真正具有破壞性和傷害性的其實是那些自我打擊的習慣。

當我把這一切對安妮仔細說明，她聽了立刻稍微釋懷了。她說這是她第一次明白，一切都不是她的錯。她開始努力接受並關愛自己失去的部分，時間一久，她就能重新掌控人生。

安妮也是天生敏感的人，但她為了保護自己敏感的這一面，乾脆把它割捨掉。一旦她意識到自我以保護之名採納了母親的批判、遺棄、責備和羞辱，她開始明白，自己值得保護內心那個小女孩，而小女孩也值得她的憐憫、關注與照護。

再次重申，除非找回純真，否則焦慮和警報無法治癒。要做到這一點，你必須意識到兩方面，一是你正在進行自我打擊，二是小時候父母對你說過的話，或者他們的行為隱含某些訊息，讓你無形中內化為心理負擔。

例如，安妮想吃東西時都會感到羞愧，一旦意識到這一點，她就可以標記它，然後下定決心，將注意力轉移到感覺上。只要她用手按著胸口並與呼吸連結，就可以充滿憐憫地與自己連結，對自己說這樣的話：「我已經為家人打造安全舒適的家，我喜歡這樣的自己」和「我接納自己的每個部分」。這種有意識的行動會釋放羞愧感，並在思維和感覺上促進自我接納。

安妮每天練習ＡＢＣ心法數次，很快就覺得好多了。這對她很有效，部分原因是她非常自律，總是嚴格執行心法。她開始更有餘裕地照顧自己，她告訴我：「我和身體的連結愈緊密，就愈想照顧好身體。」據她描述，ＡＢＣ心法讓她覺得更有力量，不再像無助的受害者，只能被動等待焦慮和警報過去。

就像許多習慣憂慮的人，安妮不認為自己大致安全，只是偶爾遇到危險；她總是假定自己處於危險中，只有偶爾能感受到一絲安全。

那麼，要不要趁這個機會，一起來打破那道讓我們誤以為「危險無所不在」的警報魔咒？先花一點時間環顧四周，深吸一口氣，用手按著胸口，向自己保證：「就在此時此地，你很安全」。這個練習簡單又快速，建議你每天重複多次。實際去感覺比起單靠語言告訴自己「我很安全」，更能產生真正的安全感。請留意：當你專注於呼吸，它自然就會變得更深、更慢。你的呼吸，其實一直都想要幫你！

很好！在結束自我打壓這一章之前，如果你覺得可以，不妨自問下面這幾個問題。不需要具有深度的回答，我只是讓你的大腦為接下來的章節做好準備。

我對自己有哪些批判？我在哪些方面遺棄自己？我對哪些事感到自責？我對哪些事感到羞愧？

我對內在小孩有哪些批判？我在哪些方面遺棄內在小孩？我責備內在小孩的哪些方面？我在哪些方面羞辱內在小孩？

再次強調，你不需要立刻深入探討這些問題。如果有任何答案真的觸動了你，請把它們寫下來，這種強烈感受可以幫助你找到警報的細微差異。此外，這些問題可能會勾起負面情緒，因此在繼續閱讀之前，請先讓自己平靜下來。

第八十六章 自我詭計：自我批判

在接下來的章節中，我們將探討自我巨龍的慣用詭計，因為（大家一起說！）「當你能**看見**它們，就不必再**成為**它們」。除了自我打擊，自我巨龍還會利用受害者心態、抗拒、強迫性思維、無法接受和防禦性分離等手段（我告訴過你它很狡猾！）來使你陷入警報。自我的這些詭計目的是在保護你，讓你遠離痛苦，卻在不知不覺中反而製造了很多痛苦。

在了解每一種詭計時，你還會學到超越它們的方法。要知道，這些方法不能取代ABC心法；它們是為了幫助你即時察覺到自我，並在你發現某個小動作暴露出自我巨龍的行動時，立刻祭出ABC心法來應對。

首先要審視的是自我批判。

我們可能生來就敏感，但並不是天生就會批判和厭惡自己的某些部分。兩歲的孩子不會嫌棄自己太胖，也不會因為哭泣顯得軟弱就強迫自己停止哭泣。

藏族僧侶生活在慈悲和接納的環境中，很難相信人有可能**不愛**自己。但是，如果在創傷和不穩定依附的氛圍中成長（這種情況愈來愈常見），那麼對自己展現憐憫就會是一件陌生的事。由於沒有直接的憐憫依附經驗，要憑空想像出憐憫依附就會非常困難。

如前所述，當家庭出現問題，孩子往往會責怪自己。在這個基礎上我們不難看出，如果你認為自己是造成家庭問題的原因，自我形象可能不會多麼正面。因為我們依賴父母生存，把他們當成問題根源會很痛苦，所以問題一定出在自己身上。

自我批判由此而生，看起來非常合理。但日子一久，在不斷重複中，它成了根深柢固的習慣，最後甚至和父母沒有任何關係。既然從小到大一直這樣做，那就繼續下去吧。我接下來要說明的每一種自我詭計都具有相同特質，它們都是自我強化的東西，自我批判也一樣。就像雪地上的凹槽，我們沿著它的軌跡愈滑愈深，愈滑愈快。

解決方法的第一步是，要設定具體意圖，充分意識到你對自己採取哪些自我批判。

自我批判最常見的模式不外乎：「我太＿＿＿＿（焦慮、肥胖、自私）」或「我不夠＿＿＿＿（漂亮、聰明、有生產力）」。把這當作需要調查的事務，而你是私家偵探，在暗處跟蹤自我巨龍，收集它的習性相關情報。

如果你有願意提供支持的朋友或伴侶，可以請他們一同參與這段旅程，建議你請他們在注意到你自我批判時通知一下。人偶爾需要一段時間才能明白自我批判多麼普遍和苛刻，更不用說它很難被發現！當你能**注意到**你正在批評自己，你就邁出了第一步，將自我批判的無意識習慣帶入自覺意識中。把它標記為侵入性思維，而不是你不假思索就相信的東西，這樣一來，它就會攤在陽光下，你就能消除它從陰影中控制你的大部分力量。請記住前面提過的重點，我們不是要殺死自我巨龍，而是要和它交朋友。所以，解決辦法不是強迫自己「正面思考」，不是拿負面思考的反面形容詞一直給自己洗腦（「我真無私！我超苗條！我超有生產力！」）這也是自我成長運動被人詬病的地方。我們不是斯圖爾特．斯莫利（Stuart Smalley）（美國實境綜藝節目《週六夜現場》中，艾爾．弗蘭肯扮演的角色），不需要對鏡中的自己說：「我夠好也夠聰明，而且天哪，大家好喜歡我！」

相反的，我們需要以憐憫看待身上那些以前自己不願意接受的特質，但首先，我們需要一如既往地立足於身體。

我自己的情況是，自我巨龍經常批判我太敏感。一旦我注意到它（用自覺意識為這種想法貼上侵入性和自我批判的標籤），就會暫時停下手邊事務，進入身體，停在那裡好好感知，直到覺得踏實為止。然後，我伸手按著出現警報的部位，細細品味呼吸。現在，你可以挑一個最喜歡的方式，讓自己在身體中覺察並扎根。

一旦你掌握扎根於身體的基本功，有一種方法可以讓你更深入自覺意識，特別有助於你將所有自我詭計攤在陽光下，現在我們先從自我批判著手。與其說自覺意識是一種思維，不如說是對觀察思維採取開放心態。思維是一種表達，自覺意識則是接納。我們不會按照正向心理學的主張，試圖取代或否認那些需要表達的負面想法。自覺意識不是朝特定目標聚焦，而是往好奇心分流。在自覺意識中，首先要全力培養接受性的感覺，接著再轉向表達性思維。自覺意識就是擁抱未知感，暫停對自己先入為主的觀念和批判，對受傷的內在小孩敞開心扉，把它當成你在街上遇到的擔驚受怕的陌生孩子。去感受並憐憫這位純真的內在小孩，唯有在這個基礎上立足，我們才能改變習慣性的自我批判。除非有相互連結、充滿憐憫的感覺為其注入活力，否則，單靠說些表面的讚美根本無濟於事。

我之前提過叫做「擺動」的身體經驗療法。在這個練習中，有意識地將注意力在兩種感覺之間來回擺動，通常一邊令人舒服或中性，另一邊令人不舒服。

當我發現腦中出現自我批判的想法，比如批評自己太敏感，我會暫停手邊事務，承認我在批評自己，然後按照先前所說的，在兩種感覺之間來回切換，一邊是透過鼻孔呼吸的愉悅感，另一邊是「太敏感」這個想法帶來的身體感覺。我發現，每次自我打擊似乎都會激發太陽神經叢警報，但你可能有另外的發現，身體不同的警報感來自不同的擔憂或自我批判。你的身體可以儲存的警報絕對不只一種。

一邊是鼻孔裡有節奏的來回呼吸，另一邊是太陽神經叢純粹而尖銳的壓迫感，當我將注意力在這兩種感覺間來回切換，就會破除「警報是無限的，與自我批判密不可分」的幻象。當我立足於身體，再也不需要在危險的海洋中寄託於孤島的安全。我專注於呼吸營造的安全之海，以及太陽神經叢的警報之島。

這就像在一杯太燙的茶加一點冰水，讓它不再燙嘴。我現在可以喝一口警報，並且知道它不會再燙到我。我知道體內始終有安全的地方可以返回，那是我用關愛、憐憫的撫觸，以及呼吸帶來的安心感打造出來的地方。

接下來，我從ABC心法的步驟B進展到C，我會帶著最初的想法，以充滿憐憫的自我連結，好奇地質疑這個想法。我會問：「我真的太敏感嗎？」我甚至會運用拜倫·凱蒂的「轉念作業」四個問題心法及翻轉技巧，**但前提是我已經立足於身體和呼吸中**。

我真的太敏感嗎？我百分之百確認這是真的嗎？當我認為自己太敏感，會出現什麼感覺和反應？如果沒有「我太敏感」這樣的想法，我會是什麼樣的人？我還會運用翻轉技巧：「如何讓不敏感的說法更真實？」然後我會回答：「我的敏感是一種天賦」，或者「我的敏感讓我在職業生涯中幫助很多人」。也可能採取更廣泛的說法，比如「我曾經把敏感視為弱點，現在它對我來說是一種天賦和力量」。

如果你對四個問題心法和翻轉技巧有興趣，請參閱拜倫·凱蒂的著作《一念之轉》（*Loving*

What Is）。

還可以採取另一種說法：「我太敏感沒錯，但可以愛這樣的自己！」關鍵在於培養對自己的愛和憐憫，然後處理自我批判的想法。但在這之前，要先透過ＡＢＣ心法，讓自己進入好奇、開放和踏實的狀態。

你明白這與斯圖爾特．斯莫利的做法有哪裡不同嗎？可憐的斯圖爾特試圖用正面肯定句打消自我批判，但可能只會害自己愈陷愈深，因為他根本不相信對著鏡子說的話。他對自己說的話不帶有任何感覺，純屬空話。感覺能改變思維，但思維無法改變感覺。帶有憐憫的發言讓我們明白，自己正和內在結合，這就是最好的解方，能從根本上解決內在分裂的問題，而內在分裂正是產生並維持自我批判（以及所有自我詭計）的根源。

當我們能夠重塑感知到的「缺陷」，並在立足於身體的狀態下，帶著同情心和好奇心去面對它們，就能真正看到它們，而不必再成為它們。當我們用踏實的感覺消除創傷性想法，警報就會消失。最棒的是，我們不會像斯圖爾特那樣，用一些機械化的句子來欺騙自己，我們的憐憫聲明是發自內心的！我現在完全接受自己的敏感，因為我知道，少了它根本不可能寫這本書。十幾歲時，我討厭自己的敏感，因為我就是覺得……太……多了，尤其是警報。成年後，我接受自己的敏感，因為這是締造成功最關鍵的特質。我也因為這份敏感認可內在小孩，畢竟它正是敏感的源頭。

ＡＢＣ心法蘊含情緒，正因如此，它能夠治癒人們的創傷。如果我們能單靠思考就解決情緒問題，那麼談話療法就能創造奇蹟，而且只需要大約十七分鐘。但要解決情緒問題，你需要的不僅僅是認知技巧。

當我開始執行ＡＢＣ心法，每當進行到憐憫性連結，我都會發現又一個自我貶低的方法。我變得善於覺察，然後直接進入身體，但對我來說，充滿憐憫的自我連結是ＡＢＣ心法中最具挑戰性的部分。你可能也會發現這一點，但只要堅持下去，你會在自我連結中建立更多信心，自我打擊和自我巨龍那些詭計自然就會消失。我發現一個很有意思的現象，這種擺動練習讓我對自己更溫柔和仁慈，同時大大降低警報，也許最明顯的好處是煩躁感明顯減輕。我和許多病患都有易怒的問題，根源就在於體內警報。當我把那些被我批判、遺棄、責備和羞辱的各部分整合起來，轉化為功能正常的整體時，警報就不再控制我的情緒和行為。我已經接受三十多年治療，卻從來沒有獲得真正的效益，如今能找到解脫的方法，千言萬語也無法描繪那種如釋重負的感覺！

當你執行ＡＢＣ心法，並深入關注自己的正面特質，你就開始解除自我巨龍的自我批判策略。你會注意到，我說的是「正面特質」，而不是「你喜歡的特質」。如果你確實喜歡自己某些特質，那麼完全可以帶入ＡＢＣ心法，但許多人很難喜歡自己，因為內心有強烈的批判聲浪。順便說一句，內心各種批判聲浪都是那頭自我巨龍，只不過它穿了不同顏色的忍者裝。

對許多人來說，尤其是在剛開始執行ＡＢＣ心法的階段，找到並專注於你喜歡的特質可能很難，因為內心的批評家已經追隨你（穿著大便色忍者服）很久。在準備好前，不需要覺得非得愛自己不可。多年來，你一直在不知不覺中關注自己的負面特質，可能需要一段時間來形成新的凹槽。一旦你致力於在內心建立充滿憐憫的連結，可能會驚訝地發現，你真正喜歡自己的哪些特質。你專注於什麼，就會得到更多什麼，所以，如果你專注於喜歡的特質，就會發現更多，並開始在雪地裡形成新的凹槽。

你的發言之所以有強大力量，因為你在說這些話之前，願意花時間立足於身體，並與情緒連結，而不像可憐的老斯圖爾特，只是對著鏡子重複話語，卻沒有任何感覺。你在話語中投入的意圖和感覺愈多，它們改造身心的力量就愈大。

同理可證，你專注於大腦的什麼，它就會給你更多。專注於自我批判，你會看到更多自我批判。專注於自我連結，你會更新感知，看到更多自我連結。

第八十七章　自我詭計：自我遺棄

或許沒有任何東西比自我遺棄更會持續引發長期警報，因為被遺棄的感覺會重現兒時最初產生警報的分離。只要出現一丁點被遺棄的跡象都會喚醒杏仁核，就像壞掉的烤麵包機可以讓整棟房子燒起來。

自我遺棄通常始於：（一）在家中遭遇童年創傷，它就會自動出現；（二）童年早期；（三）打著「保障安全」的幌子。時間一久，自我遺棄會變成一種固定模式（就像取悅他人一樣），因此我們往往會發現成年後仍然出現這種情況。自我遺棄的解方是：（一）有意識地看到它；（二）以成人版的你充當與自己連結的「父母」；（三）透過有意識、充滿憐憫的方式，與真實而純真的自己連結，讓自己感到安全。

自我遺棄最具有破壞性的形態就是，優先考量他人的需求。我們在醫學院接受的正是這樣的訓練，不管你是否已經長達三十六個小時沒睡，都必須為病人服務。病人永遠排在第一位，這就是醫師的準則，醫學院每個學生都接受，不能有任何怨言。沒有人敢說這不現實也不安全，但在醫師自殺潮爆發後，醫學院開始注意到，醫師也需要學習照顧自己。我認為，醫界長年來盛行的自我遺棄文化，正是醫師職業倦怠和自殺率居高不下的原因，實在可悲。

當我們養成把自己的需求放在最後的習慣，或者不再為自己發聲，就會開始自我遺棄，因為從過去經驗得知，優先考量自身需求和為自己發聲都毫無益處，甚至可能因而受傷。在功能失調家庭中長大的孩子往往會認為，自己唯一的價值在於能為他人做些什麼，有時會放棄夢想和熱情，因為被告知這些都不切實際，或者僅僅因為會佔用他人的時間或注意力。

在結束這一章之前，我希望你能自我審視，看看你在哪些方面為了別人而離開自己，更重要的是釐清你是何時離開自己的，就是這麼簡單。既然所有焦慮都是分離焦慮，所有警報都是分離警報，那麼，你必須和自己分離才會感受到焦慮和警報。當你被自我詭計玩弄時，也就遺棄了純真的自我。ＡＢＣ心法大部分力量在於有意識地擴大自我連結，正是因為缺乏對內在小孩的關注，才會導致這些警報出現。當你用ＡＢＣ心法與自己連結，警報就會開始痊癒及解除，因為你對內在小孩證明，它已開始被看到、聽到、理解、愛和保護，這些都是它當年欠缺的。

我在前面提過這個建議，但還是要在這裡重申，因為可能會有人抗拒它帶來的脆弱感。不妨考慮在浴室的鏡子上貼一張小時候的照片，或者像我一樣，把照片設為手機開機畫面。停止批判內在小孩，開始與它連結！但是，如果你認為這會觸發你的警報，而你還沒準備好回到過去，那就不要這麼做！我不希望你貼上照片時，發現自己還沒有辦法和它連結（這本身就是一種自我遺棄）。

第八十八章 自我詭計：自責與自我羞辱

「世上最堅固的牢房是你看不見的那一種。」人透過責備來釋放能量。從生理上講，責備他人時，壓力荷爾蒙如皮質醇會暫時減少。看到別人必須為他們的負面行為負責，簡直大快人心。當有人因犯罪而被送進監獄，我們會覺得正義得到伸張，也順勢釋放了一些負能量。人類與生俱來就有正義感，而責備的衝動正是為了滿足正義感，我們渴望看到不法行為被揪出，以及罪魁禍首被迫贖罪。我們將責備當作理解和排解痛苦的方式，因此，自責與自我批判有關，但又不完全相同。

我們從小就知道責備他人可以排解自己的痛苦，但由於經常將家庭功能失調歸咎在自己身上，使得我們長年處於自責狀態。孩子不能批判或責怪父母，因為他們依賴父母生存，所以這種責備又會回到孩子身上。自責成了無解的惡性循環，使得孩子大腦的意識層面不堪負荷，神經系統就會因這種徒勞無益的反應而僵住（就像動物被掠食者逼得走投無路），於是警報能量直接傾瀉到幼小的身體裡。

我認為，孩子為了父母犯的錯，將自己關進警報監獄並陷入自責。孩子無論是有意還是無意地自責，長大後，無法（或不願）認清自己是純真的，因此也就無法痊癒。

自責和羞愧雖然相似，但表現形式截然不同。自責可以概括為「我犯了錯」或「這都是我的錯」，讓人意識到自己的所作所為，雖然很痛苦，但可以在意識層面利用它來防止自己犯相同錯誤。當我們使用ABC心法，以自覺意識審視自責，看到並接納自己的純真，就會大大降低內疚的負面影響。由於我們不會將它視為個人的失敗，處理起來也容易得多。有了ABC心法，我們就能以非批判性的好奇心來看待自責，這對解決自責問題大有裨益，我們也不會在自我批判中自我遺棄。自我打擊有一種相互激發的方式，就像警報——焦慮循環一樣！

與內疚相比，羞愧更令人無所作為。自責的人可以透過自覺意識來審視某個行為，但羞愧就像是氪石（kryptonite）[4]，我們無法正視它，否則會被它點燃大量警報。即使我們想正視羞愧，自我巨龍也會把它深埋在無意識的陰影中。令我們羞愧的是自認為本性中有一些不好的特質，我們不想讓別人看到，尤其不想讓自己看到。

我有許多焦慮症患者在家或（尤其是）在學校遭受過霸凌，學校簡直就是羞愧的培養皿。當病人勇敢講述被霸凌的經歷，往往流露出明顯的羞愧。他們常常覺得，不是自己做錯了什麼，而是本質受到攻擊。儘管霸凌或排斥來自外部，但羞愧來自內心，它是一種內在機制。

市面上已經有很多探討羞愧的書，但我還是要再次引用布蕾妮·布朗的論述。她說，羞愧有毒，因為從演化的角度來看，我們覺得它威脅到自身生存。在人類歷史上，被羞辱可能意味著被部落排斥，那簡直就是被宣判死刑。

羞愧是自我分離和警報的最強催化劑，因為它藏在陰影中，以大塊自尊（或巨龍愛吃的東西）餵養自我巨龍。我數不清有多少認識或治療過的人認為，自己的心理掙扎是一種恥辱，就因為這個心病而不去尋求需要的幫助。自己甚至家人患有心理疾病，都會被巨龍熱愛的羞愧狠狠作弄。我記得曾為父親感到深深的羞愧，儘管我知道生病不是他的錯。

在我看來，人們最大的羞愧因素就是服用精神科藥物。我開過成千上萬不同種類的精神病處方，也注意到人們從來不會因為服用抗生素治療感染或滴眼藥水治療青光眼而羞愧，但若是服用精神藥物，他們一定會感到羞愧。

當我們透過自覺意識認清自責和羞愧，往往可以將自責和羞愧的事當作與自己連結的途徑。以成癮症為例，接納以前藏在陰影中的自己，會為你帶來巨大的力量。當你看到它（並接納它），你就不必成為它。當你有某種成癮症並對自己說：「我可以愛這樣的自己」，你就破解了巨龍的羞愧咒語，朝治癒跨出重要的一步。（是的，巨龍當然有魔法，你沒看過《冰與火之歌：權力遊戲》嗎？）那麼，**你**在責備和羞辱自己什麼呢？很有可能巨龍長期以來一直在利用自責和羞愧讓你與真實的自我分離，從而加劇警報和焦慮，讓你僵在原地。由於巨龍非常害怕不確定性，它會極力避免改變。你可能背負著幾十年前的羞愧感，它至今依然讓你深陷警報。如果你感到非常自責和羞愧（或者正在壓抑它們），這將加劇前景和背景警報，讓你深陷其中。

將令你羞愧的事告訴別人，本身就是一種強大的實踐。只要這樣做，你就等於在告訴自己：你不需要羞愧，也沒什麼好讓你羞愧得要命。這時羞愧的負面力量會減弱，因為它已經被公諸世上，別人也知道了！無論你過去或現在有什麼羞愧的事，即使你依然無法引以為豪，但把它公開就能消除「我必須不惜代價把它藏起來」的能量。不僅如此，向值得信賴的朋友或治療師傾訴，還能啟動你的社會參與系統。不妨和那些能幫助你自我憐憫的人連結，讓他們幫你排除羞愧感。有個現象令我相當驚訝，很多人都認為只有自己會特別感到尷尬和羞愧，當他們發現大家都一樣，往往為此訝異不已。

4 譯註：虛構的外星礦石，出現在超人的故事中，超人一旦接觸它就會喪失所有能力。

不是只有你說過、想過、做過那些負面的事，你不會因為任何令你羞愧的事就成為例外，因為在你之前有無數人做過，在你之後還是會有無數人去做，世上沒有會引發羞愧的新行為，這些事一直在重複。

羞愧無法在自覺意識的光芒下生存，不妨將它攤在光明中。不是你心裡有祕密，而是你被祕密掌控。不是你心裡有羞愧感，而是你被羞愧感掌控。巨龍在勒索你，把你當成人質。你是要繼續在警報中支付贖金，還是準備好逃離它的魔掌？

在六種童年創傷中，羞愧是最後成員，可以說是最有影響力的一位，因為它是最強烈的警報起源，而消除羞愧正是消除警報最有力的方法。

羞愧的解方就是看到自己的純真。你無法改變一直藏在陰影中並拒絕接受的東西。除非你把羞愧攤在光明中，看到它，完全接納它，並在其中看到自己的純真，否則你就會被它製造的警報擺布。好奇心的「詭計」對羞愧非常有效，不妨回想兒時令你羞愧的事，也許是一段尷尬或被霸凌的日子。性是羞愧的一大來源，尤其是在年輕時期。當你發現自己有所選擇，可以用好奇心和自我憐憫來接納羞愧，你就會遠離自我保護，走向純真而真實的存在。看到自己的純真是對羞愧最強效的解方。

思考要點：羞愧來自於匱乏、恐懼和分離。如果你的需求得到滿足，沒有理由去做任何令你感到羞愧的事。你……是……純真而無辜的，其他全是謊言。

第八十九章

自我詭計：受害者心態

我從未見過長期焦慮的人不認為自己是受害者（包括我在內）。他們可能沒意識到自己處於長期受害者狀態，但肯定感覺得到！

可以說，讓我們產生受害者心態，這是自我巨龍把我們困在警報中最具破壞性的詭計。簡而言之，自我巨龍讓我們保持警報感，這樣我們就不敢挑戰自己，不敢做任何可能傷害自己的事。巨龍認為，如果它能讓我們在恐懼和警報中動彈不得，我們就會僵在原地，不敢冒險做任何傷害自己的事。這也是它把我們鎖在寶箱的原因，以防止我們受到傷害。

受害者心態是最難克服的詭計之一，因為它從小時候就暗中融入，成為自我的一部分。強烈的警報感讓我們覺得自己是這個世界的受害者，一切都很危險。這種「無形的恐懼」造成一種印象：我們隨時都可能面臨重大威脅。因此，我們總是試圖保護自己，以免被看不見的敵人傷害。體內的背景警報讓交感神經系統的戰鬥或逃跑反應長期處於活躍狀態，而前景警報又會觸發背景警報，因此我們會在沒有明顯誘因的情況下感到警報。

為了解決不確定性（我們這些擔憂專業戶最討厭的東西），我們會在腦中編造一種威脅，來解釋體內感受到的恐懼和警報。這就是擔憂。

受害者心態會成為自我實現的預言，因為它愈讓我們軟弱，我們就愈無法挺身對抗它，也就愈肯定自己無法應對它。

沒有什麼比受害者心態更能讓我們陷入警報和焦慮中，這聽起來可能有些刺耳，但除非你認清自己以受害者角度看待世界，否則你永遠都是受害者，永遠都會感到警報和焦慮。

受害者心態讓我們失去對世界的信心，不相信它會幫助我們，更糟糕的是，我們會覺得一切只能靠自己。我們會認為世界對自己不利，由於焦慮和警報讓我們變得軟弱，所以我們被擊垮，尤其是在童年時期。受害者心態成為自我認同的一部分，這就像是被判了無期徒刑，將我們永遠困在焦慮和警報中。

最普遍的受害者心態就是責怪父母，這個說法可能會觸發很多人的警報。世上有許多可怕的父母，他們的過錯造成孩子的焦慮和受害者心態。

然而，絕大多數糟糕的父母都有糟糕的童年，這絕非藉口，而是一種方法，讓你不再將父母當成加害者，因為只要你繼續把任何人事物當成加害者，你就無法從焦慮和警報中痊癒。

自我想要找個對象來責備，因為它認為責備和批判是合理的報復，也是一種解決方法，但它只會讓我們陷入受害者心態。我聽說過一些關於父母失職的可怕故事，但請相信我，在所有我認識的人當中，只有那些能夠破除責怪父母的受害者心態的人，才能夠走出警報。並不是說他們沒有理由責怪父母，而是那些深陷「父母害了我」的故事情節中，並且認定自己是受害者的人，永遠無法解決警報。

單單讀到這些句子可能就會令你警報大作。責怪父母可能是你理解人生的一種方式，如果你有一位（或兩位）可怕的父母，請相信我完全能感同身受。很多焦慮症患者的照顧者簡直是噩夢般的存在，我明白，他們確實應該受到責備，我真的、真的、真的明白。但我就是沒看過仍在責怪父母的人能夠解除警報。

我並不是說，只要明白了父母（一方或雙方）和整個世界都是無辜的，就可以立即掩蓋痛苦。有些損失確實需要好好哀悼。

我們無法為各種失去而哀悼，這個情況大大助長了未解決的創傷，並直接導致背景警報產生。數百萬甚至上千萬的人從小和功能失調或有虐待行為的父母相處，至今仍然背負這種痛苦。我在前面說過，大量的焦慮和警報是未解決的悲傷造成的。但我要重申：糟糕的父母幾乎都有糟糕的童年。我見過很多成年患者，當他們願意接納父母從小也為警報所苦這件事，他們受創的內在小孩就會開始態度軟化。

要知道，願意放下自責，不再將自己視為受害者，這非常值得你付出努力。你可以將本書介紹的各種個人療癒心法結合談話療法及身體療法，以便獲得強大的支援系統，幫助你改變自己是受害者的信念。

我曾在鏡子前做過這個練習，如果你夠勇敢，不妨試試看。看著鏡中的自己並說：「我是個無助的受害者。」接著再加這一句：「但我愛這樣的自己。」我自己實際執行時，忍不住笑起來！這真的挺傻的，但它讓我明白，我對自己的看法充滿了自我打擊的色彩，然後我用這個方式徹底扭轉局面。在鏡子前進行這個練習，告訴自己，我有個特質明顯遭到自我批判，但我無條件愛它，這讓我真正看見這個特質並接納它，最終承擔療癒它的責任。怪的是，我不知道為什麼會這樣，但當我直視鏡中對自己說出：「我是個無助的受害者⋯⋯但我愛這樣的自己」，那份荒謬感反而讓我清楚看見受害者心態多麼根深柢固，它如何滲透到生命中每個層面，如何普遍存在於身心當中，令我大為震驚。

要擺脫受害者心態就要意識到，這是自我在試圖欺騙，讓我們逃避療癒自己的責任。自我不希望你承擔任何風險；它想讓你困在警報和焦慮中，原地不動。一旦我意識到自己有淪為受害者的傾向，我便明白沒有人會來救我，我必須為自己的人生負責。只要認清這一點並對自己說：「我正在責怪別人」，或「我正在羞辱自己」，或「當我沉浸在憂慮中而不做ＡＢＣ心法，我就是在讓自己淪為受害者」，或「焦慮不是我的錯，但我有責任解決它」。像這樣掌控人生，對我來說是一次**徹底**的覺醒。

凱爾．塞斯（Kyle Cease）從喜劇演員轉型為勵志演說家，上面方塊文章中談到的小技巧，就是我從他身上學到的。二〇二三年九月，凱爾和我在亞歷桑那州鳳凰城的某個活動發表演說，我當時便為這個小技巧親自向他致謝。我在此稍作轉述，凱爾會把任何負面、可恥或批判性的東西加上「我喜歡這樣的自己」。若有人說「我總是擔憂」，他會把這句話轉成「我總是擔憂，但我喜歡這樣的自己！」人們對自己的任何負面評價都會被凱爾加上「但我喜歡這樣的自己」，這在某種程度上聽起來很傻，但從神經學角度來看相當合理，原本困在恐懼當中、冷酷而批判的陳述，現在被他去掉了其中的羞愧感，進而打開一扇門，從完全相反的方向去感知這句話。我們檢視封閉的、被假定為事實的傷害性語句，大膽假設完全相反的意思可能一樣（或更加）真實。

我敢打賭，即使在你被自我巨龍控制時，也曾多次在害怕做某事時還是勇敢去做了。不論是比較重大的事，比如當眾演說，還是比較小的事，比如帶狗去公園散步。也許是參加一場陌生聚會，那裡的人你一個都不認識。在這些時刻，你選擇了不當受害者。現在，當我發現自己採取受害者姿態時，我會透過充滿憐憫的自我連結來讓自己動起來，並採取更關愛、更有力量的姿態。

有時候，我甚至會用憤怒和信念來讓自己動起來。

．憤怒是受害者心態的解方

一旦你發現自己處於受害者心態，必要時就憤怒吧。憤怒是對抗受害者心態的一劑良藥，因為它消除令人癱瘓的凍結狀態。受害者心態需要不動和凍結來執行它的陰謀手段，因此，跳舞、四處走動，或任何能讓你動起來的事，都能幫助你克服受害者心態的癱瘓狀態。這樣一來，你就具備了採取相反心態的基礎，對世界和自己充滿信心，以此取代受害者心態。

．信念是受害者心態的解方

你建立的信念愈多，感受到的危險就愈少。你愈相信世界確實是安全的地方（儘管這可能很難），就愈能擺脫受害者心態。不妨抱持這種信念：無論發生任何事都是**為了你**，而不是**針對你**。因為信念是發自內心的，不是可以製造或外包的東西。信念是內部機制，它是對抗受害者心態的絕佳良藥。

你對自己的信心會由內而外地增長，受害者心態將別無選擇，只能被不斷增長的信心排擠並取代。

重點是對自己的信心。

現在，你不再無意識地助長問題，而是有意識地解決問題。

我會在後面詳細探討憤怒、信念和其他看待受害者心態的方法，好讓你不必成為它。受害者心態是造成焦慮和警報的重要因素，我還會介紹更多擺脫這種毀滅性心態的方法。

第九十章 自我詭計：無法接受

小時候若得不到需要的關愛和支持，我們往往會採取一種應對策略，告訴自己我們根本不需要這些。這通常是無意識的保護性反應，而不是有意識地拒絕他人的關愛和支持。如果一開始就不允許這種情況發生，我們會認為缺乏支持的痛苦較輕，反覆期待關愛卻得不到或被拒絕而一再失望的痛苦則較重。

成年後，這成為一種作用，自我抗拒他人的外部正面關注，更重要的是，抗拒自身的內部正面回饋。你可以看到，這種無法接受是特別陰險的詭計，因為ABC心法仰賴我們對自己的支持和同情，自我巨龍卻欺騙我們，阻止自我支持！

許多憂慮的人都會形成一種應對策略，也就是優先考量他人的需求。為了照顧別人，而且通常始於照顧父母，我們根本看不到自己需要什麼。正如我之前所說，當父母不安全，我們知道自己也不安全，所以我們常會介入來滿足父母的需求。孩子的直覺特別靈敏，往往能學會解讀父母的心思，但代價是失去解讀自己並滿足自己需求的能力，這就是互相依賴和取悅他人的開始。時間一久，隨著不斷執行這些模式，它們一再被強化，並得到受益者的獎勵，加深了這種「家人即騙子」的模式，毒害孩子一生的人際關係。

我的病人安妮（見本書第八十五章，母親叮嚀她「不要發胖」，還記得嗎？）封鎖自己的接受能力，這在她與食物的關係中表現得最為明顯。她非常善於照顧家人的需求，卻不善於照顧自己。安妮會給家人準備豐盛的餐點，她自己卻吃得很少。我相信這是因為她體內裝了太多警報，以致活在大腦的憂慮中，無法察覺身體何時飢餓。我敢肯定，她母親灌輸的懼胖言論也發揮了很大的作用，阻礙了安妮的接受能力。

一旦安妮意識到這種自我忽視模式，日後只要發現自己排斥進食，她就會對自己說：「無法接受又出現了。」然後，她會透過ＡＢＣ心法立足於身體，並觀察到自己其實渴望吃下剛做好的餐點。她會按著有飢餓感的上腹部和胸部，與感覺真正連結，同時讓手的撫觸和呼吸的律動帶來愉悅感。她告訴我，細細品味手隨著呼吸有節奏地起伏，總能給她一種安心感。接下來，她會品嘗一下食物，細細品味透過自覺意識待在當下的感覺。最後，她會以充滿憐憫的連結結束整個過程，告訴自己，她對親手烹調的創意菜餚多麼自豪，並讚賞自己對家人無微不至的照顧。而且，她不只是說出來，更真切地**感受**到。

這需要時間和練習，一旦安妮有意識地和身體連結並察覺飢餓感，就會看見自身需求並做出反應。她原本無法從健康美味的食物中獲得愉悅和營養，現在的她則是心懷感激地接受。我樂於這樣想，她在接受食物之際也接受了兒時的自己。安妮接納食物的能力成為接納所有需求的入口，因為無法接受食物只是冰山一角，她還習慣性拒絕許多事物（按摩、健行、娛樂等）。無法接受擴及生活的各方面，損害我們釋放舊有警報的能力，連帶讓生活品質大幅下降。我見過很多失樂症（無法享受生活）患者，大多都有明顯的無法接受。

當我們無法（或不願）感受自己和身體時，可能會以不良習慣來滿足需求，成癮症往往就是這樣開始。我們往往用各種上癮（酒精、毒品、色情、社群媒體、購物、賭博、食物）來克服自己對接受的抗拒。自我巨龍常常會阻擋健康、充滿愛的情緒，因為這種感覺在兒時不值得信任或不協調。例如，人們會服用鴉片類藥物，以便藥物「迫使」他們感到溫暖和連結，從根本上壓制自我巨龍為了抗拒愛而採取的過度保護措施。海洛因成癮者描述第一次接觸毒品的經驗，為他們帶來全身溫暖、充滿愛的擁抱。對於許多兒時沒有感受到愛，成年後又學會拒絕愛和連結的人來說，毒品和酒精可能是繞過自我巨龍抗拒愛和身體良好感覺的唯一途徑。有個例子或許微不足道但發人深省，男人只有在大量飲酒後才會對彼此說「我愛你，兄弟」。

說到抗拒對愛的感受，你在接受擁抱時會不自在嗎？我們都會覺得，被不喜歡的人擁抱會感到不自在，這是人性正常的反應，但被喜歡甚至愛的人擁抱呢？

出於好玩的心態，我會請病人留意，和別人擁抱時通常是誰先鬆開。我們這些習慣擔憂的人往往是率先「退出」的那一方（哈哈），就是因為那討人厭的「無法接受」。這件事或許微不足道，但只要開始留意，自己是否總是那個先鬆開擁抱的人，並試著多抱一會兒，向意識和無意識表明你能夠並願意接受擁抱！

我們回應讚美的方式，可能也是無法接受的另一個線索。如果你告訴朋友，你很喜歡她的新髮型，她卻說：「真的嗎？我還以為它會讓我的鼻子看起來太大。」這可能是一種跡象，意味著她不習慣接受關於自己的正面想法。

有時候，我會給焦慮的病人一個稱讚，以此來評估他們有沒有能力接受讚美。（我總是真心誠意地讚美他們，而不是為了測試隨口編造）。如果有人只是簡單回以「謝謝」或「我很感激」，那麼他們就通過了這個小測試，表示他們有能力接受讚美，我也會把這當作指標，證明他們沒有太多負面的自我對話。但如果他們對稱讚語帶保留、轉移焦點或甚至開玩笑，我就會懷疑他們是否很難接受讚美。

無法接受是一種毀滅性習慣，但是，就像自我的其他詭計一樣，它也可以在ABC心法的幫助下解除。

無論是實情還是比喻，在你餵飽自己之後，如果願意，也可以餵養他人。

ABC心法的關鍵之處在於為自己付出，在你既是給予者又是接受者的基礎上，建立充滿憐憫的連結。當你學會為自己付出，你會重新啟動一開始否定自己時被關閉的部分。幫助自己使你能夠持續幫助他人，因為在為他人付出之前，你已率先充實自己，而不是強迫性地取悅他人。

當你堅持為自己付出，你就是在為自己的需求負責，之後就可以**選擇**以成長的姿態去幫助他人，而不是出於保護性的義務。

第九十一章　自我技巧：防禦性分離

防禦性分離是諾伊菲爾德使用的另一個術語，用來描述當我們感到情緒過於脆弱或受到威脅時，為了保護自己而產生的解離和退縮反應。我年紀漸長後便是採取這種態度來面對父親。愛他和看到他受苦，對我來說太過沉重，於是自我巨龍介入，封鎖脆弱，讓我進入退縮和解離狀態。自我認為，情緒連結風險太大，所以我關閉真正的連結以保護自己。

防禦性分離純粹出於害怕連結被奪走而選擇退縮，典型的例子是：在對方離開你之前先離開對方。

將防禦性分離當作保護方式，確實可以阻擋劇烈的痛苦，但代價也非常慘重。從長遠來看，防禦性分離會造成更多警報，因為當你斷開連結時，也就脫離了身體的情緒層面，並否定你身為人的需求——被自己和他人看到、聽到和關愛。

這就是焦慮時很難與人連結的原因，我常對焦慮症患者的伴侶講解防禦性分離，並說明對方為什麼會在情感層面看似「離開他們」。對方並不是在疏遠他們，而是疏遠自己。這有助於消除伴侶的困惑，讓他們不至於因為明顯感受到分離便自責。正如前面提到的，當身體深陷警報並關閉社會參與系統，即使所謂的「危險」只是憂慮製造的幻想，你也無法與他人連結。

防禦性分離是自我的詭計，對人際關係非常不利，因為每當接近別人，巨龍就會害怕，把我們拉開（在依附理論中，防禦性分離是迴避型依附的起因）。防禦性分離往往是轉移注意力和解離的第一階段，這兩種行為會破壞關係並維持警報。當我警報大作時，我就會想要透過滑手機來轉移注意力，或者完全遁入解離狀態。辛西婭只要發現我開始退縮，就會熱情地撫摸我（進行身體接觸），然後問：「你是不是有什麼不舒服的地方，讓你覺得需要退縮？」沒錯，幾乎每次都有。有時我想說出來，有時又不想，但只要讓我意識到，是什麼令我切入防禦性分離，就能幫助我停止擔憂未來，與自己和他人保持更緊密的連結，並且專注於當下，不再警報大作。

重要的是，當你發現自己正進入防禦性的封閉狀態，請立刻用ＡＢＣ心法把自己帶回到充滿憐憫的自我連結中。當你與自己連結，就能為伴侶、父母、朋友、孩子、狗、巨龍、粉紅大象，甚至心中那隻不肯放過香蕉的猴子，提供更多緊密的依附感。

麻煩的是，防禦性分離往往不容易察覺，因為當下真的會覺得需要保護與退縮。但這就像有人在商店裡恐慌發作，以後會避免進商店，他們誤解也錯誤地標記了問題。減少警報的目的是盡量減少與自己和他人的分離，一旦你發現自己正在退縮，可以進行ＡＢＣ心法，重新與自己連結。

一旦你與自己連結，社會參與系統就會重新上線，你不會再覺得有必要對他人採取防禦性分離，這種充滿憐憫的自我連結可以從根本上解決問題。

我至今仍會偶遇「焦慮區塊」（就像深色表面上結了一層冰，只有踩上去忽然滑動才會發現），還是會想退縮到防禦性分離狀態。但我不再感到驚訝，因為我已明白是巨龍觸發了舊模式。我會注意到太陽神經叢的警報開始高速運轉，這是我在告訴自己，該運用ＡＢＣ心法回到與自己的連結。一旦我重新與自己連結，就回到了能與他人重新連結的境地。

就像安妮會對自己說：「無法接受又出現了。」當我看到自己出現防禦性分離的衝動，我會大喊：「我快要進入防禦性分離了。」然後，我就可以對著警報呼吸，找到我對自己及正在抽離的對象身上真正喜歡的特質。這幫助我回到與自己和他人的社會參與系統，擺脫防禦性分離，從而舒緩警報。這個領悟改變了我的人生，讓我在深陷分離而無法自拔前，與自己和他人重新連結。

你能否下定決心，省察自己何時開始退縮、轉移注意力或解離？那是你的內在小孩，正回到某個曾經痛苦不堪、不得不退縮與抽離的時刻。請學會辨識自己何時進入這種白日夢般預設模式，與自己和他人分離。對抗這些反應的方法是透過ABC心法把自己帶回當下，並與害怕的內在小孩有意識、充滿憐憫地連結。這確實是艱鉅的挑戰，因為防禦性分離、解離與轉移注意力是我們遁入無意識的預設模式，一旦你被它們掌控就很難察覺到。但你愈能辨識它們的體感特徵，就愈能戴上氧氣面罩，立刻從無意識的自我遺棄轉向有意識的自我連結。

在結束本章之前，我想說的是，轉移注意力和解離都屬於防禦性分離，也可以被視為自我巨龍的（過度）保護詭計。

第九十二章　自我詭計：抗拒與退化

我見過有焦慮和警報的人都有受害者心態，也見過擔憂的人都充滿抗拒情緒。這種抗拒通常是針對變化和不確定性，但最具破壞性的抗拒是針對愛和連結。

自我巨龍想讓你原地不動，凍結在焦慮和警報中，再說一次，它並不是想傷害你，而是要保護你的「安全」。它認為，如果你與自己或他人建立更多連結，這種脆弱性會讓你陷入更大的危險中。你已經知道，我和父親的連結令我非常痛苦，過度保護的自我便讓我產生抗拒情緒。於是，愛他就等於讓自己陷入失去愛的危險（一次又一次）。當我阻斷與父親的連結，同時也阻斷與其他人的連結，就連自己都無法倖免！

自我採取的行動就像你藏在一棵樹後面，躲避掠食者或不明確的危險。雖然真正安全之處近在眼前，你卻不願離開藏身處走過去。你因恐懼而無法動彈，自我會跳出來抗拒任何逃跑的機會，因為它告訴你，如果你試圖移動，情況可能會更糟。當然，在這種凍結和警報大作的狀態下，你會失去大腦的理性功能，完全相信焦慮想法，特別是那個念頭：自己之所以原地不動是出於保護，如果試圖衝向安全地帶，情況會更糟。

杏仁核沒有時間感，也永遠不會遺忘，因此，只要某個情境與最初創傷有一點點相似，情緒就會立刻回到那個時候，並以你當時擁有的情緒資源來應對。比方說，你六歲時曾遭受母親謾罵，現在哪怕只是聽到某個女人大喊大叫（即使不是衝著你來），你的杏仁核還是會被觸發。在某種意義上，你的內在有個角落正在重現當初那個六歲孩子的恐怖經歷。我相信，未來的研究將表明，人腦的腦島皮質與杏仁核協同作用，在你受到創傷時，會在體內形成情緒印記。它會終身存留在體內，現在產生的感覺與最初創傷發生時的感覺相同。因此，當你聽到那個女人大喊大叫，杏仁核和腦島皮質就會協同作用，觸發身體反應，導致現在的感覺與當時的感覺相同。換句話說，焦慮和警報在很大程度上是一種退化，我們回到了當初無能為力和恐懼的時刻。

因此，如果你知道聽見別人大喊大叫會觸發你的反應，你可以將察覺觸發點當作開關，立刻啟用ABC心法並進入身體，利用當下的感覺把自己留在當下，以免被推回過去。然而，難免會遇到觸發因素太強大及舊創傷的凹槽太深，導致你被舊的警報壓垮。當我聽到父親用小喇叭吹奏的幾小節音樂，就會出現這種情況。在我還來不及察覺怎麼回事，我的舊傷已經被觸發，立刻退回憤怒和沮喪的從前。

但現在這種反應已經大大減弱了。從那時起，我聽到有人吹小喇叭，雖然還是不喜歡這種聲音，但我沒有生氣或解離。小喇叭聲仍然是我的觸發點，但我把它當作ABC心法的切入點。我帶著自覺意識進入身體和呼吸，與曾經忍受《做個有我的夢》（*Dream a Little Dream of Me*）開場旋律多達三十次的男孩連結。現在，我已經能以充滿憐憫的心與男孩連結，並且全心支持他。

每當你感到痛苦時，如果下定決心停止抗拒，痛苦可能不會完全消失，但會減輕。（這是〈焦慮工具包〉當中的「感受警報但不緊繃」技巧。）精神科醫師兼心靈導師大衛．霍金斯博士在其著作《臣服之享》（*Letting Go*）中講述一則故事：他的大拇指曾經被深深割傷，但他無法忍受麻醉劑或止痛藥，只能接受疼痛。他說，當他抗拒疼痛時，不適感就會變得很強烈，但若處在完全接受的流動中，疼痛就會大大緩解。

顧名思義，抗拒會阻礙流動。當你從意識流動到身體再到同情心，你就打造了接受和不抗拒的狀態，從而緩解疼痛。

與憂慮相關的訊息很容易讓人抗拒和抵制，因為你不想讓它成真。當你抗拒某件事，你會把它封閉起來。但你的目標是讓憂慮離開，而非緊抓不放。我們抗拒的東西會持續存在，但只要轉為順從就能療癒它。

這裡有一點非常重要：自我會抗拒ABC心法。巨龍會試圖讓你陷入熟悉的焦慮和警報狀態，並阻止你做任何能擺脫凍結狀態的事，因為它最熟悉的就是與痛苦相連的安全感。當你開始療癒焦慮和警報，自我巨龍會成為你的最大障礙，因為你在ABC心法中發現了平靜，令它感到不安全，畢竟你很可能是在「有安全感並不安全」的無意識中長大的，總覺得另一只鞋子隨時都會掉下來。不幸的是，當你開始感到更踏實，巨龍會立刻使出渾身解數，試圖把你拉回警報與憂慮的熟悉凍結狀態。為了對抗巨龍，你必須調整自覺意識，揪出巨龍的詭計，並時刻保持警覺，有意識地透過ABC心法與自己連結。對許多人來說，療癒過程中最困難的是，當他們終於感到安全時，自我巨龍就會抓狂，因為它再也不能「保護」你，再也不能把你困在熟悉的凍結狀態，從而助長憂慮。接下來，我們不妨花點時間，讓我帶著你進入身體如何？你會抗拒嗎？

請感受此刻的身體。下巴正在做什麼？呼吸輕鬆緩慢還是短促緊繃？肩膀呢？是放鬆還是高高聳起？

請有意識地放慢呼吸，放鬆下巴與肩膀，以允許的能量進行，而非命令式地強迫。你甚至可以閉上眼睛，將手放在胸口。當你這麼做，就是在有意識地緩解抗拒（參見〈焦慮工具包〉中的「感受警報但不緊繃」技巧）與體內的警報感。這種對身體的覺察，以及它所帶來的踏實感，其實在每時每刻都能獲得。這樣一來，你就能離開警報導向的凍結狀態，去過真正的人生。不要一直抗拒警報，而是將它視為身體訊號，提醒你使用ABC心法，與自己的每個部分重新連結。

思考要點：想想你現在不願意去做的事，看看你能否感受到身體出現抗拒感，只需要留意那是一種什麼樣的感覺。

第九十三章 自我詭計：強迫性思維

強迫性思維不過是對平靜心態的一種抗拒。當你學會使用ABC心法，在體內打造安全地帶並安住其中，你對平靜的抗拒就會減少。不過一開始，巨龍可能會衝出來阻擋平靜的感覺，這就是為什麼你需要練習、練習、再練習ABC心法，以便衝破巨龍的抗拒。

當你用自覺意識之光照亮那種對於思考和擔憂的強迫性需求時，它就會成為一盞明燈，引領你走出大腦，進入身體。你會將之前用於轉移注意力和無序思考的混亂能量導入當下的存在感中，把你凍結在原地的混亂能量將被自覺意識引導到有序的移動中。

奇怪的是，移動比凍結更有秩序，不是嗎？但這就是它的運作原理。試想一下，如果一台電腦打開太多程式，最後什麼都不能用，你就會得到一直轉圈圈的當機訊號。只要關閉一些程式，也就是那些焦慮想法、警報和自我的詭計，騰出空間，讓事情重回正軌，並專注於手邊的事務，你的游標就能動得更快，工作也會更有效率。

當大腦正以奧運金牌等級的速度在擔憂跑道上衝刺，就會給我們一種自己有在做些什麼的感覺。但是，雖然看起來在前進，其實我們只是在原地給自己挖坑。我們想得愈多，挖得愈深。瘋狂的擔憂是小時候常做的事，因為它讓我們把注意力轉進大腦，不去想身體因童年創傷而積聚的痛苦能量。憂慮和反覆思量讓我們覺得自己有在行動，其實我們還是當初那個無能為力的孩子。但現在我們明明是成年人，它只是要將我們困在大腦中，但真正的人生不在那裡面。

如果你在這本書中什麼都沒學到，還是希望你能記住這一點：警報大作時，思考只會讓情況變得更糟。你可以選擇往下去感受身體，而不是往上進入大腦思考。在某種程度上，我們這些習慣擔憂的人思考時會失去理智，總是相信這次會出現奇蹟，相信憂慮會給我們答案。

在警報中選擇感受而不是思考，這是我能給你的最有力建議。當你警報大作並有意識地將能量從大腦思維轉到身體感覺，我無法形容那種解脫感有多麼痛快，即使過程中會感到痛苦。找出體內的警報並致力於感受它，最初可能非常痛苦，但你必須感受它才能療癒它。人無法透過思考來清除雜念；憂慮只會製造更多憂慮，但你可以透過感受來清除那些負面情緒。在很多方面，焦慮和警報都是未處理的情緒事件餘孽！請停留在感覺中，不要解釋。正如范德寇博士所說，你將學會適應那種不舒服的感覺。

我發現，一旦你能持續感受警報並與它共處，不再對此抗拒，警報就會大大失去把你推向強迫性擔憂的力量。

當你能安全地停留在當下身體的感覺中，你就不再需要退回最初受傷的時候，或跳進對未來的擔憂中。**我不是在教你擺脫焦慮，而是要適應警報並中和它，這樣你的身體就有安全的替代品，再也不必反射性且強迫性地回到大腦的憂慮中**。簡單地說，當你平息痛苦的根源（警報），你就不再需要逃進憂慮來轉移注意力。你執行ABC心法的次數愈多，體內的安全地帶就會愈大。你會花更多時間感受，花更少時間擔憂。

你需要從巨龍手上奪回自己的力量，對成年的你證明，你不會停留在孩童時期，當年你唯一的選擇就是逃進腦袋裡，以躲避身體的警報。你現在是成年人，有更大的力量來面對警報。當你受到驚嚇時，內在小孩仍然想要陷入憂慮，並試圖用自己的方式來擺脫痛苦，但成年的你深知，擺脫痛苦的唯一方法就是帶著憐憫的心去面對它，與自我的所有部分連結。

你不再是那個靠躲進憂慮來得到少許解脫感的孩子，也不再試圖透過無盡的思考來擺脫負面情緒。

現在，你可以牽著內在小孩的手，捧起它受傷的心，教它透過感覺走出困境。

第九十四章 讓凍結在過去的身體動起來

許多有警報的人身體都被凍結在過去。兒時，身體充滿警報，安全感逐漸降低。也許體內警報最有害的副產品，就是我們被卡在「頸部以上」的認知空間，而不是以身體為主的感覺空間，但感覺才是生命真正有意義的地方。

我曾經非常相信自己的想法，因此對擔憂賦予的關注和信任遠遠超過它應得的程度。我愈反覆思量粉紅色大象和老虎，它們就顯得愈真實，當大腦的理性功能因身體警報而麻痺，對我來說大象和老虎不僅可信，甚至很有可能是真的。我沉浸在思維世界中，失去感覺，最遺憾的是失去了生命中大多事物。如果我的痛苦能幫助你重新找到感覺，那麼我會相當欣慰，一直待在大腦中真的是浪費生命。

我現在明白，我之所以離了兩次婚，因為無法感受到**自我**連結。我把和伴侶斷絕連結歸咎於她們的問題，但事實上，我自己的身體和心理是分離的，並且失去感受的能力。既然我與他人的關係不可能比我與自己的關係更好，那麼我無法感受到自我連結就是人際關係失敗的真正原因。然而，正如我們對過度保護的巨龍所抱持的期望，把失敗歸咎於別人容易得多。我寄希望於外在關係來拯救我，但拯救自己其實是一種內在任務。

毫無疑問，其他人可以在這條路上幫助你，但你不能單純把所有責任推給某個神奇的「別人」，期待對方教你如何愛**自己**。除了與身體經驗療法和其他以身體為導向的治療師合作，我也發現瑜伽是讓自己擺脫凍結狀態並進入流動最有力的工具。當大腦不斷抗拒，身體就是釋放它的最強盟友。除了克服抗拒和僵硬感，氣功、太極拳和瑜伽還能塑造靈活、有覺察力的大腦。

我之所以成為瑜伽教練，因為做瑜伽時覺得自己正在和舒適的地方連結，而且明顯感到我已經很久沒有進入這個地方。

與解離有關的身體語言和印記就是懶散和短淺的呼吸，瑜伽、氣功和太極拳等能以溫和安全的方式幫助你解除這種模式。當你在這些動作中與呼吸一起流動，也就是在對自己顯現擺脫傷害的直接途徑。呼吸愈深，感受能力就愈強。

上述練習（瑜伽、太極拳、氣功）也能增加靈活性，雖然任何運動都能讓我們進入身體，但某些類型將我們帶入當下的效果會更好。以我為例，當我發現警報出現，很難有運動的動力，這種凍結的感覺讓我想起童年的痛苦。在多年前一次冥想中，我看到身體被凍住的畫面，因而得到這樣的訊息：焦慮（當時還沒有警報的概念）就是冰，凍住我的關節。當我想像移動關節時，感覺到並聽到冰的碎裂聲，並看到且由衷地感到冰在掉落。

這是我多年前接收到的意象，時至今日，每當做瑜伽時，我都會想像自己正在活動並解放關節，打破體內警報造成的停滯狀態。通常在瑜伽課程開始十分鐘左右，我就會進入流動狀態。當呼吸從淺到深，我感覺到明顯變化，原本高聳的肩膀垂了下來，身上的重擔也卸下。

我確實相信，焦慮和警報讓我的身心都處於凍結狀態。我還相信，當成人自我與兒童自我分離，身心也分離時，就會產生焦慮。我認為瑜伽幫助很大的原因在於，當身心合一時，自然會比單獨任何一方產生更多靈活性和流動性。當身心都具有靈活性並一起流動，就會進入流動狀態，從而消除維持警報的情緒和身體僵化。這也是瑜伽（以及太極、氣功等）緩解焦慮和警報的原因之一。

很多病人告訴我，感到警報時很難起身去運動。如果你覺得自己被困在大樹後面，另一邊有隻老虎在虎視眈眈，使得你走不出去，這種情況確實合理！這時可以回到羅賓斯的《5秒法則》裡教的技巧，如果你一直在猶豫要不要運動、洗澡、上健身房或約人出去，不妨倒數五、四、三、二、一，然後立刻去做！從神經學來看，我們從小就被設定按照順序去做的模式，一旦開始行動，慣性就會讓我們繼續下去。說「五、四、三、二、一」會產生動力和慣性，比起忽然要從完全靜止到動起來，這個做法讓我們更容易執行。如果你凍結在警報中，一定很難移動！因此，使用這個小技巧，數五、四、三、二、一，然後站起來做幾下伸展，就能打破僵局。以我的經驗為例，我往往會因此多做幾個動作，呼吸就會平靜下來，身體也會進入流動狀態。你不需要跑馬拉松；只需伸展和活動關節，就能開始釋放體內的僵硬感，並迅速對大腦產生影響。訣竅就是五、四、三、二、一，開始。直接去做，只要你願意開始。

身體僵硬不靈活時，這種狀態會傳遞給大腦，當大腦僵硬地遵循警告、假設和最壞情況時，身體也會想要反映出那種僵硬。大腦可能每分鐘都在飛速運轉，但並不靈活，只是被困在強迫性的反覆思量中，一直重複那要命的擔憂。曾經躺在床上陷入擔憂、根本懶得動的人，都很清楚我在說什麼。但是，只要提高身體的靈活性，大腦也會跟著受益。身體和呼吸透過相互流動來連結，但是，如果你的焦慮和警報已經持續一段時間，身心會分離，要想讓它們重新共舞，需要付出努力。說到跳舞，永遠不要低估音樂的力量，它能讓你輕鬆地過渡到運動狀態。

一九七〇年代末，我十九歲，川普斯樂團（Trammps）的《迪斯可地獄》（Disco Inferno）這首歌總是能讓我動起來，現在依然如此。

多年來，我一直抗拒呼吸和撫觸、瑜伽和冥想、太極拳和氣功，認為它們是新世紀學說的大腦排泄物。我討厭早期上的那些瑜伽課。當時我告訴自己，那是因為每個人的動作都做得比我好，而我的自尊心討厭這樣，總覺得自己就像誤入芭蕾教室的大象。但現在回想起來，我覺得之所以如此抗拒是因為，瑜伽讓我直接感受到體內警報，而自我非常討厭這種感覺。不過，我還是繼續堅持下去，因為內心深處明白這對我有好處。

我會重複同樣的模式：像躲避瘟疫一樣抗拒去練瑜珈，然後勉強過去，進入身體時感覺很不舒服，但上完課卻覺得平靜。這種平靜在我人生中高度動盪的時期可以說非常罕見。我確信，我強迫自己報名瑜伽教師培訓，為的是逼自己持續做瑜伽。如果我成為瑜伽老師，就會被迫持續練習，如果因為接受培訓而感到自己很能幹，我就更有可能繼續做瑜伽。我知道自我會跳出來抗拒，所以必須切斷逃避的路徑。正如托尼．羅賓斯[5]的比喻，我報名參加教師培訓，就像是登上小島，燒毀小船，再無退路。

我就這樣深深愛上瑜伽。二〇〇七年夏天，我在溫哥華的般那瑜伽（Prana Yoga）中心參加為期二十八天的密集教師培訓，教練是沙克第．姆（Shakti Mhi）。它讓我與自己的身體建立了全新關係。

現在，你可以開始與自己的身體建立全新關係，重新獲得它的真理和智慧。

我認為最可悲的事莫過於，當人們無法連結身體的感覺，往往會認為到了這個年紀，一切都已定型，想要透過任何方式改變已經太晚。這是一種根深柢固的無意識習慣，他們總是沉浸在思維中，甚至不知道還可以回到身體的感覺。這讓我想起關於防止大象逃跑的悲傷故事。人們用枷鎖套住大象的腿，拴在一條三十呎長（約九公尺）的鐵鍊上，然後固定在地面的木樁上。在大象剛出生頭幾個月，牠被鐵鍊拴著，只能在三十呎範圍內活動。後來人類把枷鎖拿掉，大象再也不會走出那個熟悉的半徑。孩童在某種程度上也是如此，如果在創傷和擔憂中長大，他們就不會選擇拋棄擔憂。無論你多大年紀，無論你覺得嘗試瑜伽課多麼愚蠢，尤其是當你連一個瑜伽姿勢都沒聽過，甚至完全不知道要做什麼時，我向你保證，做起來反而更容易。擺脫思考，投入感受，這是多麼不可思議的恩賜。

在斷開連結的情況下，大腦活動太快，而身體幾乎沒有任何活動，這樣就不存在相互流動。我們需要能量流動，以獲得最佳的身心健康。你的身體蘊含著寶藏，也就是純真的自我。接納運動和流動可以大大增強你的能力，讓你在體內找到安全感。請記住，你之所以淪落到這個地步，就是因為一直活在大腦中，這應該值得你至少嘗試一下不同的方式吧？

5 譯註：Tony Robbins, 1960-。美國知名演說家和作家，以個人發展和成功學課程而聞名，著有多本暢銷書，包括《喚醒心中的巨人》（*Awaken The Giant Within*）。

第九十五章 新的預設模式

在迷幻藥體驗後，我很好奇（又是這個詞）為什麼它能讓我看到體內的警報，而我在原本清醒的狀態下是看不到的。服用迷幻藥的人常出現一種情況，似乎失去自我與非自我的界限，以及意識與無意識的界限，基本上沒有分離，他們會覺得「與萬物合一」。

這與自我的做法完全相反，它強化分離概念，你絕對沒有與萬物合一，甚至沒有與自我合一！自我還讓大腦可隨時調動的意識層面與深層而「隱藏」的無意識層面分離。自我是一種分離的力量，而不是結合的力量。自我源於反應、保護和生存，它為了保護你，將你的身心分開。

現在，我要介紹大腦的神經網路，稱為**預設模式網路**（default mode network/ DMN），它是神經科學領域最新發現。簡而言之，這是一種腦部特定結構的活動，當我們不專注於特定任務時，這些結構會連結起來並同步啟動。不妨想像成大腦的白日夢模式，在不需要專注於特定任務時，大腦就會切入這種狀態。當我們不積極參與有意識的過程（如看書或做數學題目），就會啟動預設模式網路，它可能是一種自我保護措施。

自我保護可能與預設模式網路有關，這個說法很合理，因為對於我們這些習慣憂慮的人來說，反覆思量和擔憂似乎就是預設模式。也就是說，我們會自動陷入無意識而強迫性的擔憂中，這似乎成了預設的行為。有證據表明，預設模式網路中被稱為**後扣帶迴皮質**的構造可能與自我參照性思維（我們對自己的看法）有關，例如自我批判、擔憂、反覆思量和羞愧。有人推測，後扣帶迴皮質可能與我們的內在批評聲浪有關。因此，當我們進入大腦的預設模式，可能會自動、無意識且被動地擔憂。換句話說，我們這些擔憂專業戶沒有在注意某個人事物時，大腦就會預設為過度保護的擔憂和自我批判。

這就是自覺意識非常重要的原因。先進的大腦成像研究表明，當我們把注意力集中在特定事物，就會脫離預設模式網路。這些還表明，迷幻藥會關閉預設模式網路。換句話說，無論是有意識地關注某項任務還是服用迷幻藥，都會削弱預設模式網路的活動。預設模式網路與自我協同作用，產生焦慮和警報的白日夢，因此，當你沒有運用自覺意識時，就會陷入焦慮和警報的噩夢中。當你活在當下、覺察並與自己連結，預設模式網路和自我就沒有力量讓你繼續沉浸在焦慮和警報的白日夢中。也就是說，自覺意識會讓你擺脫預設模式網路和自我的控制，正因如此，我在一、二部中花了大量篇幅詳細說明心理焦慮和身體警報。在生理層面上，預設模式網路可能需要對「自我打擊」負責，因為那是一種自我參照性思維。與預設模式網路一起行動的自我，可能會利用大腦的預設憂慮模式，讓我們遠離體內的舊警報。預設模式網路和自我形成強大的組合，讓我們對自己產生不好的感覺，並在自責的基礎上增加憂慮，以確保我們遠離警報。這是多麼完美的組合！致力於正念和活在當下的自覺意識，能讓我們擺脫預設模式網路和自我，並締造絕佳機會，讓我們和最好、最真實的自我連結。這就是為什麼自覺意識始終是ABC心法的第一個部分。

第九十六章 改變焦點

巨龍想把你困在腦中，但如果你待在那裡，就會永遠陷入擔憂。

弔詭的是，你必須透過大腦的意識層面，才能看清如何擺脫大腦，但巨龍根本不想讓你發現，你可以選擇轉向意識。當自我巨龍遇到當下的自覺意識，就會完全癱瘓，因為它只能看到痛苦的過去或預測的未來。換句話說，除非把你帶離當下，否則自我無法施展詭計。當過度保護的自我用擔憂與自我打擊來嚇唬你，企圖轉移你的注意力，你會將所有精力用來擔憂生存問題，根本沒有餘裕在當下理性地覺察。除非你學會透過ABC心法活在當下，否則你總是會被自我欺騙，陷入長期憂慮中。

關鍵是要把自己帶入當下，你就會發現原來還有選擇。再說一遍，自我巨龍和預設模式網路就像吸血鬼，它們無法活在當下自覺意識的光明中。所以，不妨現在就下定決心，讓它們攤在陽光下，好嗎？

ABC心法的核心在於下定決心待在當下的自覺意識中，為改變習慣性的警報——焦慮循環製造肥沃的土壤。與其無意識地讓問題繼續惡化，不如有意識地開始採取一些不同的做法，就從走出大腦、進入身體開始。

本書大部分內容都是關於，學會看清自己如何不自覺且自動地陷入思考並被困在那裡。當你了解自我有哪些詭計，包括批判、疏離、責備、羞愧、抗拒、防禦性分離、無法接受以及強迫性思維，就能在自覺意識的光明中識別它們，並有意識地選擇新的道路。

但是，即使你不知道巨龍正使出哪一招，也沒關係。當你感到警報或陷入憂慮時，應對之道都一樣。透過自覺意識看清自己在大腦中，然後轉移陣地，留意身體和呼吸。不要試圖用推理來對抗焦慮或警報，因為你無法在它們的地盤上戰勝它們，而且無論如何，警報都會關閉大腦的理性功能。將注意力轉移到身體上，這始終是改變的關鍵第一步。

當你愈來愈了解巨龍的詭計，就能更早察覺異狀。你會發現其中的陷阱，並以愈來愈快的速度離開，進入身體。你會發現，身體永遠不會騙你，但大腦一直在騙你。

第九十七章 進入活在當下的身體

有個快速方法可以辨別自己究竟是待在體內還是焦慮的大腦中，那就是**注意呼吸**。

當你主要處於焦慮的大腦中，呼吸會集中在胸腔上方，吸氣和呼氣頻繁而短淺，而且呼吸的交替較快。這並不是說你的呼吸急促，而是並不緩慢。

當你進入身體，與沒有警報、真實而純真的自己在一起，呼吸就會變得緩慢而深沉。

當你待在大腦中，巨龍會控制你的呼吸，讓你僵在樹後不敢動彈。巨龍認為你需要保持短淺的呼吸，才不會被掠食者發現。換一種更深層次的說法，那種潛藏體內、一直都在的純真，並沒有透過呼吸讓你在廣闊的天地間成長及移動，反而是保護性的自我巨龍主導呼吸，目的是讓你處於保護與原地凍結的狀態。任何曾經害怕得無法出門，甚至無法從床上移動到浴室的人，都知道我在說什麼。

大腦和身體會根據呼吸的提示來判斷現在處於安全或危險的境地，如果呼吸淺而急促，大腦收到的訊息就是個體需要保護，並在這種呼吸中不斷強化保護意識。這就是透過ABC心法進入身體和呼吸如此重要的原因。當我們有意識地進入身體，呼吸自然會變慢，此時就能將控制權從無意識且大腦主導的自我保護巨龍手中奪回。

你的呼吸是與副交感神經系統最好的意識連結，但巨龍掌控局面時，它會讓蹺蹺板的戰鬥或逃跑端高高蹺起，並認為它在保護你。我有時會在警報出現幾小時後才檢查呼吸，然後發現淺而急促的呼吸不知已持續多久。正因如此，養成檢查呼吸的習慣並以撫慰的手按著胸口非常重要。但是，你必須選擇有意識地與自己連結，否則，預設模式網路會將你禁錮在保護、警報和焦慮的慣性中。

現在，不妨暫停一下，檢查呼吸的深度和品質。用手按著胸口，感受胸部的起伏，與觸感連結。當注意力從大腦轉移到身體，看看呼吸如何自然地轉為緩慢和深沉。如果你有薰衣草或洋甘菊之類可以讓心情平靜的精油，不妨吸入芳香的氣味。

開始吧，我會在這裡等你。讓你進入感覺中，區區等待非常值得。

> 歡迎回來。現在想一想你欣賞或感激自己的哪一點，比如欣賞自己挑這本書來讀。不要抗拒！你可以大方接受。伸出一隻手或兩隻手按著胸口，讚美自己，對你這番用心的自我照護表示讚賞和感謝。如果你很想加強效果，就對著鏡子當面感謝自己。當你看著自己的眼睛，我相信你是在對大腦的情緒區域說話，所以反應可能會很激烈，但這也是它這麼有效的原因！

這個自我感恩練習是ABC心法的迷你版，可以每天進行多次。此外，還有其他方法來判斷，你是否處在身體的感受當中。以下列出幾種：

・下巴

當我談論呼吸是判斷自己處於身體或焦慮大腦的指標時，妻子總是提醒我記得提到放鬆下巴這件事。她喜歡強調，如果下巴不放鬆，就無法充分呼吸，雖然我會提醒她，她不是醫師，但她仍要我試著先用緊繃的下巴呼吸，然後再換放鬆的下巴，會得到明顯不同的結果。（我想，醫師不是唯一懂這方面的人）。

那麼，你的下巴現在在做什麼？是放鬆還是緊繃？請將注意力集中在下顎兩側肌肉上，讓它們鬆弛下來。你甚至可以用手指給下頜肌肉做一下按摩。

・嗅覺

幾年前，我在尋找幫助人們緩解焦慮和警報的方法時發現精油，它對於進入感覺狀態通常很管用。我把精油當成開關，它讓身心清楚地意識到，重點應該放在感覺而不是思考上。我認為，強烈的香味（令人愉悅或甚至不愉悅）會打破白日夢形態的預設模式網路，幫助我們進入更深層次的自覺意識。

在所有感官中，嗅覺是唯一直接進入邊緣系統（或稱情緒大腦）的感官。觸覺、聽覺、視覺和味覺在訊息抵達大腦其他部分進行處理前，都要在名為丘腦的腦中樞進行「預先處理」。只有嗅覺沒有經過丘腦過濾，而是將原始訊息直接送給邊緣系統，並立即產生強烈的影響。

要說明這一點就必須回到幾千年前，那時人類依靠嗅覺來示警並帶來愉悅（其生物功能是吸引我們接近食物或有吸引力的配偶），這是我們為了生存而需要快速獲取的訊息。

雖然現代人的嗅覺已經不像幾千年前那樣敏銳，但它仍然與情緒和記憶緊密相連，我們仍然可以用它來安撫邊緣系統，幫助我們走出思維，進入感覺。

我發現，只要請病人準備一小瓶可以營造踏實感的刺激性精油，就像是為進入感覺狀態找到捷徑。不妨想像一下拳擊手被嗅鹽喚醒的情景，當我們聞到精油之類的刺激性氣味時，就會發生類似情況。在ABC心法中，意識階段結束後，我經常建議人們挑一種喜歡的精油，以此來發出進入感覺的明確信號。芳香治療師終其一生都在尋找可以幫助人們舒緩疼痛、焦慮和各種狀況的精油。

・撫觸

自覺意識會自動轉向感覺所在之處，撫觸則是身體感覺的關鍵。妻子是身體經驗治療師，利用撫觸將客戶帶入當下的安全感中。但即使是你自己單獨進行撫觸，也可以帶來踏實感。撫觸心臟周圍，或以手按著腹部，感受呼吸的起伏，都能發揮舒緩和放鬆的作用。如果你覺得腹部有警報，可以撫觸這個地方；如果警報在喉嚨，也可以撫觸這個地方。保持緩慢和專注，與日常生活中膚淺的快節奏相反，愈慢愈好。

我發現，撫觸警報大作的胸膛，細細品味呼吸的感覺，這個做法很管用。一旦我致力於自覺意識，發現自己被憂慮誘惑，我就會把這些想法標記為具有干擾性，並下定決心進入感覺。我用手按著胸口，細細品味呼吸（通常會聞精油的氣味），以此來強化決心，並通知身心，我正在進入當下的感覺。

你不一定非要按著胸口才能專注於呼吸，這是我覺得對我最有效的方法，但你也可以採用其他方法。重點是要離開大腦，進入身體，所以，哪種方法最有效就用哪種。

雙手交叉後拍打肩膀和上臂、雙手或十指指尖互相摩擦，或者像洗臉一樣搓臉，這些都是很好的觸覺練習，可以將注意力從思考轉移到感覺，因為大腦花了很多時間感受手部和臉部，而且同時撫觸許多部位能引起大腦的注意。許多人也會運用情緒釋放療法的拍打，這通常有助於你擺脫大腦的解釋，進入感覺。

用雙手在胸膛（或感到不安的地方）有節奏地拍打，這是一種品味當下感覺的好方法，可以擺脫對未來的反覆思量。當你將自己帶入當下，反覆思量和憂慮的能量就會減弱，威力也隨之降低，因為現在大腦的能量已經透過自覺意識轉進身體的感覺。

憂慮具有自我強化的特性，這可能是因為啟動了大腦的多巴胺成癮迴路。我有許多病人發現很難直接跳出憂慮並進入感覺，而自我撫觸是幫助他們從大腦過渡到身體很好的橋樑。

你還可以做另一個練習，有點像給自己一個擁抱。將右手放在左邊腋下，左手按著右肩（也可以反過來，只要找到你覺得最舒服的方式）。用你感覺最親密、最舒服的力道擁抱自己（可能需要嘗試不同力道，才能找到最適合自己的感覺）。記住，不要放棄，要堅持下去！

我的一些病人非常喜歡頭部和頸部獲得支撐。雖然大多數人都覺得警報位於軀幹和腹部，但我也見過不少人覺得警報在後頸甚至額頭或臉部。

現在就來試試吧！將一隻手放在脖子後面，另一隻手貼著額頭。許多病人告訴我，把手放在脖子後面讓他們想起支撐嬰兒頭部的感覺。誰知道呢，也許這真的喚起你嬰兒時期的身體記憶。我自己的情況是，小時候母親會用指尖在我的額頭上畫圈或幫我搓背，現在我還是會請妻子做同樣的事，這讓我覺得非常放鬆。重現那些小時候能讓你平靜並帶你進入感覺狀態的觸覺或氣味，這是誘發身體放鬆反應非常有效的方法。

要知道，進入身體不一定要透過很酷炫的東西或什麼特別的「手法」，任何對你有用的事物都可以，哪怕有點蠢。朋友安潔拉送了我一顆軟橡膠壓力球，摸起來很軟，用力捏時還會變色。她是抱著開玩笑的心態送的，取笑我是個壓力醫師（她自己是律師），不過，我倒是很喜歡這東西，一直在用。我把它放在床頭櫃上，每晚都捏一捏。我真的很用心去注意它帶來的所有感覺，比如摸起來柔軟而有彈性，原本是黃色，但我拉伸或擠壓時，它會變成橘色。我會把它舉到耳邊，聽它在我臉上擠壓的聲音，甚至會去聞橡膠的味道。我知道我對它有點著迷，但沒關係，因為它真的能讓我進入身體的感覺，比起被困在大腦的感覺，這是多麼令人高興的轉變。

進入身體時務必牢記一個重點：慢還要更慢。你的大腦早已習慣飛速運轉，或許直到你決定進入感覺，才發現它的速度有多快。我們的大腦和身體不同步，正是因為思維移動的速度遠比身體快。一般來說，當我們放慢速度，身心才有機會同步。

「瑜伽」的英文「yoga」源自「yoke」這個字，意思是「連結」，古代的瑜伽士早就發現了這一點。接下來稍微預告後面的內容：焦慮和警報源於兩種分離，一種是身心的分離，另一種是成人自我與兒童自我的分離。因此，任何能將它們重新連結的事物，都能緩解你的警報和焦慮。

第九十八章　社會脫離系統

你知道臉是人體唯一肌肉直接附著在皮膚上的部位嗎？這就是我們可以透過表情傳達豐富連結和溫暖的原因。我們是社會性動物，社會連結早在出生時就開始。我在行醫期間接生過很多嬰兒，隨著經驗累積，嬰兒出生後儘快與母親接觸成了愈來愈重要的優先事項。

在職業生涯早期，嬰兒出生時，護理師會擦乾他們的身體，然後由我接手檢查，這需要花上一段時間。後來，醫界意識到盡早開始母嬰連結非常重要。只要嬰兒沒有呼吸窘迫，就會首先與母親肌膚接觸，接著再進行剪斷臍帶、清洗和秤重等其他事項。這最初的連結時刻通常被稱為建立親密關係，從一開始就啟動孩子的社會參與系統，媽媽和寶寶體內都會產生大量催產素。

我在前面已經談到社會參與系統，但想再更深入探討，因為它對撫慰和療癒非常重要。社會參與系統是雙向系統，具有表達和接受兩種特質，能夠引導人與人之間的交流。簡單地說，社會參與系統調節我們表達和接受對他人的愛與憐憫，以及對自己的愛的流動。從嬰兒時期開始，你與母親和其他重要人士的關係愈親密，社會參與系統就愈成熟。社會參與系統愈成熟，神經系統的復原力和能力就愈強，以便我們充分給予和接受他人及自己的愛。

反之亦然。如果你自出生就沒有從照顧者身上得到足夠的互動、愛和憐憫（或者更糟，照顧者就是警報來源），那麼社會參與系統無法完全成熟，自我撫慰以及給予和接受憐憫與愛（包括對他人和自己）的能力也會受損。

一九八〇年代對羅馬尼亞孤兒進行的研究令人心碎，也讓我們了解到這個系統如何形成。這些嬰兒在孤兒院雖然滿足了基本生理需求（食物、衣服、如廁、洗澡），卻得不到任何情緒上的照顧，沒有撫觸、遊戲、讀書給他們聽，也沒有人對他們說「嬰兒語」，來幫助他們適應照顧者的說話和表達方式。這並不是典型的隨機對照實驗（以這種方式對待兒童其實非常不道德），但當時羅馬尼亞政經局勢動盪，導致孤兒院的條件十分艱苦。研究人員對這群孩子進行終生追蹤，以了解幼年經歷帶來的長遠影響。當獨裁者尼古拉・齊奧塞斯庫（Nicolae Ceaușescu）被推翻，國家對外開放，兒童發展研究人員表示，前往孤兒院探視時，發現裡面一片死寂；孩子們早已不再哭泣，因為他們知道沒有人會回應，這是多麼可悲的情況。與一般兒童相比，這些孤兒的腦部電活動模式不同，而且大腦明顯較小，灰質和白質的體積都較小。

這些曾經被送進孤兒院的兒童進入寄養和領養家庭後，隨著年齡增長出現一種模式：舉起雙臂希望被大人抱在懷裡，然而，一旦被抱起來又會用力掙脫，然後回到原處。這個過程會反覆進行，彷彿他們渴望得到愛與關注，一旦得到卻又無法忍受這種連結。我覺得這個情況既吸引人又令人好奇，因為我想到許多焦慮症患者，他們極度渴望去信任別人給予的關愛和連結，但隨著連結而增加的脆弱性觸發了那宛如過度敏感偵煙器的警報。

當社會參與系統不成熟，我們就會發展出抗拒、無法接受和防禦性分離等策略，與羅馬尼亞孤兒的情況相似，只不過他們比較極端。好消息是，大腦具有驚人的可塑性，不管幾歲還是有機會成熟，並增進與自己和他人連結的能力。（關於這群孤兒也有令人振奮的消息：他們在充滿愛的家庭生活一段時間後，語言、智商和社會情緒功能都得到改善，尤其是兩歲前就被領養的話，改善情況會更好）。

如果我們想要開始讓社會參與系統成熟，多了解一些系統的運作原理可能有用。為了盡量減少艱澀的技術性內容，我把多重迷走神經理論留到現在探討。這個理論最早由史蒂芬・波格斯博士命名並進行廣泛研究，後由領有合格證照的臨床社工黛比・達納應用於治療中，為我們理解焦慮和警報如何影響人類神經系統提供寶貴而實用的見解。

與社會參與系統有關的重要神經是迷走神經，它是第十對腦神經，也是副交感神經休息和消化系統中最長的神經。

迷走神經在社會參與系統／人類共振迴路中扮演重要角色，它能引發放鬆感並傳遞安全和連結的訊號。許多人也認為，迷走神經與「心連心」這種情感豐沛的連結密切相關，這種連結對於獲得寬慰感和安全感來說非常重要。

根據多重迷走神經理論，迷走神經有兩條主要分支，即背側迷走神經和腹側迷走神經。背側和腹側指的是迷走神經的不同位置；背側是身體的後部（想想鯨魚的背鰭），腹側則是身體的前部。腹側迷走神經被認為能感應安全和情緒連結的訊號，它協助身體感到安全，以及與他人進行平靜和安心的情緒連結，這與我對社會參與系統的解釋類似。與此相反，背側迷走神經會對潛在危險及凍結等訊號產生反應。

如果你在創傷中長大，那麼背側迷走神經學會了一觸即發，任何風吹草動都會讓它立即切入保護狀態並凍結個體。對於我們這些警報庫存爆滿的人來說，不危險的事物也存在威脅，但威脅其實都是擔憂憑空製造出來的，因此擔憂者的迷走神經會大量活動。當我們接收到危險訊號（甚至可能只是擔憂假造的），背側迷走神經就會停止社會參與，我們甚至會感到凍結。從演化的角度來看很合理，因為當你面臨生命危險時，根本不需要社會參與，也不需要和別人連結，你的精力必須用在其他地方。而當你與毒蛇面對面時，也不需要對社會性連結抱持「開放」心態，特別是如果前男友就是那條毒蛇的話。

背側迷走神經與杏仁核和自我巨龍協同作用，將我們從連結中拉出來，遠離自覺意識，進入一種社會脫離的狀態。我把這種失去情緒連結的保護性動員稱為社會脫離系統（**social disengagement system/ SDS**），這與你已知的社會參與系統正好相反。

為了達到我們的目的，需要了解哪些身體化學物質分別在社會脫離系統和社會參與系統中發揮作用。皮質醇使我們進入保護狀態並遠離感知到的危險（社會脫離系統），催產素、血清素和血管加壓素使我們走向成長和愛（社會參與系統）。皮質醇通常被稱為壓力荷爾蒙，因為它與腎上腺素（也稱為正腎上腺素）協同作用，動員身體進行保護和生存；催產素被稱為愛的荷爾蒙，因為它能產生一種情緒連結和茁壯成長的感覺。（關於催產素的「愛的荷爾蒙」觀點過於簡單，但整體思路合乎邏輯）。當你展開新戀情並為對方著迷，催產素就會大量分泌，你會想要一直待在新伴侶身邊。催產素還能在嬰兒出生後的肌膚接觸過程中促進母嬰連結。一般認為，皮質醇透過背側迷走神經發揮**保護**作用，催產素、血管加壓素和血清素則透過腹側迷走神經幫助調解**連結**。

腹側迷走神經是社會參與系統的主要通路，主要依賴來自頭部和頸部的輸入，尤其是語調、聲音的韻律、臉部表情和目光接觸。當我們感到安全、平靜和連結，這時便處於腹側迷走神經狀態，身心放鬆並樂於和他人連結。當腹側迷走神經活躍，我們會與他人目光接觸，聲音悅耳動聽甚至輕快，面部肌肉放鬆，很容易微笑和大笑。

如果你飽受重度焦慮和警報所苦，你的「定位點」可能會偏向背側迷走神經，使得身心抗拒連結，因為當身體感覺到背景警報，它就不會對溫暖的人際連結敞開大門。這種抗拒會讓你和他人分離，從而啟動交感神經系統，也就是前景警報。在抗拒連結的過程中，身體會分泌皮質醇和腎上腺素，讓你出現熱潮紅的激動感覺，我有很多病人都抱怨過自己有這種情況。前景警報會愈來愈頻繁啟動背景警報，身心就會進入躲在樹後的凍結狀態，也就是背側迷走神經關閉，進一步阻斷你需要用來趕走恐懼的愛的連結。斷開連結的感覺會強化前景和背景警報，導致更多斷開連結和凍結，這不僅會阻礙我們解決警報，還會產生更多警報！背側迷走神經關閉也可能是解離的前兆，還會產生防禦性分離！

警報和焦慮最令人沮喪的就是，我們對人際連結的願景產生警報，因為兒時這種連結意味著脆弱和痛苦。問題的關鍵在於，與他人建立溫暖的連結正是社會參與系統成熟不可或缺的要素，它能夠自我撫慰，打破警報和焦慮的惡性循環。從本質上講，焦慮和警報之所以難以解決，因為警報狀態使我們很難接受和吸收治癒它所需的溫暖社會連結！保護性且誘發凍結的背側迷走神經一旦進入保護模式（童年創傷，有人要舉手呼應嗎？）就會在雪地裡形成見鬼的凹槽。

背側迷走神經狀態在社交焦慮症中扮演重要角色，不妨想像這個情景：你打算參加某個派對，卻在焦慮和警報中掙扎。愈接近派對場地，你就愈陷入背側迷走神經的僵化狀態，也許會被完全解離凍結。隨著你進入更深的前景警報（背景警報也會加入，一起打乒乓球），就會失去啟動腹側迷走神經社會參與系統的機會。你無法進行或保持目光接觸，聲音平淡而單調，你會誤讀他人的社交訊號，或認為他們的肢體語言帶有威脅意味，其實不然。有人禮貌地離開，去找別人交談，你會把這解讀為冒犯行為，但對方只是因為很久沒有見到那位朋友罷了。這種冒犯感會加劇你的背側迷走神經凍結反應，促使你進一步脫離。你當然會討厭參加派對！

如果你對社交互動的反應是一再陷入凍結和警報大作，身心便學會愈來愈快啟動保護機制，你當然會想要迴避這些社交互動。由於無法使用腹側迷走神經和社會參與系統，你無法「說」社交語言，於是進入保護性凍結狀態，讓你再也沒有機會進行社交活動。我認為社交焦慮症應該被稱為社交警報症，甚至是社交凍結症，因為這正是它的本質。當你的身心狀態告訴你（無意識地），現在的處境很危險，即使你（有意識地）知道自己非常安全，還是無法進行社交活動和連結！

（是的，我看到矛盾的現象：自我巨龍口中噴火，卻創造出冰凍狀態）。

第九十九章　啟動社會參與系統

你可能已經注意到，我在前面提到所謂的迷走神經「定位點」，量體重時也會聽到這三個字。對某些人來說，體重會固定在一個狹小的範圍內，無論如何改變飲食或活動量，他們的體重都很難超出或不及這個範圍。迷走神經基於兒時的社會參與、愛和連結的品質，調節人際互動和交往，如果我為這樣的互動設下定位點呢？我們仍然會在不同時間切換背側和腹側迷走神經，但回到的那個定位點因人而異，而且會受到經歷的影響。迷走神經的定位點除了決定我們待在警報狀態的時間長短，也決定你與自己和他人之間情緒連結的開放程度和頻率。

據說愛因斯坦曾表示：「我們所做的最重要決定是，相信自己活在友好還是敵對的宇宙中。」我並不反對這句話，但我認為，這並非決定，除非我們意識到這個問題。我認為，我們眼中的世界是神經系統感知它的方式，這主要發生在意識之外，在做決定之前便已形成。換句話說，我們成年後如何看待世界，完全是由神經系統在兒時體驗世界的方式決定的。

你是否曾經認為，自己只顧同情並關注他人，卻不夠關心自己？我見過許多像病患安妮這樣的人，她把家人照顧得很好，卻遺棄了自己。我想建議你改變這種自我遺棄的心態，只要透過自覺意識提升對自己的愛和憐憫。

意識到你採取的自我打擊，找到愛並憐憫自己的能力，就可以打造一條通往自我連結和自我充實的全新道路。有了這種有意識、有目的的自我連結轉變，我們不會輕易受到痛苦警報和背側迷走神經關閉的影響，能夠進入並保持愉快的腹側迷走神經啟動狀態，以及讓人感到平靜的連結。你愈致力於連結腹側迷走神經，就愈能加深關愛自己的凹槽。雪地裡的凹槽也可以成為幫助我們的利器！社會參與系統搭配腹側迷走神經，可以幫助我們與自己和他人建立更深層次的連結，從而開始產生釋放警報所需的安全感。

互相連結是人的天性，近年來，醫學界逐漸認識到，孤獨和斷絕連結對身心健康帶來非常嚴重的傷害。人體與生俱來的神經荷爾蒙系統旨在促進母親與嬰兒、人與人的連結。如果有健康的連結，這個系統就會得到優化，反之會受損。當我們下定決心，讓社會參與系統完成份內的工作，與自己和他人建立富於同理心的連結，我們便真正開始療癒警報和焦慮。

你正在閱讀本書，這件事給了我很大的信心，想必你是真心渴望過更好的生活。我希望你能妥善運用社會參與系統，將擔驚受怕的內在小孩與有能力的成年人連結起來，將迷走神經的定位點朝腹側（愛）提升，遠離背側（恐懼），以便療癒警報。我自己就是這樣做的，它真的把我從自殺中解救出來。我的使命就是教你療癒自己，因為說白了，沒有人會來救你，能救你的人只有自己，這正是重點所在。當你意識到自我連結完全掌握在自己手中，便會發現療癒同樣掌握在自己手中。你之所以有這麼多焦慮和警報，因為沒有人與你真正連結，長大後，你不再讓任何人與你真正連結，也不允許真正的自我連結。

那麼，如何才能運用自覺意識，讓這種連結治癒你？反覆使用ABC心法，就像你必須依賴它才能存活下去，或許實情就是如此。本書一再回歸ABC心法，除了以此做為基礎，以下還有一些額外的提示，可以幫助你締造真正的自我連結。

·目光接觸

有一件很簡單的事對我幫助頗大。在我還不太了解腹側迷走神經和多重迷走神經理論時，曾在心理學雜誌讀到一篇文章，主題是常和與你有連結的人目光接觸，以便增加催產素，舒緩焦慮。於是我試著以十五秒為單位與妻子目光接觸，效果立竿見影。這並不是在進行乾瞪眼比賽，只是增加目光接觸的頻率和時間。如果你運氣夠好，生命中有值得信任的人，這是加深彼此連結的好方法。（附帶一提，這甚至對狗也有效，二〇一五年《科學》（*Science*）雜誌的報導顯示，狗和人相互凝視時，人的催產素濃度提高百分之三百，狗狗則提高百分之一百三十）。因此，如果人類的愛太脆弱，你可以從家裡的狗開始！目光接觸是社會參與系統的重要環節，而腹側迷走神經會幫助處理目光接觸產生的感覺。如果你**真的**很勇敢，甚至可以和鏡中的自己目光接觸，表達你對自己和內在小孩的喜愛。你還可以和浴室鏡子上方那張兒時照片目光接觸，我敢說你已經把照片貼上去了。關於和他人目光接觸，需要注意一個重點：人的目光只有一個焦點，因此你無法同時看著自己或伴侶的兩隻眼睛，請選擇一隻眼睛集中注意力，當然，你也可以交替看著別人（或狗）的左眼及右眼。

一開始，我發現自己對目光接觸有些抗拒，這並不奇怪，因為自我巨龍的職責就是保護我，不讓我與人接觸，以免我變得脆弱。雖然有些抗拒，但我也感到明顯的好處，於是決定堅持去做。一開始，我並沒有告訴辛西婭我在做什麼（只是和她保持比平時更久的目光接觸），所以除了我自己，沒有任何人會給我壓力，非要我進行這個實驗不可。我還要告訴你，對著鏡子做目光接觸練習會非常緊張，但也大有幫助。這就像把社會參與系統帶進健身房！如果你常去的健身房有鏡子，甚至可以在那裡進行目光接觸，但時間不要太長，否則可能會驚動別人。這樣做的目的是讓自己和腹側迷走神經更緊密連結，而不是把其他人嚇得進入背側迷走神經狀態！

·唱歌、吟誦、發聲、大笑、哭泣、面部瑜伽

迷走神經的喉返神經與聲帶相連，聲音的振動和刺激能讓整個系統平靜下來。當你唱歌、誦經或採取任何形式而有節奏的發聲時，腹側迷走神經會產生更多刺激或「張力」，釋放催產素並增強社會參與系統的能力，這就是為什麼唱歌和吟誦會讓我們有美好的感覺。

順便說一句，笑本身就具有釋放催產素的作用。此外，笑還能創造舒緩的呼吸方式，並且刺激迷走神經。幾千年前，笑是一種安全和連結的標誌，因為我們會在安全的部落中大笑，而在群體中大笑特別能釋放催產素。我曾經親眼目睹這一點，在座無虛席的喜劇俱樂部裡，沒有什麼比得上精彩演出帶來的美妙感覺！

哭泣本身也能釋放催產素，並達到發聲和刺激迷走神經的效果。在經歷死亡或失戀（或一兩次離婚）等痛苦事件後，流淚是強大的自我撫慰和自我連結機制。大哭一場後，失去親人的現實並沒有改變，淚水卻能軟化我們對事件的內在感知。流淚對神經系統有舒緩作用。我認為這就是男性自殺率和成癮率比女性高得多的原因，由於羞愧感和恥辱感，男孩和男人的淚水已經枯竭。男人不喜歡表達這些情緒，但我能感覺到體內警報能量正在積聚，我知道淚水會幫助我釋放它。接受並允許自己流淚，雖然這與我的男性身分極不相稱，但這是釋放能量的微小代價，因為我知道，如果我不這樣做，警報就會顯著上升。

這裡有個小建議，送給那些積壓很多痛苦卻無法釋放或流不出眼淚的剛毅男性（和女性）：坐在車裡尖叫。上車，開到可以盡情釋放情緒的地方。如果尖叫之後淚水湧出，不要驚訝，也不

要阻止。肢體動作可以鬆開被困住的情緒，但請不要把車停在健身房外放聲尖叫後，再跑進裡面盯著鏡子裡的自己。

最後，還有一種叫做面部瑜伽的技巧。沒錯，它真的有用。我就長話短說，有證據表明，面部肌肉的張力會對大腦發送信號，進而影響情緒。如果肌肉形成微笑，你就會更快樂；如果形成皺眉，你就會沮喪。我們通常認為，微笑是因為我們快樂，但新的研究表明，快樂可能是因為我們微笑！姿勢也會影響情緒，反之亦然。哈佛大學和哥倫比亞大學的研究表明，「超人姿勢」（雙手叉腰挺胸）能增加睪固酮，降低壓力荷爾蒙（皮質醇），讓人在演講前感覺更有力量。本書的主旨是生理（警報）會影響心理（焦慮），因此這些研究對我來說非常有意義。

・憐憫

你大概已經猜到這一項會出現，因為ABC心法的C步驟就是自我憐憫。付出可以釋放催產素，為自己付出能釋放更多。催產素能幫助你與巨龍交朋友，並打開容納純真和真實自我的寶箱。

我服用搖頭丸後內心充滿愛，警報感隨即消失無蹤，同理可證，你無法同時感受到愛的憐憫與警報。（來吧，試試看，我等你。）因此，你需要做的是增加感受到憐憫和愛的時間，這樣就會自動減少在焦慮和警報中度過的時間。愛（自己）確實會把恐懼趕出去，我們這些習慣憂慮的人往往對自己很苛刻，用棍子的頻率多過用胡蘿蔔（這則故事很快會登場）。所以，本書就是要告訴你，需要做什麼來增加充滿憐憫的自我連結，從而增進腹側迷走神經連結，使你對他人更有同情心，並提升催產素濃度，達到三贏局面！

警報（背側迷走神經）和憐憫（腹側迷走神經）之間是對立的關係，一方會壓抑另一方。當警報持續阻擋，你很難在日常生活中實踐憐憫。由於無意識警報造成背側迷走神經反應，你需要將無意識轉為有意識，下定決心經常自我憐憫。簡單地說，當你善待自己，就會向宇宙發出情緒信號，表明你認為它是友好而非敵對的。我們關注什麼，就會感知到更多什麼，身體**感覺**更好時，**想法**也會更好！

・有節奏的呼吸

迷走神經支配咽喉和肺部，而呼吸是進入腹側迷走神經狀態非常有效的方式，當人處於腹側迷走神經狀態時，會更常投入社會參與和連結。警報大作時，淺而急促的呼吸表明背側迷走神經更加活躍，但請注意，這既是原因，也是結果。正如（無意識的）迷走神經張力會對呼吸品質產生負面影響，有意識地控制呼吸也會對迷走神經張力產生正面影響。〈焦慮工具包〉的「呼氣」技巧可以大大促進迷走神經張力從背側轉移到腹側，而且效果很快。

瑜伽有一種叫做調息法的呼吸練習，透過有意識的呼吸和對呼吸的敏銳覺察，可以有效增強迷走神經張力，並為身心打造更踏實的狀態。

你不需要做太多，只要停下手邊事務，專注於呼吸，它自然會變慢變深。任何能讓你重新掌控的技巧（即使是屏住呼吸），都能解除自我巨龍對呼吸週期無意識地施加壓力的警報模式。再強調一次，三到五個回合的快速吸氣搭配長長呼氣，這個呼氣技巧從未讓我失望過。

你可以上網搜尋一下勝利呼吸法（Ujjayi），這是刺激迷走神經非常有效的方法。在此為你簡單介紹：把手舉在嘴巴前面，做出要對鏡子或眼鏡哈氣的準備動作。現在試著在呼吸時保持喉嚨處於這個位置。達斯・維達[6]是勝利呼吸法的絕佳示範。（雖然他看似憋了一肚子的警報。）

你還可以研究一下第二部提到的整體自療呼吸法®。（還記得吧？這是一位醫師發明的技巧，試圖幫助人們在不服用迷幻藥的情況下重現迷幻藥的效果。）這個呼吸法對我來說非常管用，另一個好處是不必真的服用迷幻藥。

・運動

我已在第九十四章以完整篇幅探討運動的好處，但還想在這裡多說一點，畢竟談到自我連結時，絕對不能漏掉這一項。瑜伽、氣功和太極拳是我最喜歡的連結身心方式。運動帶來的正面影響是讓我們感到放鬆和舒適，這正是腹側迷走神經啟動的訊號。誰知道你會在瑜伽課建立哪種形態的腹側迷走神經連結呢？

焦慮和警報的形成與延續因素是身心分離，而運動有助於將兩者重新連結。領有合格證照的臨床專業諮商心理師艾麗卡・霍恩塔爾（Erica Hornthal）有一本名為《身體意識》（*Body Aware*）的好書，非常有助於將心理與身體、身體與心理連結起來。艾麗卡還獨創「運動療法卡片」（The Movement Therapy Deck），五十二張卡片的簡單練習可以增加迷走神經張力，舒緩神經系統。

身心分離是警報和焦慮壓垮我們的重要原因，我在九十七章結尾簡單提過焦慮和警報的另一個形成與延續因素：成人自我與兒童自我分離。為了療癒這一切，我們需要將身心、外在成人與內在小孩連結起來，接下來還會探討更多這方面的內容。

·冥想

如果你有焦慮症，覺得冥想很困難，那麼你並不孤單。我可以為這種困難提供對我來說很真實的解釋：冥想讓我直接接觸到體內警報，因為我無法再透過思維來轉移注意力。你可能也很清楚，自我巨龍會如何捲土重來，用轉移注意力的想法讓你的心遠離寂靜。

但我保證，練習冥想一段時間後，你會愈來愈熟練地與想法分離。

出於我無法解釋的原因（我通常試圖解釋一切，難道是我終於脫離大腦的魔掌了？）一旦我開始定期執行ＡＢＣ心法，我發現定期冥想變得容易多了。在此之前，我總是斷斷續續進行冥想。我相信，執行ＡＢＣ心法的次數愈多，我就愈能在體內打造一個舒適的地方，因此我不再抗拒在冥想時進入那裡並好好享受。

剛開始冥想時，不要設定坐著冥想半小時的目標，否則它將是你這輩子最漫長的半小時，可能也是你這輩子唯一冥想的半小時，因為你會非常厭惡，絕對不想再來一次！

我經常告訴人們使用「二到三」法則：每天兩到三次，每次兩到三分鐘，持續兩到三個星期。「從低劑量開始，慢慢調整」，這是我們醫師為病人開藥時會說的話；冥想也適用！

冥想在很多方面都是一種**感受但不解釋**的體現，我們愈練習擺脫想法，擔憂就愈不會啟動警報——焦慮循環。

冥想對焦慮產生的正面效果有神經科學依據。實驗證明，大腦的前扣帶迴皮質對杏仁核有鎮靜作用，而冥想能增加前扣帶迴皮質的體積。現在就開始以低鳴進入冥想吧！嗡……

6 譯註：電影《星際大戰》頭號反派，又稱黑武士。

・創建儀式

儀式是有意識的、可重複進行的活動。我認為，世界充滿混亂和警報就是因為有太多不協調。隨著生活節奏愈來愈繁忙，我們與人生重要階段和儀式都失去了連結。少了儀式，我們的日子就沒有起點和終點，沒有界限，也沒有根基。

儀式能創造一致性和結構性，因為每次都以相同方式進行，這就是為什麼儀式對孩子特別具有安撫作用。如果你小時候缺乏儀式感和結構感，最好現在就開始自己創建，為你與自己的關係帶來踏實感和可預測感。

還記得我在第一部談到佛洛伊德的強迫性重複概念嗎？這是指成年後無意識地複製兒時的混亂事件，亟欲將熟悉與安全感劃上等號。我在警報和焦慮症患者身上觀察到共同特質，他們往往會不自覺地在生活中製造混亂。我知道，我剛成年時傾向於混亂的生活，因為混亂在我小時候如此熟悉（家人和騙子）。我相信，焦慮症和注意力缺失症之所以經常同時出現，有個非常重要的原因；只要遁入混亂的大腦，就可以轉移我們對身體警報的注意力。解離的大腦看起來就像得了注意力缺失症。

在意識層面上，你可能知道混亂的生活會造成警報，但在更深層的無意識行為和陰暗動機中，卻有一種重複混亂的吸引力，因為它是熟悉的方式，用來轉移你對痛苦警報的注意力。這種熟悉帶來安全感，但混亂與安全恰恰相反，而我們無法從瓶子內部看見外面貼的標籤。

但現在，意識讓你跳出瓶子，你看到它貼著「複製童年，製造混亂」的標籤，你已看破這個詭計，可以做得更好。你可以創建個人專屬的儀式，當作混亂的強效解藥。

儀式有適合晨間進行的，也有祈禱和冥想，網路上還有大量文章探討如何在生活中創建儀式，其實就是要找到能引起共鳴的東西。儀式通常是為身心打造可重複進入的安全場所，我發現可重複進行的晨間簡短儀式是在踏實環境中展開新的一天最佳方式。

ＡＢＣ心法是我常用的儀式之一，不過我的做法非常靈活。〈焦慮工具包〉有很多不錯的選擇，你可以挑幾個來創建儀式。我最喜歡的儀式之一是剛起床時喝一整杯水，同時看著貼在浴室鏡子的照片。你要相信自己能找到最適合自己和內在小孩的儀式。

一覺醒來立刻下床，找一張舒適的椅子坐下。（使用「五、四、三、二、一，開始！」這個技巧。）剛睡醒時，腦波仍處於安靜且易於接受的 θ 波狀態，這是進行呼吸練習的絕佳時機。用一條溫暖的毯子或毛衣裹住自己，盡量挺直背脊（可以選用擺在地上的冥想椅，價格便宜且非常適合此練習）。數呼吸的次數：吸氣時數一，呼氣時數二，吸氣時數三，呼氣時數四。數字能讓大腦保持專注，阻擋雜念入侵。當你愈來愈熟練，試著稍微延長吸氣轉為呼氣的過渡時間。你可以從數到十開始，這樣就是五次呼吸。（我每天早上數到一百，也就是五十次呼吸。）重要的不是次數多寡，而是每天堅持做這個儀式。我會在計算呼吸時拿著一小杯水，透過自覺意識，一邊呼吸一邊將獻給恐懼的內在小孩的憐憫傾入水中。完成計數和呼吸後，我會刻意喝下這杯自我憐憫的水，並想像它流遍身體的每一個細胞。這是開始一天的絕佳方式，你可以從五次呼吸開始。再次強調，重點不在於花多少時間，而在於每天早晨堅持這個儀式（萬一哪天忘記做，也別用棍子打自己——這個故事很快會分享！）

·避免使用社群媒體與一般媒體

☆「**比較是偷走喜悅的賊。**」

——羅斯福（Theodore Roosevelt）

☆「**不要拿別人的外在生活來比較自己的內在世界。**」

——安·拉莫特（我將原文稍作精簡）[7]

☆「**只有自我才會比較。**」

——吉拉·戈盧布（Gila Golub）[8]

我認為，我們的多巴胺確實從社群媒體獲得很多刺激，暫時得到美好的感覺，請注意「暫時」這個關鍵詞。這種刺激並不持久，但我們這些習慣焦慮的人還是渴望得到任何正面刺激（這也是我們很容易成癮的原因）。如果你正苦於警報，社群媒體的風險將大於益處，因為我們會透過點擊獲得又一次多巴胺刺激，以這種人為方式來轉移對痛苦的注意力。我發現很多人都有智慧手機引發的失樂症：對生活缺乏興趣、樂趣或享受。正如安德魯·休伯曼博士[9]所說，我們不停滑手機，已經耗盡中腦邊緣和中腦皮質多巴胺系統，而我們這些焦慮的人最不需要的就是被神經傳導物質操弄。

社群媒體除了讓人上癮，還是一種轉移注意力的好方法，讓你無法在實際生活中做出真正的改變。在社群媒體花一點時間並無不可，但如果你陷入如同喪屍般的無意識滑手機，耗光原本可以投入ABC心法或與自己或重要的人連結的精力，只會害你遠離社會參與系統和腹側迷走神經狀態，造成更多背側迷走神經主導的凍結狀態。表面上看似與人連結（或者令人滿足的程度比不上面對面相處）會偷走你的注意力，讓你無法改善與自己的連結。再說一次，稍微使用社群媒體可以讓人有參與感，但過度使用會大大啟動**社交脫離**系統。

不妨聽聽錘子哥的忠告，有時候，只要停止惡化情況，它就能轉向更好的方向。無止境的新聞轟炸和社群媒體的自我比較讓你的身體充斥著皮質醇，這對你毫無幫助。放點音樂（《迪斯可地獄》！）跳跳舞，做一些呼氣、面部瑜伽，或者去車上尖叫。

・玩耍與創作

阿育吠陀醫學認為，創作是治療焦慮的良藥。玩耍和創作已被證明可以調動腹側迷走神經和交感神經系統，讓這兩個系統成為你與自己和他人建立社會參與的利器。未來幾年，我相信一定會看到玩耍（簡單定義為找到喜歡的事並去做）愈來愈常被納入焦慮和減壓的治療中。玩耍是最有療效和最被低估的方式之一，我再怎麼強調「找到喜歡的事並去做有多麼強大的作用」都不為過。

---

7 譯註：Anne Lamott, 1954-。美國深具影響力的寫作導師，曾協助百萬讀者和學生克服寫作障礙，因而獲得「國民作家」稱號，暢銷著作包括《寫作課》（*Bird by Bird: Some Instructions On Writing and Life*）。

8 譯註：吉拉工作坊創始者，以研討會的形態幫助客戶擺脫童年創傷。

9 譯註：Dr. Andrew Huberman, 1975-。美國神經科學家和播客節目《休伯曼實驗室》（*Huberman Lab*）主持人，常在節目中探討健康和科學主題。

我的許多病人說，他們已經不知道什麼是玩耍。我可以提供一個好的開始：問問自己，小時候喜歡做什麼，是騎自行車、唱歌、跳舞還是畫畫？是運動還是演奏樂器？不妨重拾童年最喜歡的活動，看看你是否還喜歡它。可能需要一點時間才能放鬆並享受它，因為我們習慣告訴自己玩耍是浪費時間，但這只是自我巨龍在作祟。

·愛上「去愛」

我在自己和大多數焦慮症患者身上發現一種情況，我們其實熱愛並渴望與他人連結，尤其是家人和朋友。自我保護巨龍的一大罪行就是，它認為愛不可信，將我們與愛和連結隔絕開來。我們之所以警報大作是因為，我們同時被兩個相反的力量拉扯：渴望愛與抗拒愛。

渴望愛，同時又抗拒愛，形成了一種深層的內在衝突，讓你凍結在背側迷走神經和警報中。這讓我想起一句俗話：「你不能又想留著蛋糕又想吃掉它。」

如果不能吃，留著蛋糕做什麼？

那麼，如果你已經預設為害怕愛的模式，又該如何愛上「去愛」這件事呢？

讓我用病人安娜的故事來回答你，她正在治療神經性厭食症。我認識安娜時，她三十歲，個性樂觀開朗，古靈精怪，充滿青春活力。她個子很高，大約五呎九吋，看起來非常健壯，肌肉發達。當時，安娜的飲食失調已經恢復得差不多，儘管她不願意量體重，也不允許自己上餐廳吃飯（因此很難約會）。她告訴我，醫療紀錄顯示，十六歲時她的體重是八十六磅，身高是六呎八吋[10]。

安娜和我從一開始就相處融洽。當我問她是怎麼康復的，她說醒來時身上接滿了管子和電線，有一位護理師坐在旁邊，沒有做任何護理工作，只是陪著她。當她看著手臂上的點滴，她認為這是有人關心她的象徵。既然別人在她手臂上扎針是為了幫助她，那她為什麼不能自助？醫師一直強調她命在旦夕，她終於意識到自己想要活下去，要活就必須進食。

安娜曾經訓練自己抗拒營養，但為了康復，她現在不得不接受那些養分。我相信，我們這些習慣焦慮的人也有類似情況：我們一直以來訓練自己抗拒愛與連結，現在應該要學會去接受它們。如果你想生存下去，你也必須停止抗拒營養，正如我前面所說，你必須餵養自己。

由於安娜長期嚴格限制食物攝取，她只能從少量進食開始，每次只吃一口，並透過靜脈注射補充熱量，然後逐漸增加可以咀嚼和吞嚥的食物量。她花了將近兩年，終於讓身心都願意接受足夠的食物，體重開始穩定增加。

自我飢餓的模式依然在她體內殘存，但她慢慢學會接受食物後，生命已不再匱乏。儘管她被告知永遠無法生育，但她還是成功生下兩個孩子，並在兩次懷孕中善加調養，現在她已經是擁有一兒一女的好媽媽。安娜學會給予自己所需的愛和關注，不僅生存下來，更能茁壯成長，這就是改寫舊模式的最好證明。與自己和他人連結所產生的療癒效果簡直不可思議。

但我要在此提醒：就像厭食症患者重新開始正常進食，我們需要一點一點地對愛敞開心扉。如果一下子讓愛充斥身心，反而會覺得不堪負荷。舊的自我詭計會讓我們產生抗拒，很可能導致我們進入保護和防禦性分離狀態，這與個體需要的療癒背道而馳。

---

10 譯註：大約體重三十九公斤，身高兩百零三公分，與三十歲的一百七十五公分相差二十八公分，可能因極度營養不良造成骨質疏鬆。

如果你長期以來無意識地抗拒愛與連結，那麼重新建立連結，成為喜歡感受愛的人，無法也不該在一夜之間就實現。如果沒有很快發生，你也無須難過。不妨從小事做起，比如擁抱的時間長一點，保持目光接觸的時間長一點，有意識地多微笑一點。任何能產生連結感的事都會增強社會參與系統，尤其是能促進面對面和身體接觸的事，可以重新啟動腹側迷走神經以及愛和連結感。在你還來不及察覺時就會有更多愛擠進來，更多恐懼被擠出去。我相信，隨著社會參與系統逐漸完整，我們可以更有效地排除、化解及整合自身的創傷。「成為與自己連結的內在父母」，這句話的科學版解釋就是「增強腹側迷走神經張力」。你愈專注於和自己建立充滿憐憫的連結，就愈能讓社會參與系統回到功能更完善的地步，也就愈能讓迷走神經定位點朝著與自己連結的方向移動，並和他人建立更強的連結！

如果你在五年前問起我父親，我可能會告訴你，他有嚴重的精神疾病，我無法相信他給我的愛。如果你現在問起來，我會告訴你，父親在很多方面都表現出對我的愛，而為他自己和全家帶來痛苦的其實是他的疾病。我還會補充，我在很多方面都很感激他；如果不是他，我就無法將這本書呈現在世人面前，希望他的痛苦能夠治癒更多人。我還想補充一點，對於他能夠應對毀滅性疾病，還能夠享受生命的樂趣，我感到非常自豪。

因此，過去的受害者故事變成透過整合獲得勝利的故事。我與自己（以及他人）之間的連結變得比想像中還要緊密。

練習與自己建立充滿憐憫的連結，會在體內和腦中釋放促進更多依附的化學物質。那個純真、充滿愛與憐憫的自我愈覺得安全、被看見、被聽見和被愛，社會參與系統就愈成熟。安全感愈強，你就會得到愈多安全感。你關注什麼，就會看到更多什麼，這是良性循環，而不是警報和焦慮的惡性循環。自我連結成了新的凹槽，你愈透過ＡＢＣ心法來關注它，就會看到更多，得到更多！

對自己充滿憐憫的方式有很多。當你進入Ｃ步驟時，不妨運用最強大的憐憫連結，也就是承認你是自己的連結源泉。內在小孩已經習慣被忽視，甚至失去拯救者會出現的希望和信念。不妨成為你希望在這個世界看到的父母（對你自己而言）。你就是那個要來拯救你的人。

當你（Ａ）意識到自己觸發憂慮和警報，（Ｂ）進入身體和呼吸，然後（Ｃ）與自己建立充滿憐憫的連結，關鍵是要真正**感受**到憐憫。如果只是告訴自己，你會照顧好內在小孩，而沒有憐憫來支持這句話，就會引發內在小孩的抗拒、無法接受和防禦性分離。但是，如果你下定決心，對自己的整個存在（包括成人和內在小孩）都懷有憐憫之心，就可以培養內在小孩願意相信的安全感，尤其是如果你把自我連結當作一種儀式的話。再說一次，要克服自我的抗拒需要時間，但在小事上對自己憐憫可以達到愈來愈好的效果。還有一個重點，要始終保持自我連結。無論感覺良好還是警報大作，與自己連結都一樣重要。當你度過美好的一天，不妨和年幼版自我分享。把這個小孩帶在身邊，讓它知道，無論好日子還是充滿挑戰的日子，它都會被看到、被聽到、被愛。關於這方面還有更多精彩內容，敬請期待。

理想情況下，你引進ＡＢＣ心法的意識應該反映在心法的憐憫部分（這有點屬於高階技巧）。例如，如果你察覺自己對伴侶有防禦性分離和退縮，在進入充滿憐憫的連結時（花時間立足於身體後），不妨回想你與伴侶非常親密及連結的時光（也許是婚禮或一起度假的日子），然後沉浸在連結的感覺中。重點是喚起情緒性和充滿憐憫的連結，這與你一開始採取ＡＢＣ心法的意識恰恰相反。

對自己充滿憐憫是真實本性，但反應性／適應性的內在小孩多年前便已拒絕接受正面情緒隱含的脆弱性。你需要自律並勤加練習，才能對自己充滿憐憫，因為內在小孩很可能長久以來都覺得被批判、遺棄、責備和羞辱，並對展現真實而純真的自我戒慎恐懼。你需要向它證明，同時相信自己，人沒有理由不對自己充滿愛和憐憫。即使你發現自己深陷擔憂之中，還是可以說：「我被憂慮困住，但還是可以愛這樣的自己。」然後進入身體和呼吸。

能夠對自己抱持愛和憐憫的基石是，認清無論你曾經想過、說過或做過什麼，你的本質依然是純真的存在。

（其他人也一樣，包括你的父母）。

思考要點：如果你的父母其中一方（或兩個）很可怕，你可以把他們當作被警報汙染的精神能量，進而改變你對這種精神能量的看法。我知道這聽起來很「玄」，但這個簡單的意圖已經幫助我的許多病人與無法親近的「有毒」父母在精神上保持連結。

第一〇〇章 嘿，你在找我嗎？

十三世紀蘇菲派（Sufi）詩人魯米（Rumi）寫道：「你所尋找的也正在尋找你。」

你已經非常努力地了解警報，也明白你不等於憂慮，它們對你也毫無幫助。你已執行ABC心法，選擇進入當下的身體，而不是任由憂慮惡化。你也已了解自我巨龍和它的詭計，以及如何與它交朋友，從而打開寶箱，找到真實自我。你更學會啟動腹側迷走神經，並與他人連結，最重要的也許是，與內在小孩連結。

與年幼自我建立溝通管道，讓它知道你會一直守候著它，這對你的療癒非常重要。因為內在小孩一直在痴痴等待你把它帶入連結中。

我和內在小孩進行真正的對話，這不是在開玩笑，我是說真的。當然，我沒有在大庭廣眾下這樣做，那太瘋狂，而是在感到平靜且心力充足的情況下進行。（我有時候會在街上看到像是精神有問題的人激動地和自己對話，不免懷疑他們的內在小孩是不是正在發脾氣，於是雙方引發爭執，但只要仔細一看，都會發現他們戴著耳塞）。

如果父母曾給你安全依附和充分理解，內在小孩就會和持續成長的成人自我自然地連結，並在成長過程中一同流動，保持一體。但是，如果你在早期有過未解決的創傷，成人自我與兒童自我的連結往往會受到影響，隨著年齡增長，非但不能保持一體，反而會出現防禦性分離，將內在小孩與成人自我分開。成人自我對於回去看望內在小孩抱持懷疑，因為它承擔了太多痛苦，而內在小孩也不信任成人自我，因為覺得已經被遺棄很久，凡事只能靠自己。我想，對於成年的我和年幼的羅斯蒂來說，這無疑是真實的。我向它保證，我就是它，它也是我，我永遠不會再離開它，因此我們建立一種關係，開始感覺我們更像是一體的。

諾伊菲爾德還有一句名言：「我們會變老，但不會長大。」我想我也是如此。當我成長為成就導向的「孤狼型」成人時，我把羅斯蒂拋下，讓它獨自承受創傷，他當然會警報大作！ABC心法拉近了成人羅素和兒童羅斯蒂之間的鴻溝，我變得更完整，因為每個部分都與其他部分更緊密地連結。

當羅斯蒂開始相信，我不會因為分心去想大人的事和擔憂就拋棄它，當它感受到我對它的憐憫，便深深融入我的內在。我們可以交談，我透過它對人生的感知了解它的前半生，而不是透過我自己的記憶。我們可以談論它感到被批判、遺棄、指責或羞辱的地方，我可以向他保證，我會看到、聽到、理解、愛並永遠保護它。我還告訴它，我們再也不會分開，並確保它明白，無論它說、想或做什麼，我都愛並關心它。

當你嘗試與自己連結，請記住這不是「一勞永逸」的事。就像在浪漫的關係中，需要花一段時間才能提高信任和親密程度，在你和自我的關係中，提高信任和親密程度也需要時間。我和羅斯蒂有過無數次互動和交流，如果你小時候有小名，建議你也試著用它來與內在小孩建立連結。

如果你能克服羞怯感，請對著貼在浴室鏡子的那張照片說話。相信我，這會愈來愈容易，並有助於在你體內建立真正的連結。用手按著胸口或感受到警報的位置，這會透過大腦的體感與感覺運動區域促進實際的身體連結。只要對那個小孩說：「我看見你，我會一直守護你。」

不要低估這件事的困難度，如果情緒出現劇烈波動也不必驚訝；如果幾乎沒有情緒或感到麻木，也請留意。你可以在情緒允許的範圍內不斷重複：「我看見你，我會一直守護你。」這可能會是一個改變人生的練習。

內在小孩不僅要從你的話語中得到鼓勵，也必須感受到和你在一起很安全。重要的是，要活在當下，並立足於充滿憐憫的連結，這樣才能讓你們成為一體並化解警報。

給內在小孩一點時間。你需要不斷對它拋出救生圈，讓成年自我在另一端握著繩子。內在小孩需要百分之百確定，如果它抓住救生圈，你會一直把它拉到安全的地方，而不是半途拋下繩子，讓它再次困在漏水的船上。

你現在的任務就是給自己當初未能擁有的東西，牽起內在小孩的手，看到並聽到它，對它敞開心扉，理解、愛並保護它。這是我們小時候都想要的，也是我們應該得到的照護。

如果你打算開始自我照護，可以考慮進行我稱之為憐憫的小練習（聽起來比實際上負面一點）。扎根於呼吸，也許做幾次呼氣，坐在椅子或床上，感受身體踏實的重量，放鬆肩膀和下巴，愛憐地伸手按著警報或胸口，有意識地與內在小孩建立溫暖的連結，並明白這樣做不會有錯。穩定下來後，在腦海中想像兒時的自己，對它說：「發生＿＿＿＿＿那件事時，你一定很難熬吧？」（可以是被霸凌、媽媽喝醉、爸爸打你等等）挑選一段令你不安的童年經歷，看看你是否能得到內在小孩的回應。這個練習會讓很多人流淚，沒關係，就流吧。淚水會破除你與內在小孩的隔閡，它等待這種連結已經很久了。

療癒焦慮和警報，就是將身心連結起來，以及將成人自我與孩童自我連結起來。

第一〇一章 運用或失去：自我憐憫

對於許多習慣擔憂的人來說，憐憫心和同理心是與生俱來的（過度）敏感天性，而且我們往往很擅長對他人展示這種溫暖。諷刺的是，正因為我們高度敏感，才使得內心的批判聲浪和自我巨龍如此強大，它們在阻擋脆弱時，也阻擋了對自己的憐憫。

幸好，自我憐憫的肌肉還在，只是很久沒鍛鍊。

敏感正是孕育自我憐憫的沃土，當我們重新投入敏感的特質，樂意變得脆弱，並與自己連結，就能在內心創造更多憐憫和關愛。當敏感的內在小孩意識到自己很安全，不會因為與生俱來的敏感而受到懲罰或責備，這時自我連結就會一點一點地更加自然。

請對你的內在小孩許下這樣的承諾：「無論你過去想、說、做什麼，或者將來想、說、做什麼，我都會愛你、引導你、關心你。我會看到、聽到、理解、愛你，並永遠保護你。」我建議病人把這句話貼在浴室鏡子上，旁邊是自己小時候的照片。我不知道有沒有提過在浴室鏡子貼一張小時候的照片，總之這是個好主意。

然後，要有恆心和耐心。當你重新與真實而純真的自我連結，更多自我就會出現。當你變得更加真實，不良反應就會減少。

當你用連結、憐憫和愛來平息警報，它就不會再為了引起你的注意而大閃特閃。如果警報得到一直想要的愛和憐憫，它就沒有必要啟動。

長期以來，無法接受、防禦性分離和抗拒等等，阻礙了我們對自己的善意。現在，透過持續自我憐憫，純真的內在小孩將開始與成人自我整合，解決引發警報的分離問題。

對自己的憐憫和關愛可以促進社會參與系統成熟，帶來身心連結。你將更容易向內和自己連結，也更容易向外與他人連結。

第一〇二章　ABC心法的最大障礙

在病人對我說過的話當中，最令我心酸的或許就是這句：「甘迺迪醫師，老實說，我反而擔心自己再也不擔憂。」

沒有什麼比這句話更能傳達自我巨龍的精髓。我很清楚她在說什麼，話一出口，我立刻有了共鳴。

在學會ABC心法前，我往往一直處於擔憂狀態，不知道該怎麼辦。擔憂就像熟悉的老朋友，我明明不太喜歡它，卻在它身上找到反常的舒適，在熟悉的反覆思量和擔憂中找到奇怪的安全感。我就這樣在純屬反應性的擔憂中凍結了幾十年。

這種無法擺脫焦慮的感覺深具毀滅性，差點要了我的命。有人告訴我，既然我是醫師，還會表演脫口秀，不可能出現嚴重焦慮。我只想說，我們這些焦慮症患者遠比自己認為的堅強得多。我們嚴重高估了威脅，也嚴重低估了自己的應對能力。

要戰勝自我巨龍，你需要自律。這將是一場戰鬥，但值得放手一搏，因為你是在為生命而戰，或者至少是為生命的品質而戰。

透過自律訓練自己，對自己和他人表示憐憫，限制使用社群媒體或瀏覽新聞的時間。

透過自律訓練自己，不要再自我打擊。

透過自律訓練自己去接受，就能釋放對給予和接受愛的抗拒情緒。

透過自律訓練自己，認清強迫性思維，轉而進入感覺。

透過自律訓練自己，辨別你何時會把自己塑造為受害人，巨龍口口聲聲說你辨不到，但你很清楚自己絕對辦得到。

透過自律訓練自己，察覺自己何時進入防禦性分離狀態，何時與親近的人分離，接著與自己連結。

承認自己是高敏感族，並透過自律訓練自己，限制那些可以避免的壓力。

透過自律訓練自己，成為睿智而善於引導的父母，明白自律總是以充滿憐憫的方式進行。

如果這一切令你感到壓力很大，只需要知道你一定辦得到，慢慢練習會容易得多。

每天對我幫助最大的策略就是，透過自律訓練自己，不要把腦中的憂慮添加到身體的警報中，而是單純感受警報，用手按著它，對著它呼吸，不再強迫性地為這種感覺加進解釋。懷抱信念（很快會詳細說明），相信這個世界原本就很安全，與感覺同在，不強迫性地添加思維。

不要再害怕活著。對絕大多數的擔憂專業戶來說，生命應該是安全的，你還好端端地活著，不是嗎？多少次你做過最壞的打算，然而，你還活著。數不清有多少次，我診斷出自己得了某種絕症，然後說服自己相信我快死了，但我已經活到六十多歲，而且還好端端地活著。不僅如此，我還在茁壯成長。

就像我一樣，你可能已經習慣躲進擔憂，以避免進入身體，但有一條路可以回去找內在小孩，那就是透過身體。

思考要點：本書絕對能幫助你療癒，但你需要改變既定模式，為此，你必須按照我在本章的建議，透過自律訓練自己。坦白說，過度保護的自我會不自覺地試圖破壞你的好事，將你拉回從前那種家庭和騙子的既定模式，這就是你一直處於焦慮和警報的原因。

第一〇三章……我超愛這一招！又名「接納巨龍」

你很難不把自我巨龍當成敵人或反派，並不是說巨龍很壞，它只是執著於不可能的任務，拚命要確保你不再受傷。但是，在保障安全的強迫性保護慾影響下，它禁止你變得更好。你可以這樣對巨龍說：「你把我關在保護性的寶箱裡，反而害我失去成長空間。」

當我的警報響起，通常是自我巨龍在對警報噴火。我的療癒主要基於看穿自我巨龍過度保護的詭計，這樣我就不必成為它們。

雖然自我常常被視為某種無所不能的力量，但它只是孩子的化身。它可能看起來神奇地強大，但為了保護你，它不得不以這種形象現身。我們必須時刻牢記，自我巨龍就是孩子的化身，它的目的是保護，而不是成長，它就像阿諾．史瓦辛格在電影《魔鬼終結者2》扮演的角色一樣，全心全意保護。

要克服焦慮和警報，必須看穿自我。我的意思是，必須看清自我「幫助」我們的企圖，並帶著憐憫告訴巨龍：「謝謝你試圖保護我，但我不再是孩子了，你能幫我找到另一條路嗎？」

就像與憂慮爭辯只會讓它變得更真實，嘗試與自我原始而粗暴的保護方式搏鬥，只會讓巨龍更囂張，它會更努力地把你藏在樹後面或鎖在寶箱裡。當巨龍的詭計和想法愈來愈多，它就會遮蔽我們的視野，讓我們以為巨龍的詭計是唯一選擇。或許兒時真的只有這唯一選擇，但我們已不再是無能為力的孩子，只不過，自我詭計的受害者心態和杏仁核的退化反應依然會讓我們相信這一點。

當我們貶低自我巨龍並與之分離，也就看不到它的純真本質。同時，我們也在貶低打造自我巨龍的內在小孩，並與之分離，同樣看不到它的純真本質。這就好比創造假想的朋友來幫助你，後來又把朋友當成敵人來對待。

重點是要看到巨龍，並有意識地接納它，因為它只是自身的一部分，試圖保護我們，不讓我們受到昔日怪物的傷害。在接納巨龍的過程中，它變得愈來愈小，也許小到可以棲息在肩膀上。我們並不想失去它；只是想把它放進視野中，它就不會壓垮成人自我。許多警報大作的人一生都活在自我巨龍的「保護」之下，兒時把一切交給自我巨龍似乎是唯一可行的交易，自我巨龍幫助我們生存，但成年後，它的詭計卻讓我們陷入生存困境，阻礙我們成長。

我希望讓這本書盡可能實用一點。巨龍很可能會對你使出它最喜歡的招數，我想讓你知道如何削弱它們，讓成人的你成為內在小孩的主要保護者，讓巨龍成為引導者而非暴君。

不妨來看看巨龍的常用策略，這些詭計長年把你凍結在警報中。接下來學習化解詭計，以便成人自我直接照顧內在小孩，而無需巨龍在旁邊噴火，觸發敏感的煙霧警報。

·自我批判

人類社會和經濟都在自我批判的基礎上運行。如果人不會自我批判，就不必一直購買讓自己感覺更好的東西。我以前經常自我批判，尤其是針對焦慮。現在，當我感到警報響起，我就會上車去大喊大叫，或者用淚水洗滌它。我感謝自我巨龍觸發警報，這樣我就能採取行動，將能量轉化為解決問題的辦法，而不是進入凍結（增加更多警報）的預設模式。

那麼，你在哪些方面自我批判？這種做法（以及所有自我打擊）讓你與自己分離，增加警報，不妨把它攤在陽光下，再給它貼上標籤。巨龍認為你太弱、太胖、太瘦、太笨、太敏感還是太恐懼？不妨對自己說：「巨龍認為我太＿＿＿＿，但我可以愛這樣的自己！」雖然這聽起來很老套，但我敢保證，當你說可以愛自己的某個特質，它會改變你對這種批判的看法，也會讓你看見自己有多麼容易陷入自我批判！

·自我遺棄

我可以在一段話中攔截自我巨龍的兩個詭計。強迫性思考和擔憂其實是自我遺棄的表現，當你發現自己陷入不停反覆、憂心忡忡的思緒，不妨直接喊出來：「我正處於強迫性擔憂中，但我可以愛這樣的自己！」巨龍仰賴你的抗拒而存在，讓你陷入或沉迷於這種功能失調的模式（比如自我打擊）。自我巨龍和內在批判聲浪來自同一個地方，試圖保護你遠離痛苦，卻在過程中製造痛苦。這是一筆糟糕的交易。如果你說「但我可以愛這樣的自己」，以此迎向批判聲浪和巨龍的詭計，你就能解除抗拒，並且不再緊抓著根本不想要的東西。

當你把注意力轉移到社群媒體、食物、購物、性愛、毒品或酒精時，也是一種自我遺棄。當然，不是每一次都這樣，但要注意動機，是為了給自己帶來一些快樂，還是試圖逃避痛苦？不妨大聲說出來：「我現在轉移注意力是為了避免痛苦，但我可以愛這樣的自己！」這並不意味著你必須停止轉移注意力，但如果你有意識地轉移注意力，就能看到它，然後選擇成為它（或不成為它）。

比方說，你在開車時有人硬切進你的車道，你可以對他咆哮，讓自己的壓力和血壓升高，或者深吸一口氣，然後放下。我常說，只要有意識地做出選擇，比如「我可以對這傢伙咆哮，或者我可以對這件事來個深呼吸」，那我完全不介意你選擇咆哮，真的。重點在於，只要你不是無意識且自動地怒吼強行插隊的駕駛，而是給自己選擇，然後你決定咆哮。

我一定會喜歡你的這個做法。

（也許這是個訊號，意味著你需要好好來一次車內尖叫療程？）

·自責

要判斷自己有沒有自責，有個絕對可靠的訊號：內疚。

你不需要深究內疚，就能看出你在責怪自己什麼。自責或許有正當理由，但請記住，我們所做的那些無法引以為傲的事，往往是因為過去的創傷所致。再次強調，接納自己的純真本質是自責的最好解藥。

內疚往往是一種有用的情緒，因為它告訴我們哪裡可以改進。但是，在你接納愧疚之前，無法改變任何事。

承認「我對＿＿＿＿＿＿感到內疚，但我可以愛這樣的自己！」就能改變你與內疚的關係。與身體和呼吸連結後，尋求充滿憐憫的方法，將內疚視為改變的契機，而不是用來打擊自己的棍子。（棍子的故事即將登場，我保證。）

·自我羞愧

我們可以正視內疚，雖然不舒服，但可以做到。羞愧則不同，它藏在陰影中。比起直視令人內疚的事，我們更抗拒令人羞愧的事。但是，我們依然可以對內疚和羞愧添加這句話：「我可以愛這樣的自己」。你可以從這裡開始看到、接納和處理自己的陰影面。我們的陰影是驅動警報的一大因素，尤其是涉及到羞愧時。所以，當你把意識之光投向陰影，就可以排除警報。

僅僅藉由短短幾段文字討論羞愧這麼重要的議題似乎不妥，但這裡還是有必要提及。看到羞愧，以憐憫的態度為它貼上標籤，然後說「但我可以愛這樣的自己」，這是很好的方法，可以把它攤在陽光下，改變你對它（可能是僵化且令人震驚）的看法。羞愧一來，自我巨龍會膨脹成龐然大物，試圖保護你，把羞愧深深埋藏起來。和內疚一樣，如果你不去解決它，羞愧就會成為更強烈的警報來源。

ABC心法的自我憐憫或許能為療癒羞愧帶來最大的益處。羞愧會在陰影中滋生，因為它往往會害你去做其他令你羞愧的事。癮君子會為毒癮感到羞愧，這種痛苦又會驅使他們回到成癮的事物中，形成無盡的循環。將羞愧帶入完全接納的光亮中，這是擺脫它的唯一方法。

你沒有羞愧，是羞愧控制了你。你不是你的羞愧，然而，除非你承認它並愛它，否則它將永遠脅持你。

試著說：「我為＿＿＿＿感到羞愧，但我可以愛這樣的自己。」單單說出這句話就是一個開始，但特別是在面對羞愧時，**你真的需要去感受它，才能治癒它**。現在就感受羞愧，用手按著胸口，吸氣，在感受羞愧時，也感受愛的存在，就這樣來回擺動。對著鏡子這樣做，將會改變你的人生。

・無法接受

下一次，當你獲得讚美卻發現自己忙著迴避，不妨對自己說：「我不允許自己接受讚美，但我可以愛這樣的自己。」我有很長一段時間很難接受別人的饋贈，哪怕規模很小，比如聚餐時朋友想請客。如果你發現自己拒絕接受禮物或愛意，請勇敢承認。我現在比以前更善於接受饋贈，我發現，當我毫無保留地給予自己，其他人也會給予我更多！我的看法（你現在應該知道我對任何事都有自己的看法）是，我一直在封鎖別人對我的愛，以此來保護自己，避免伴隨接受而來的脆弱性，而他們也感受到這一點，因此不再嘗試。

我的很多病人（尤其是女性）都對伴隨接受而來的脆弱性感到不自在。那麼你呢？你如何面對？

・防禦性分離

有時你會覺得需要結束一段關係，因為那是健康的選擇，但我們這些習慣擔憂的人往往會退縮，因為依附的感覺太脆弱，而且造成太多警報。我之前提過，在心理學術語中，這通常被稱為迴避型依附。這種人渴望親密關係，但太親密時又會覺得不自在。防禦性分離不知破壞了多少人際關係。

當我透過自覺意識發現自己正在退縮（尤其對象是辛西婭），我會指出它並說（有時很大聲）：「我正進入防禦性分離狀態，但我可以愛這樣的自己！」我用手按著胸口，深吸一口氣，然後重新意識到我出於保護而抗拒連結的反射性行為。

每當我能覺察並成功指出自己的防禦性分離，就會多愛自己一點，也更能啟動社會參與系統並與世界連結。每當我化解自我過度保護的某個詭計時，巨龍就變得更小、更無害，我也有更多機會接近寶箱，那裡面藏著純真、敏感和充滿愛的自我。

・受害者心態

受害者心態的興盛基於一種名為「附帶效益」的原則，也就是身為受害者，我們可以獲得某種報酬或獎勵。我們都渴望在某些時候得到別人的幫助和照顧，但對於那些有心理創傷和未解傷痛的人來說，這種感覺會讓人上癮。受害者通常有強烈的匱乏感，往往是兒時沒有人照顧他們遺留下來的，因此他們總是試圖操縱他人來填補空虛，而不是意識到自己是成熟的大人，有能力也應該照顧自己。

人腦最有趣的地方在於，它會製造化學物質和胜肽來支持你的感知。一旦你看清自我巨龍的詭計，就可以選擇不再自動接受它說的話。在某種程度上，你可以選擇不同的感知，從而選擇大腦的化學反應。如果你在某個場合看到對面有你想交談的人，你命令自己鼓起勇氣過去搭訕（必要時可以使用「五、四、三、二、一」心法），腦幹的導水管周邊灰質會分泌內源性類鴉片物質（大腦的天然嗎啡），中腦邊緣和中腦皮質則分泌多巴胺，這些化學物質會一同支援你結識新朋友。但是，如果你告訴自己這個人會拒絕你，並在腦海中列出所有不應該和對方交談的理由，大腦就會產生受害者立場，並出現受害者神經生理反應。藍斑核會分泌正腎上腺素，讓你處於防禦狀態並增加憂慮，提高你對潛在拒絕的感知，同時向腎臟頂部的腎上腺發出信號，要它製造腎上腺素和皮質醇，這些都會讓你感到更害怕，並確認這個人真的會拒絕你，你根本不應該接近他，因為他可能會傷害你。（以上並非全是玩笑話）。

從神經化學的角度來說，當我們拒絕成為受害者，勇敢採取行動來解決困境，大腦就會支持我們迎接挑戰。同樣的，如果我們從挑戰中退縮，大腦也會支持自我打擊。巨龍尤其擅長製造皮質醇和正腎上腺素，讓我們退縮（或一開始就不行動），阻礙我們的潛在成長。你可以運用自覺意識，選擇要當勝利者或受害者，無論決定採取何種行動，大腦的化學反應都會配合它。

你專注於什麼，就會得到更多什麼，所以專注於凝聚更多勇氣，以及「一邊感受恐懼，一邊放手一搏」，大腦就會走上勇氣之路。選擇退出挑戰，大腦就會學會優先選擇這條路。你的選擇決定生理反應，你的生理反應將支持這些選擇。

當我們用自我打擊使自己成為受害者，就會產生受害者心態，並經常退化到童年階段，那時我們確實感覺自己是受害者。受害者心態會讓我們更不信任自己，更與自己分離，從而導致更多警報。當我們察覺受害者心態帶來的後果，就會把這種無能當作沒有能力愛護自己的證明，隨著自尊心減弱，自我批判就會加強，在惡性循環中確認自己的受害者身分。隨著我們愈來愈弱，也會愈來愈覺得自己像受害者（警報大響特響），受害者心態就會自我滋長。

指出自己的受害者心態非常重要，因為它就像癌症一樣在體內生長，讓你凍結在警報日益嚴重的狀態中。受害者心態會自我延續，雖然短期內確實會「帶來好處」，像是得到憐憫或脫離潛在痛苦的能力（其實是透過逃避），但從長遠來看，我們的感覺和行為都會繼續像受害者一樣。你愈削弱自己的能力，就愈會因警報而動彈不得，也就不會（實際上也不能）去做令你害怕的事。這就是心理學所說的負面強化，透過消除痛苦的刺激來強化某種行為。如果你在公車上恐慌發作，然後避免搭公車，你今天避開了（感知到的）搭公車的痛苦，但你會覺得自己愈來愈弱，因為明天你的生活會更加受限（最重要的是，你上哪都得用走的）。

當警報響起，很容易覺得自己是受害者。我很清楚，因為親身經歷過，多得數不清。但第一步永遠和自覺意識有關。「哦，我看見自己因為迴避這件事，讓自己成為受害者，但我可以愛這樣的自己！」愛自己的受害者心態會改變生理反應，讓你願意接受它，正如我之前說過，人無法改變任何事物，除非率先接受它。

當你給自己的受害者心態貼上標籤，並透過自覺意識以愛指出它的存在，你就能讓原本看不見的東西變得清晰可見，從而更容易選擇另一種方式。

你可能在想，「但我可以愛自己」聽起來多麼老套，但不要低估它做為自我意識和改變工具的力量，尤其是在鏡子前！透過扎根於ＡＢＣ心法，做幾輪呼氣，手按著胸口並說：「但我可以愛自己（的抗拒、固執、憤怒）。」你就可以指出它的存在，將它帶進自覺意識，並化解它對你的無意識影響。

・抗拒

如果我們抗拒，就無法釋放警報。如果你感到痛苦，很可能是正在抗拒，不妨按著胸口或警報處，對自己說：「我現在正處於抗拒中，但我可以愛這樣的自己！」我這樣做時會驚奇地察覺到自己有多麼抗拒，它多麼強烈，以及多麼的無意識和自動出現。然後，我會啟用ＡＢＣ心法，對內心深處充滿抗拒的地方表達深深的憐憫！提示：通常就是內在小孩所在之處。

當你揭穿自我的詭計，就可以開始去愛試圖保護你的巨龍。當你「戰勝」巨龍時，它會明白你是可以自己做選擇的成年人，而不再是需要被（過度）保護以遠離任何潛在痛苦的受害兒童。換句話說，當你去愛自我並感激它保護你的心意，它就可以改站在身側陪著你（或者只是棲息在肩膀上），而不是擋在你前面。

接納巨龍（聽起來像功夫片的情節），接納它的詭計和鬥志，因為那也是你的鬥志。記住，內在小孩把巨龍變成你的守護神，那隻巨龍只是想保護你的安全。當它感覺到你愈來愈弱，愈來愈警報大作，就會切入野獸模式。在你新發現的自覺意識中，你可以說：「我處於批判、疏遠、責備、羞愧、抗拒、防禦性分離、無法接受和強迫性思維中，但我可以愛這樣的自己。」最重要的是，接納純真而真實的內在小孩，當你給予自己所需的愛和憐憫，巨龍就能鬆開保護的翅膀，允許你成長。在成長過程中（很快會詳細討論這部分），你可以看到和感受到更多真實、純真的自我，你看到的愈多，你就愈有可能成為它。

第一〇四章　胡蘿蔔與棍子

儘管我經常說，你無法透過思考來解決感覺問題，但我絕不反對思考，而是反對你在警報響起時思考。如果你苦於警報大作，可能已經長期待在思維中，以致忘記待在唯一安全的地方是什麼感覺，這個安全之處就是身體。

人確實需要具備思考能力，但前額葉皮質有意識、覺察的思考與預設模式網路中無意識、自動、白日夢式的反覆思量和自我打擊之間存在巨大的差異。在前者中，你是主宰；而在後者中，自我巨龍將你困在無意識且自動擔憂的預設模式網路中，背景和前景警報都在助長這種狀態。

有意識的思考有終點或目標，具有建設性。反覆思量無意識、無休止且具破壞性，會形成惡性循環，使你陷入更多反覆思量和警報中。再說，你也只能轉移注意力和解離一段時間，一直待在腦袋裡終究會害了你。警報會愈來愈強烈，憂慮也會無法再轉移注意力。

小時候，身體對你來說並不安全。為了避免不適，你會切入反覆思量的預設模式，退回大腦。但是，有了ＡＢＣ心法，你就能在體內為存在與智慧打造安全的棲息空間。你現在有了藍圖，可以透過持續性和自我強化的方式與身體連結。你在體內營造的安全感愈多，就愈不會被迫遁入轉移注意力和解離，也不會陷入引發擔憂的強迫性思維。

在ＡＢＣ心法的幫助下，你可以打破警報進得來但出不去的單向閥門。在充滿憐憫的自我連結中，你的社會參與系統和腹側迷走神經開始啟動。你能以新的視角看待自我對你的操控，並選擇反其道而行，去愛這些詭計，因為你已認清它們是為了在兒時保護你的安全才會出現。當你擺脫受害者心態，就會覺得愈來愈有力量，因為成功擺脫舊模式會強化你感受生命美好的能力。你不再覺得治癒自己是一種需求，而是主動想要達成的目標，這是最重要的區別。

幾十年來，我一直知道自己需要痊癒，但直到最近我才真心想要痊癒。擺脫受害者心態徹底改變了我的人生。

在執行ABC心法的過程中，特別是在關注自己正面特質及自我憐憫的C步驟，我發現自己是真正敏感、關愛和樂於奉獻的人。這輩子我大多時候出於個性使然努力追求成就，並以醫師的身分幫助他人。但這是有代價的，因為我對自己付出得不夠。難怪我總覺得付出沒有得到任何回報，因為我把自己當成受害者。我的付出是強迫性的，讓我筋疲力盡，而且常常無人感激，我非常需要在這份工作中感受到愛與感激。受害者心態以這種方式表現：我無法接受愛，從小就與愛有矛盾的關係。在受害者心態的保護下，我將愛拒於門外，生命充滿恐懼，我認為唯一的選擇只有自殺。

正因如此，我很慶幸自己在二〇一三年二月阿基里斯腱斷裂，因為當時我已沒有任何東西可以給予他人或自己。

那時我的油盡燈枯，精疲力竭。我樂於助人，但逼迫自己更努力只會帶來大量痛苦，根本比不上那一點點助人的快樂。後來，當醫師已經不夠，我更努力成為瑜伽老師和脫口秀演員。這只是我又一次試圖從別處獲得愛和關注，但事實證明，我根本不願意接受這些，也不願意去愛並關注自己。如果繼續這樣下去，我肯定會死掉。

在這緊張的氣氛中，我終於要講到前幾章一直提到的胡蘿蔔和棍子！如果你有一頭騾，希望牠動起來，大可以用棍子打，也可以拿胡蘿蔔引誘。自我巨龍這輩子大多時候都在用棍子打我，而現在我用胡蘿蔔引誘內在小孩。對我來說，這是一種更仁慈、更有成效的方式。

思考要點：什麼事物像是一直在打你的棍子？你用什麼來驅動自己？什麼事物對你來說像是胡蘿蔔？你喜歡什麼？什麼事物能讓你覺得美好，你能接受它嗎？

第一〇五章　思維對你的傷害比幫助還大

在療癒的旅程中，自我會試圖說服你相信，世上有一種可以透過思維解決問題的方案。

然而，並沒有。

當然，你需要思維來察覺自我的詭計，給它們貼上標籤並接納它們。但在這個階段結束後，大部分療癒都來自於感覺。

你無法療癒你拒絕感受的事物。但是，當你和自己站在同一陣線，用胡蘿蔔代替棍子，感受就會成為更好的選擇，你的情緒範圍也會擴大，開始更善於感受。

另一方面，當我們陷入強迫性思維和可怕的反覆思量，不敢進入身體去感受，我們就會淪為那隻想像中的老虎的受害者，情緒範圍將逐漸縮小。這幾乎就像自我巨龍在兒時簽下無意識的協議，讓我們保持在狹窄的情緒範圍內，只要能防止我們感受到強烈的痛苦，它便心滿意足了。每當我們冒險去感受並進入身體，就會用思維和憂慮的棍子把自己打回腦子裡。

你絕對不等於思維，想法和憂慮只是人生體驗的一小部分，但它們卻顯得如此壓倒性和可怕，因為警報關閉了大腦的理性功能。你有完整而美好的情緒範圍，可以在其中生活，現在你已經給自我巨龍一根胡蘿蔔（或者龍喜歡吃的任何東西），你可以開始體驗所有情緒，而不僅僅是痛苦。

執行ＡＢＣ心法時，你將透過自覺意識發現，愛值得信任，尤其是來自於自己的愛。

你可能會覺得**某個人**不值得信任，但愛就是愛。我知道父親非常愛我，但隨著他年紀漸長，疾病成了阻礙。你可以在安全的環境中敏感、臉皮薄，也可以在充滿挑戰的環境中臉皮厚，但我和父親遇到最糟糕的組合，在充滿挑戰的環境中高度敏感。而你很有可能也是這種最糟糕的組合，或者個性敏感。

我和父親的故事讓我有新的感受。他很愛我，我記得小時候他為我做的所有事，帶我去釣魚，教我騎自行車，接球、擊球，陪我下棋。你知道的，都是爸爸會做的那些事。我愈專注於和父親在一起的美好回憶，就愈能想起更多美好回憶。我不知道你有沒有聽我說過這句話：你專注於什麼，就會感知到更多什麼（哈哈）。我在很多方面都很幸運，因為明白父親愛我，我可以專注於這種感覺。

所以，我專注於父親美好的一面，對於我和他來說，這比只看壞的一面更有同情心。他已盡了最大努力，即使在生病的最後階段，他的真實自我偶爾還是會短暫出現。當我專注於他的活潑、幽默感，以及與生俱來的教學和訓練能力時，我想起更多這方面的回憶，也更願意在他身上看到我自己。

我們很容易責怪父母，但我總是問病人：「你父母的童年過得如何？」然後我提醒並安慰他們，在大多數情況下，人無法給予自己沒有的東西。我們都是純真的靈魂，但創傷（尤其是童年創傷）會讓我們遠離真實自我，走向反應性自我，因而帶來傷害。你可能聽說過「受傷的人會傷害別人」這句話。毫無疑問，父親傷害我，但他也讓我走上幫助他人和撰寫本書的道路。甚至在他去世前，父親還與我分享音樂或書籍，或對我的醫師志向感興趣。我甚至相信，他的自殺是一種憐憫，為了讓家人不再受苦，因為他清醒時看得出來，他的病對全家人來說多麼難熬，當然，對他自己來說尤其如此。

簡而言之，你愈專注於執行ＡＢＣ心法，愈接納感覺而不是思考，你的痊癒程度就愈高。當你的痊癒程度愈高，就愈容易在各種感受中達到真正的自我連結，也愈能夠感受到這樣的連結。隨著自我連結愈來愈緊密，你與他人的關係也會愈來愈好，因為社會參與系統也會隨之擴大，從而感受到快樂和痛苦，不會因為自我的保護性需求就用大腦的解釋來縮小感覺的範圍。再次強調，療癒焦慮並不是讓你有更美好的感覺（雖然這會發生），而是讓你更懂得如何去感受。

第一〇六章 信念

我之前提到會再深入探討信念。當時你相信嗎？即使你不相信，我還是可以愛這樣的你。不能因為你相信某件事就意味著它是客觀真實的。信念可能準確反映現實，也可能不是這樣。值得注意的是，對於我們這些習慣擔憂的人來說，處於警報造成的生存模式與處於平靜祥和的狀態相較之下，信念的有效和真實性會大大降低。

信念最初是想法，不斷重複後上升為感知，然後再變成假設。如果這些假設透過重複得到證實，就會進一步轉為信念。整個過程大多在意識之外進行，通常是在童年時期。這裡有個重點：這些感知和隨後的假設都是**主觀**的。兒童時期的假設可能（而且往往是）完全錯誤。（還記得孩子們如何錯誤地將家庭的痛苦歸咎於自己嗎？）

經歷塑造我們對自己和世界的認知，自我在生存的整個過程中收集資訊，並與杏仁核（和其他腦部構造）協同作用，根據這些早期感知來指導我們隨後的感知和行為。如果這些感知重複出現，我們就會建立信念系統，並依靠它來告訴我們這個世界是否安全。我們未解決的創傷愈多（轉為背景警報），感知就會反映出更多危險的世界觀，我們就會堅信自己置身在需要受到保護的環境中。你會看到更多你已經相信的東西，如果你兒時就學會自我打擊，這種心態將根深柢固，你會「相信」或確認自己的負面特質，更糟糕的是，你會對正面特質大打折扣，甚至乾脆忽略。當然，你還會囤積警報能量！

我永遠記得一位名叫卡爾的病人，他沉痛地陳述兒時為了理解痛苦而形成的錯誤信念。小時候，他的母親每隔幾星期就會大發雷霆，然後把自己鎖在房間，通常兩、三天都不出來，讓卡爾和父親不知所措。卡爾告訴我，每次母親躲在房裡，他都會想：「我是不是做了什麼讓她不高興的事？」或者「她是因為我才躲起來」。他上大學後來找我，我們一起努力讓他意識到，他認為自己是母親痛苦的根源，這個信念讓他一直處於警報和焦慮中。因為母親的憤怒行為在卡爾幼年階段就已開始，所以他內心深處堅信自己是罪魁禍首。

接下來要談談複雜的部分。

身體也有信念，你無法單從認知上的糾正來改變。如果只是告訴自己不要相信某件事就行得通，那麼完整的心理治療大約僅需要二十二分鐘，花費也只有區區五十美元左右。我們必須先透過自覺意識看到那些固有的身體信念，然後用一種技巧來重新連結它們，也就是ABC心法。當你愈來愈精通這個心法，就能用同情心重新連結你對自己和世界的負面信念。

我們賦予信念龐大的力量，因此它們很難改變。此外，它們隱藏在心理陰影中，我們無法有意識地看到，甚至會不自覺地成為它們。**少了自覺意識，我們把自己和信念劃上等號，認定我們相信的事物就等於我們**。這些信念形成深深的凹槽，因為自我巨龍已將它們深埋心中，從兒時起就留下印記。我有許多保護性信念在我心中已經留存五十多年之久！

我離開醫界時，自我巨龍猛烈噴火，因為它當初建立的信念是：只要我還是醫師，就會受到保護（儘管事實上恰恰相反）。直到我有意識地看到自己懷著「繼續行醫就會安全」的信念，這才明白行醫正在扼殺我的生命，於是毅然做出憐憫的選擇——離開醫界。之後，我投入幫助他人擺脫焦慮的職業，這是我此生最好的選擇。

·信念的力量

正如你在本書開頭學到的，想法需要被相信才能對你產生影響。但是，如果你飽受焦慮所苦，那麼基於警報的信念自兒時起就已慢慢融入體內，並待在巨龍身邊取暖。它們隱藏在意識之下，但只需要一點點火苗就能將它們點燃。

藏在意識之外的信念是一種可怕的力量。但是，一旦你將無意識變為有意識，就可以選擇不被焦慮的想法牽著鼻子走。僅僅透過自覺意識就能消除信念和焦慮想法背後的許多痛苦，因為它能把你帶入當下的感覺，離開過去的痛苦和對未來的擔憂。你的成人自我是個好朋友，它會幫你分擔痛苦。

在看《星際大戰》這類電影時，裡面有雷射光劍或酒吧出現會說話的外星人等虛構元素，你知不知道只需要暫時拋開懷疑就行了？那麼，現在你有滿腦憂慮以及對自己和環境根深柢固的錯誤認知，我要求你**暫時拋開相信**。你可以有這些想法，但在你強迫性地相信這一切之前，先讓它們待在自覺意識中。

我讀過許多關於療癒或緩解焦慮的文章，當中提到的做法與這種暫停思考互相牴觸。我不同意一些作者的觀點，他們建議批判性地評估想法是否真實，並假設只要認清想法是錯誤的，它就會消失。彷彿只要知道死於空難的機率是一千一百萬分之一，就可以神奇地消除你對搭機的焦慮；或者發現自己的擔憂不合理，就能找到某種方式來化解。我在這裡稍微劇透：沒有那種事。你無法透過思考來解決感覺問題，想得愈多，只會陷得愈深。

如果你問我，我會說：警報大作時，試圖改變大腦毫無意義，但我認為改變身體很有意義，因為警報和固有的信念就在那裡。必須先讓身體平靜下來，大腦才會改變。身體經驗療法的前提是，沒有安全感就無法療癒。大腦的理智功能因體內警報而停擺，既然大腦功能已經受損，為什麼還要用它來思考？這就好比已經有槍口對準你了，你還在忙著算數學題目。

與其在警報大作時試圖思考，不如等你做完ABC心法後再看看情況的客觀事實。針對未來的強迫性思維與擔憂由大腦的生存模式提供養料，當你離開大腦，轉進身體當下的感覺，那些看似難以承受的事也會變得容易處理了。

你無法透過思考來解決感覺問題，但可以透過感覺來解決問題。讓我們停止反射性舀水，停止嘗試改變**思維**，開始改變感覺，以修補船身的漏洞。

第一〇七章……信念沒有受害者，受害者也沒有信念……

在我下定決心並全力將自覺意識帶進焦慮想法和警報後，得到深刻的覺醒。我深深意識到，當年父親的創傷奪走我童年的純真，也奪走我的信念。我失去純真孩童的觀點，不再認為自己完整無缺。現在我知道，為了找回純真的自我，我們必須對世界固有的秩序和安全懷抱信念。沒有信念，我們將永遠被困在自我保護構築的受害者心態中。

簡單而真實地說，對於我們這些兒時沒有安全依附的人來說，往往很難培養信念。我們很難對他人和世界懷抱信心，因為在成長歲月裡，本該以我們的最大利益為重的人破壞了我們的信任。若沒有被歡迎、支持和愛的固有信念，我們腦中的恐懼偏誤就無法平衡它不斷尋找生存威脅的偏差行為。恐懼和愛在人的精神領域互不相容，信念和危險也有類似關係。你投入的危險（擔憂）愈多，就會有愈多信念被擠出去；投入的信念愈多，也會有愈多擔憂被擠出去。

用非常簡單的話來說，信念促進信任和成長，受害者心態則會引發警報和保護。只要你是受害者，就無法獲得信念的撫慰和療癒力量，因為巨龍會被保護意圖誤導，將你禁錮在批判、遺棄、責備、羞愧、抗拒、防禦性分離、無法接受和強迫性思維中。

直到你選擇看到它，這樣你就不必成為它。

小時候，我漸漸養成一種認知框架，認為這個世界很危險，而父親的精神疾病，以及我無法信任照顧者會滿足我的情緒需求，再再強化了這種認知框架。由於失去對照顧者或世界為我提供安全場所的信心（再加上同儕的霸凌），我不自覺地把安全轉移到自我巨龍身上。

在創傷環境中長大的孩子會對世界給予的支持缺乏信心，他們通常會斷定自己不需要任何東西，並變得高度自立，因為這似乎是更好的選擇，如此就不需要面對一次又一次期望得到支持卻又失望的傷害。隨著年齡增長，這種自我否定往往伴隨為他人著想的應對策略，他們學會更加善於滿足他人的需求，並忽略自己的需求。這可能會帶來掌控一切的錯覺，但缺乏自我參照和自我關懷的行為卻加深了背景警報，因為內在小孩把自己當成受害者，渴望得到愛和關注，尤其是自己給予的愛和關注。當我們為他人付出，卻封鎖自己接受愛的能力，就會對世界失去更多信心，更加堅信自己是受害者。最糟糕的或許是，我們也在傷害自己。

童年創傷最具破壞性的影響是，當我們失去對他人的信任，就會無意識地產生有害的想法，認為一切只能靠自己。你能想像一個孩子若相信一切只能靠自己，卻又深知自己仍是無能為力的孩童，這將帶來多麼強烈的警報？

人天生是以愛的方式與他人連結，因此，不斷自我告誡「一切都要靠自己」、「不能依賴任何人」，再加上認為自己應該對他人的需求負責，而忽略了自己的需求，就會讓人覺得這個世界充滿了警報。當你無法啟動社會參與系統，不僅釋放不了既有的警報，還會製造更多警報。如前所述，隨著警報（危險感）增加，對世界的信心也會在惡性循環中愈來愈弱。

和這個世界及他人建立和善的關係可以培養信念，你是否明白，社會參與系統因警報而關閉後，你在維持關係時會遇到什麼問題？你是否發現，你對某人前一刻還覺得關係緊密，下一刻卻又感到完全疏離？你與他人的關係不會比你與自己的關係更好，如果社會參與系統因警報而停擺，你就無法與自己或他人連結，結果就會是：（一）無法滿足自己的需求；（二）你與他人的關係往往會集中在滿足他人的需求上；（三）內在小孩覺得被自我遺棄；（四）內在小孩覺得被他人遺棄及傷害（其實是你正採取防禦性分離）；（五）內在小孩養成一種信念，認為你必須凡事親力親為；因為害怕照顧者再次令你失望，所以它命令你不要相信照顧者會照顧你。這五種情況都會降低你的信心並增加警報。

矛盾的是，當你充分意識到自己已是成年人，可以滿足自己的需求，此時你反而可以放心地依賴他人，並且更善於察覺哪些人值得信任。你甚至可以對他們提出要求，並知道就算他們拒絕，你也能應付自如。從自覺意識和充滿憐憫的自我連結出發，你可以一次跨出一步慢慢走下去，不會直接墜入強迫性重複，重演童年被遺棄的痛苦。你專注於什麼，就會看到更多什麼，信念也是如此。請對自己有信心，對他人有信心，對世界有信心。

你不必立即擁有完美的信念，可以一點一點慢慢培養。當你和陌生人初次見面，內心小劇場開始上演相同戲碼，假定對方遲早會傷害你或讓你失望，所以不值得來往。你可以透過自覺意識揪出這個想法，注意它在你體內的感覺，並憐憫曾多次受到傷害的內在小孩。從這個角度出發，你可以選擇冒一次險，也許值得讓他進入你的世界。不需要立刻欣然接受全世界每個人，只要從一個人開始就夠了。

這一個人就是你自己。透過定期執行ABC心法，對充滿憐憫的自我連結有信心，這將有助於重新建立兒時失去的信念。你所尋找的東西正在尋找你，只需要對敞開心扉接納它充滿信心。當你看到自己不會退縮，你是始終如一、充滿愛心和同情心的人，也就學會成為自己的父母，想當年你是多麼希望擁有這樣的父母。當你對自己的信心增強時，就會與自我建立更牢固的關係，進而與外界他人建立更牢固的關係（警報也會明顯逐漸減少）。

你專注於什麼，就會得到更多什麼。信念會產生更多信念，而受害者心態會產生更多受害者心態。信念不僅是不確定性的解藥，也是擺脫受害者心態的途徑。對自己和世界充滿信心並不意味著不會面臨挑戰，而是不需要在比賽開始前就知道結果，也不需要事必躬親。當你開始自我連結，也會與他人連結，這能緩解警報。神經系統將透過神經重塑學會這個道理：即使面對不確定性，人生旅途上依然處處都有連結和安全。信念接納不確定性，因為它知道不確定性是機遇和成長之母。受害者面對不確定性時會退縮，回到保護和擔憂中，就像兒時面對令人痛苦的不確定性一樣。在受害者心態下，我們寄望外界某個人事物會來拯救我們，但正如我之前所說：沒有人會來救你，能救你的只有自己。而這要從培養信念開始。

「為信念冒險一試，不是宗教，而是信念。不是希望，而是信念。我不相信希望，希望是乞丐，它只會步行穿越火焰，信念則一躍而過。」

——摘自金．凱瑞於二〇一四年五月二十四日在瑪赫西管理大學畢業典禮的演說。

面對不確定性，受害者會畏縮不前，對自己有信心的人則可以接納不確定性甚至痛苦。選擇信念和勇氣，大腦化學物質就會支援更多信念和勇氣；選擇受害者心態和退縮，大腦就會創造出更多這樣的東西。我不想說得像是在責備受害者。在很多方面，採取受害者心態是兒時自我得以生存的方式，我知道自己當過很長一段時間的受害者。即使是現在，當我感到警報大作，還是會直接駛進「受害鎮」小酒館，喝上幾杯「自我打擊」酒，最後再來一杯「憂慮」飲料。但是，隨著我對充滿憐憫的自我連結更具信心，我已能認出這條熟悉的老路和巨龍，和龍協商過後，我選擇早早掉頭離開。

當你對自己的世界充滿信心，事情不是**針對你**發生，而是專程**為了你**而發生，這是有信念的人都會信奉的話。我知道自己曾經將阿基里斯腱斷裂視為最糟糕的經歷，而把進入醫學院視為最好的經歷。事實可能恰恰相反。阿基里斯腱斷裂讓我成長，對自己充滿信心，並且離開醫界，開創我熱愛的事業，最後還出了這本書。進入醫學院則讓我陷入深深的保護狀態，並將原本只是對焦慮和警報的敏感及傾向推向了全面的失調。

如果你的人生有某些事似乎一再出現，你能不能以好奇心去探究，它們是不是帶有強迫性重複的特質？下一次，當你發現自己在想：「為什麼我老是發生這樣的事？」能不能把它轉換成：「我該如何才能把它視為專程**為我**發生的？」或者「我在這件事上有沒有錯過了依靠自己的機會？」或者「這是在重現童年哪一個情景？」（當然，這要等到做完ABC心法再進行，因為單單是這個問題：「為什麼我老是發生這樣的事？」就預示著你正警報大作）。我知道這聽起來有點過度樂觀，也像是「嘿，先生，把皺眉反過來，變成微笑吧！」這種沒有意義的勸慰，但我向你保證，信念是一種心態，就像受害者是一種心態一樣。和其他事物一樣，你愈專注於它，就愈能看到它對人生的影響。

簡而言之，擁有信念不僅能讓不確定性繼續存在，還能將它視為成長的沃土。當你締造容忍不確定性的紀錄，也就培養了信念，相信自己將來還能繼續容忍不確定性。你開始將自己視為勝利者，而不是受害者。

我談論信念時，與其說是對更高力量的信仰（儘管那也有幫助），不如說是對純真自我的信念。我們之所以產生受害者心態，往往是把自己的力量交給某個對象（比如巨龍）或其他人。我絕不反對信仰上帝，但正如心理學家、演說家及《生存的十二條法則》（*12 Rules for Life*）作者喬丹·彼得森所說（這是我的精簡版轉述），你可以信仰上帝，但要對自己見鬼的人生負責。

我愈是以受害者心態擬定應對策略，就愈無法對自己見鬼的人生負責，我就愈往體內灌輸更多警報。受害者心態的本質是讓某人或某物對我們的困境和改變這個困境負起責任。小時候我們在很多方面都是受害者，因為別無選擇，但現在我們不再是孩子（只可惜杏仁核沒有收到通知）。

當照顧者無法滿足我們的需求，我們依然不放棄希望，期待他們回來完成工作。這就是創傷性童年導致我們日後成為受害者的原因，許多人至今仍在等待父母看到、聽到、理解並保護我們。正如我之前所說，我們在意識層面明白父母不會改變，不會以我們想要的方式關心我們，但在無意識層面，內在小孩從未放棄過理想，依然在渴求仁慈、關愛和與我們連結的父母。我們常常不為自己的需求、連結和照護負責，因為我們不自覺地認為，總有一天父母（或具備父母形象的人）會回來拯救我們。

再說一遍，沒有人會來救你。當你實踐本書內容，最終會發現這是好事。你可以這樣告訴自己：當你不再希望有人來救你，這是專程為你發生的，而非針對你。與其陷入另一種互相依賴關係，希望別人來照顧你，讓你快樂（很多人身上有未解決的童年創傷和警報時都會這樣做），你可以挺身而出，培養情緒能力，讓自己明白不需要別人來救你，因為**你**會救自己。請注意，這與許多人在童年保護模式中採用的「孤狼」策略（否定連結）是不同的。這是一種透過自覺意識設定的意圖，你決定和內在小孩建立愛的連結，所以，不妨現在就把內在小孩早該得到的東西（自我照護）給它。我覺得自己的無意識層面依然在等待父親回來，給我指導和愛，讓我感覺自己被關心，以及生命完整又有價值，就像他在我人生最初十年擔任的老師和保護者角色一樣。我意識到內心有個角落希望父親回到當初健康強壯的樣子，於是我透過自覺意識，進行充滿憐憫的自我連結，學會了相信自己有能力給予孤獨的內在小孩所需要的愛、憐憫、關懷和教導。我有信心成為自己需要的神智清楚的父親。

等待某個人回來拯救我們，或者把責任推給伴侶、朋友、孩子或其他任何人，都會讓我們陷入受害者心態，在我們不愛自己時卻仰賴別人來愛我們。此外，我可以用自身經歷告訴你，如果你相信某個醫師、療法、補充劑、貼片、藥物、迷幻藥、催眠、冥想或治療能迅速治癒你幾十年的警報，簡直是痴人說夢。正如有「整體心理學家」之稱的妮可·勒佩拉博士所說：「沒有速效療法。」我完全贊同這個觀點。毫無疑問，上述這些都可以幫助我們，但要在更深層次上治癒疾病，我們必須堅持重新建立對真實、純真自我的信念，別再做受害者，別寄望某個東西或神奇的「他人」來拯救我們。我們必須對自己懷抱信念，成為自己需要的神奇人物，勇敢地照顧好自己。

「你問我進步了多少？我已開始做自己的朋友。」

——赫卡托（Hecato）[11]

希望是受害者（受害者希望被自己以外的人或事物拯救）。勝利者持有信念（相信當下是成長的最佳時機，相信自己能夠痊癒）。我們需要培養信念，相信自己能夠應對生活，相信宇宙是安全的地方，無論自我如何無情地預言。

11 譯註：生於希臘羅得島，是希臘斯多葛主義哲學家，但生平鮮為人知。

回顧一下你曾經受過的創傷。你處理好了嗎？你活在當下嗎？當然，你的心情或許很痛苦，但你已經挺過來了。現在，你正閱讀的這本書將告訴你，如何開始釋放警報以及隨之而來的焦慮。我們必須明白，自己已不再是那個警報大作的孩子。

我們需要找回對純真自我的信念，培養兒時失去的對自己和世界的信念。承擔自己無法控制的責任（未來），並相信別人會拯救自己，這是受害者充滿希望的姿態。

承擔接納不確定性的責任，這是一種從信念出發的行為。我深知下定決心、有意識地對未來懷抱信念，讓不確定性光榮地繼續保持不確定性，這是我為心理健康採取的最佳策略。我選擇用ABC心法來代替憂慮和反覆思量，走進身體，尋找感覺和當下的自覺意識，而不是陷入對未來的毀滅性預測。我對這個過程充滿信心，因為它很管用，而且會不斷自我強化，也會強化我們與自身連結的信念。

我們愈是不再被巨龍欺騙，以戰友的身分並肩作戰，並在純真自我各個層面找到信念，就愈能打破毀滅性的受害者模式。對自我連結懷抱信念，我們就能找到真正的力量，接納體內的不確定性，而不是為了躲避它而逃進大腦。所有焦慮都是分離焦慮，而且主要是與自我的分離。當你解決兒時根深柢固的（自我）分離模式，就能解決警報和焦慮。信念和勇氣是一對並肩作戰的兄弟，勇氣是面對和接納未知。接受ABC心法並堅持進行，這需要勇氣和信心，尤其是早期自我巨龍抗拒並阻礙你進行愛的自我連結時。但是，當你告訴巨龍「我不再是小孩，我有這個能力」，你就解除了它保護你的責任，它別無選擇，只能退縮。巨龍不會毫無抵抗就決定順服，但就算你不知道，我還是要說：你才是龍的主人。如果你用信念和勇氣命令它，它就必須服從並退下，但如果你重新陷入受害者心態，它就會重新站起來燒傷你。我們需要自我巨龍的指引，但不希望被它壓垮，只需要它輕輕棲息在肩上。

透過ＡＢＣ心法重拾對自己的信念，我觀察到的具體表現是，我現在更關注自己的需求，是真誠而主動地照顧自己，以可實現的成長為目標，而不是以無法實現的保護為目標而憂心忡忡。你愈能熟練掌握ＡＢＣ心法，就愈會看到自己正在照顧自己的需求，不僅因為你知道應該這樣做，而是因為你真的想這樣做。

警報響起時，充滿憐憫地與純真自我保持連結，可能與你這輩子所做的恰恰相反。人類有個不幸的特質，我們以處理生理威脅的方式來處理情緒威脅，也就是進入背側迷走神經的生存狀態，它會關閉我們迫切需要的腹側迷走神經系統，使我們無法啟動社會參與系統，無法解決最初引發生存狀態的痛苦。警報使我們無法接受治癒它所需的愛，幸好現在有了ＡＢＣ心法，有助於繞過這個演化上的系統漏洞。

當我們訓練自己在情緒壓力下與自己連結而非退縮，就能解除舊習慣，走向茁壯成長，而非一味求生存。但是，茁壯成長需要時間和練習，要有耐心，全身心地投入自我連結，高度專注於看到自己的純真本質。要療癒焦慮和警報，我們必須相信自己有能力連結和撫育純真的內在小孩。

「活在當下。」

——拉姆・達斯（Ram Dass）[12]

12 譯註：1931-2019，美國著名心靈導師，曾創辦數個基金會，作品《活在當下》（*Be here now*）曾登上暢銷書排行榜，一九七〇年代在美國掀起探究東方哲學與瑜伽的浪潮。

信念是活在當下，是意識，存在我們心中；我們就是信念；信念就是我們。兒時，當我們失去純真，也就失去了信念，這正是童年創傷破壞性如此強大的原因。當我們對世界失去信念，也就失去了與真實自我的連結，我們的一部分就會停止成長，唯一選擇就是退到保護與警報之中。我們發明一條無所不能的保護巨龍，它能阻擋一些痛苦，代價是愛以及與自己和他人的連結也一併擋下（這是最糟糕的交易）。少了連結，少了敞開心胸和面對脆弱的能力，神經系統就會為了保護而存在，就像一九八〇年代「蟑螂汽車旅館」（Roach Motel）的廣告詞「蟑螂會入住，但不會退房」，警報會進來，但不會出去。除非我們能重新將自己視為純真的靈魂，讓愛回歸以驅走恐懼，否則我們將永遠被困在保護、焦慮和警報中。

愛是通往信念的道路，信念也可以是通往愛的道路。在此引用靈性導師瑪麗安妮．威廉森（Marianne Williamson）優質作品的名稱：對自己的信念就是「**回歸愛**」，有意識地選擇愛和憐憫，而不是恐懼和保護。信念、愛和連結都是相互關連且自我延續，恐懼、擔憂和警報也是如此。當你發現自己處於焦慮或警報時，可以將ABC心法當作路徑，與遺落的真實自我連結並給予安慰，將成人自我與孩童自我結合起來，重新成為完整的個體。

在思維層面從受害者心態轉移到信念，只能維持短暫的效果。自我巨龍（就像海妖）總能引誘你回到長期憂慮的受害者模式，因為單靠思考無法產生踏實的共鳴。你無法用更多思考來克服思考！ABC心法改變的是感覺層面的感知，而感覺確實能產生共鳴，給你踏實感，做得愈多信念就會愈堅定，你也就愈善於感覺，感覺也就愈好。

在本書中，我始終認為保護和成長互相排斥，但信念可能是它們的交匯點。信念既能保護你，又能讓你成長。以自我為導向的保護是一種幻象，它會不斷地試圖在恐懼中預測未來，令你精疲力竭。基於自我的保護沒有實質意義，它本質上是對未來的預測，而未來本來就是未知的。信念則承認強迫性且孩子般的保護需求既無益也沒必要，因為信念來自於內心，永遠不會被剝奪。信念不需要分析和保護一系列複雜且不可預測的事件，自我對未來有許多複雜的選擇要考量，信念則是單一且簡單的道路，清晰地存在於我們選擇相信它的每個當下。正是自覺意識讓我們看清並選擇是要走上自我之路還是信念之路。

在自覺意識中，我們無時無刻都可以選擇信念。在任何情況下，信念都是有意識的決定。信念是一條以勇氣和信任為堅實基礎的獨特道路，讓我們立足於當下的現實。另一方面，憂慮則是有限的海洋，從四面八方包圍我們，我們在其中跋涉，它長期威脅著要將我們溺斃在自己的想像中。

當我們警報大作並與自己分離，對自我保護的需求就會占據主導地位，我們會在不經意間試圖避免痛苦，從而製造痛苦。當我們與自我連結，就能安心地相信，無論出現什麼情況，我們都會處理好，就像過去面對痛苦的失去一樣。

剛進醫學院時，我焦慮得一塌糊塗，但我對自己充滿信心，內心深處知道自己一定辦得到。自我為我帶來極大挑戰，但在長期、劇烈的日常警報中，我依然對自己充滿信心。四年後，我畢業時獲得兩個獎項，並擔任畢業班班長。和大多數習慣擔憂的人一樣，身為受害者，我低估自己的能力，高估面臨的挑戰，而這恰恰與信念背道而馳。

我真的相信，對自己的信念（在ABC心法推動下）已經改變我的身心。我正從兒時創造、需要巨龍來保護、基於恐懼的信念系統，轉變為基於愛的信念系統。我在當中可以與真實、純真的自己連結並獲得養分。信念讓我為自己的人生負責，讓我活在成長中，而不是需要保護的狀態。我的生理機能愈反映自信和安全，就愈容易待在身體的感覺中，而不會被誘進強迫性擔憂與反覆思量的受害者心態。我的正面生理機能反映了正面心理機能。信念讓我活在當下踏實的體內，不需要再退縮到大腦的陷阱中。

這是我有生以來第一次，透過ABC心法獲得安全之處，讓我可以在體內扎根。

信念就是接納不確定性，不離開當下。信念就是避免預測或控制的需求。不確定性讓你痛苦不堪，所有焦慮不安都源於內在小孩想要控制和避免不確定性。但若不再試圖控制它呢？你可以這樣說：「這就是不確定性……但我可以愛它！」

帶來踏實感的生理機能，源於對自身純真的深刻認知與全然相信，你只能從對自己的信念及這種生理機能出發，容許並接納未知。解釋、預測、控制和擔憂的呼喚曾帶來無法估量的痛苦，但這是基於孩子保護需求的習慣。對於已經成年的你來說，你可以選擇讓這種（過度）保護需求不再存在。在自我憐憫中，你會發現任何焦慮想法都不值得擁有，而最有愛的行動就是放手，把曾經用來追隨憂慮大唱的海妖之歌的能量，轉而運用到ABC心法上，建立對當下和自己的信念。

這輩子數不清有多少次，我確信自己會死於某種疾病，因而恐慌不已，癱倒在床上，害怕自己會早死，這種情況持續了四十年。

長達四十年。

把警報換成信念令我如釋重負。我對自己有信心，對愛有信心，相信當時候到來，該怎麼樣就怎麼樣。我沒有什麼神奇力量可以透過擔憂和反覆思量來改變未來，因此，我把它留給對自己的信念，以及對宇宙固有安全和秩序的信念。這是內在小孩看不到的安全，因為兒時的你沒有這種能力，但如果你培養選擇它的信念，現在的你也可以擁有這種能力。

沒有任何療法、維他命、研討會、書籍、藥物、毒品或運動能治癒你。你必須治癒自己，要做到這一點，就必須盡量減少與自己分離。

儘管你很難相信，但你確實愛自己。你一直都愛自己，只是自我保護巨龍以保護你為名阻擋了愛。你兒時阻擋對自己的愛，因此產生並放大警報（和焦慮）。不妨現在就開始消除愛自己的障礙，在真實、純真的自我中找到連結和信念。

選擇ABC心法而不是自我巨龍，這需要信念上的飛躍。當你扎根於身體，走出思維，進入感覺，你就能鼓起勇氣實現飛躍。

自覺意識是康復的起點，是你永久打破警報——焦慮循環的最大盟友。你無法治癒看不到（或拒絕看到）的東西。

再說一遍，沒有人會來救你，只有自己能救自己。你必須回去找內在小孩，因為當初是它一手催生過度保護的巨龍。你正在尋找的也正在尋找你，內在小孩正在尋找你，而你感受到的警報就是它的燈塔。

受害者會逃避不確定性，信念則賦予你突破不確定性的力量，無論你選擇哪條路，大腦和身體的化學物質都會支持你。一旦你學會將不確定性視為生活的調味劑，就會對自己戰勝困難的能力充滿信心，進而成為勝利者而不是受害者。拋下預測未來的需求，你將不再為無能為力的受害者提供能量，而是用這些能量來增強信念和自信。當你與純真的自己建立關愛的連結，信念的增強就是致力於愛的自然副產品。

在結束這關鍵的一章前，我想展示一下，信念如何撲滅自我巨龍的火。對於我們這些習慣擔憂的人來說，自律絕對是持守信念的關鍵。用「非常強烈」來形容陷入憂慮的誘惑還不夠，你可以把信念當作ABC心法的切入點，也可以把信念發展為獨立的心法。再次強調，這並不是對更高力量的信仰（雖然那也會有幫助），而是對自我的信念，但你必須自律，避開憂慮的誘惑和強迫性重複，轉而去感受但不解釋。

信念最強大的益處就是，它讓我立足於安全之處，我可以暫緩對憂慮的信念。憂慮有一種緊迫感，讓我們覺得必須立即做些什麼。信念為我提供有意識的空間來做ABC心法，這種有意識的自我連結打破了過去與憂慮的無意識連結。

因為自律在運用信念方面如此重要，所以我想在這裡使用先前討論自律的方式。當我陷入預設的焦慮模式時，雪地上會出現深深的凹槽，因此我們必須開闢新的途徑。

對自己的信念能解除自我批判，方法是關注自己的優點。

對自己的信念能解除自我遺棄，方法是將內在小孩與成年自我結合在一起。

對自己的信念能解除自責，因為它培養的是責任感而不是內疚。

對自己的信念能解除自我羞愧，因為它能帶來寬恕和理解。

對自己的信念能解除無法接受，方法是不斷給予自己。

對自己的信心能解除防禦性分離，因為它能讓你與自己緊密相連。

對自己的信念能解除強迫性思維，方法是證明思維沒有必要。

對自己的信念能解除抗拒，方法是提供一個地方，讓自己進入當下的平靜。

對自己的信念能解除受害者心態，方法是鼓起勇氣迎向不確定性。

對自己的信念就是對自己純真的信念。

最後有個重點，信念能讓你面對當初無法忍受的不確定性。就像癮君子想要戒菸，卻發現嘴裡叼著一根菸，根本不知道它是怎麼來的，我們這些擔憂專業戶往往會迅速且不知不覺地跳上憂慮列車，卻看不出何時可以下車。在致力於運用自覺意識和對自己懷抱信念時，我們可以創造出維克多．法蘭克爾所說的刺激與反應之間的空間。在這個自覺意識的空間裡，你可以選擇向下移動，進入身體當下的踏實感，而在此之前，你只能選擇向上，進入基於未來的擔憂。如果你能堅持用自我連結的信念來填滿這個空間，請用手按著胸口，在愛的連結中呼吸，你就會創造出新的、自我深化的凹槽，讓你持續滑向對自己的信念和ABC心法，遠離自動和強迫性擔憂。

這一章的篇幅最長是有原因的。信念確實是一切的關鍵，你需要做出信念上的飛躍，才能跳過自我巨龍的火焰，重新與多年前被巨龍藏在寶箱裡的純真自我連結。寶箱中純真的內在小孩受到太多傷害，失去信念，認為一切都只能靠自己。當你下定決心進入寶箱，與那個孩子建立連結，信念就會從這種自覺意識和意圖中誕生。

回去找那個飽受創傷的內在小孩，將是非常難熬的過程，但只要對自我連結懷抱信念，相信自己是純真的，你就掌握了治癒的關鍵。把內在小孩從杏仁核驅動的恐懼中拉出來，帶入當下與成年自我連結，你就能學會治癒焦慮，而不僅僅是應付焦慮。受創的孩童自我仍在體內，它需要知道你會陪在它身邊，用愛和成長來安慰它，而不是把它獨自留在巨龍的「保護」下。當你與自己分離，純真的自我被封閉，你將無力克服警報和焦慮。人都是透過關係獲得療癒，沒有什麼關係比我們與自己的關係更重要。

當成人版的你打開寶箱，把純真的內在小孩拉出來，完全接納、擁抱和愛它，不管它曾經想、說、做過什麼（或沒做什麼），這就是信念的飛躍。它讓我們明白一個道理：待在自己的愛中確實很安全，不再需要巨龍的保護來面對世界。我們擁有更強大的東西，也就是對自我連結的信念。

ＡＢＣ心法將你的成人思維與內在小孩感覺連結起來，消除最初造成警報和焦慮的分離。每當你感到擔憂或警報大作，那是因為你已經分裂，重新陷入深淵，以為自己可以透過思考擺脫感覺，但實際上你只是陷得更深。當你掉進過度思考的陷阱，也就無法和有感覺的內在小孩連結。ＡＢＣ心法會告訴你，內在小孩如何透過你的愛和連結來支持他們的成長。

我們遭受創傷時，一部分內在會停止成長。警報大作時，杏仁核會讓我們直接變回曾經無助的孩子。我們需要回到過去找回那個孩子，並以當時不可能出現的方式打造它的神經系統。對我們和內在小孩的連結懷抱信念，就能啟動神經系統的重塑工程，還能透過ＡＢＣ心法來加強。我們對這種連結投入的信念和努力愈多，內在小孩就愈能看清一個事實，也就是它可以信任成人自我，而成人自我也會發現可以信任內在小孩。

每當你意識到焦慮和警報，自我連結永遠是緩解的起點。無論你想過、說過、做過什麼，只要對自己純真的存在抱持信念，就能化解導致焦慮和警報的根源，也就是分離。用信念的飛躍去愛和接納內在小孩，這是任何藥物、醫師、補充劑或咒語都無法達到的效果。

我們可以打造完整的內在來療癒自己，對自己懷抱信念才能治癒警報和焦慮的根源，也就是分離。ＡＢＣ心法本質上是一種媒介，幫助我們培養對自我連結的堅定信念。

如果說我們這些習慣擔憂的人最害怕的是不確定性，那麼信念，特別是對自己的信念，就是最強大的解藥。用手輕撫胸口，深吸一口氣，對自己保證你正在這裡，告訴自己「我現在很安全」，這足以決定你要在自我遺棄、警報大作和焦慮不安中度過一生，還是要在與真實、純真的自我連結及流動的狀態中度過一生。

使用ＡＢＣ心法，訓練自己有意識地對自我連結抱持信念，這將開出一條新的凹槽，讓你持續遠離憂慮。歸根結柢，憂慮的存在是為了轉移對痛苦警報的注意力，當你與自己連結，警報就會消失，因為它只是內在小孩在尋求你的連結和愛。如果你給予自己這種連結，警報就不再需要出現。

毫無疑問，這本書會幫助你理解並治癒長期焦慮和警報。但是，除非你把這些資訊融入日常生活，否則益處很有限。請注意，自我巨龍會試圖欺騙你，讓你放棄對真實自我的信念，重新回到熟悉的警報——焦慮循環。這是多麼陰險的詭計，要你放棄ＡＢＣ心法，重新回到憂慮的老毛病。擔憂會成為警報信號，表明你又回到兒時害怕不確定性的老路上。

不確定性是你最大的老師，也是你召喚信念這個解藥的最大機會。要知道，面對不確定性時，自我的自動反應是把你拉回過去的警報中，或者開始擔憂未來。在這兩種情況下，你都會自我遺棄，因為你已經離開當下。請和當下的自己待在一起，把手放在胸口，深吸一口氣，留在身體的感覺當中（即使很痛也不要放棄！）這個做法會讓你明白，不確定性可以承受，你不必回到過去的警報或跳到對未來的擔憂。此外，對當下的信念完全接納不確定性帶來的禮物，並與它一同流動，讓你知道不確定性也可以是愉悅的，因為這也許是你生命中第一次真正無事可做，無處可去！

焦慮和警報的核心是無法容忍對未來的不確定，一直以來，不確定性對你來說是一條通往焦慮和警報的單向高速公路，但假以時日你會明白情況不一定如此。

當你面對不確定性，轉而投入對當下自我連結的信念，無論自我大唱的憂慮海妖之歌如何影響你，信念都能帶來撫慰。當你問「我現在安全嗎？」信念給你的答案永遠是「安全，我與你**同**

在，我在這裡**支持**你」。

以下是我每……一……天都要做的練習。我知道憂慮和信念無法共存，所以不妨試試。

當你意識到自己陷入擔憂，請閉上雙眼，用手按著胸口，進行幾輪呼氣，放鬆肩膀與下巴，然後對自己說：「我決定把這交給信念。」接著，有意識地將注意力轉向對身體感覺的強烈覺察，以此來中止思維的運作。持續呼吸，並與身體的感覺同在。

你對感覺的關注會讓你慢下來，而這種緩慢的節奏與思緒和憂慮的狂熱速度不一致，憂慮將因此失去能量。

這樣做多次之後，它將成為你在憂慮中獲得平靜的安全依靠。久而久之，你將學會持著信念進入平靜之處，憂慮在那裡毫無力量，因為它們唯一的力量來自於你相信自己可以預測未來。這聽起來很簡單，但確實如此。當我發現自己陷入憂慮，這是我最信任、最有效的策略之一。

呼！這章真的太長了，我想，你們只需要對我的做法抱持信念。如果你發現焦慮和警報升起，請回來讀這一章。我有絕對的信心，它一定會讓你找到踏實感，幫助你度過難關。

第一〇八章……感恩是終點，也是起點

於是，我們有了ABCDE心法，並加上代表「信念」的F（Faith）。在本書最後，我還要加上代表感恩的G（Gratitude）。

很多人都會寫感恩日記，我認為這是好主意，因為它確實會改變你的身心。感恩日記通常針對生活中你感激的外在事物，比如某個人或某件事。但我希望你的感恩日記或感恩心法專門記錄和省思你所欣賞的自我特質。

要主動關注並真正感受到對自己的憐憫和愛，不僅僅是對現在的你，還包括生命中每個年齡和階段的你。感恩那個擔驚受怕、需要保護的內在小孩，感恩那個在焦慮中迷失方向卻依然竭盡全力的自己。這個過程會增強你的信念和自我連結。

就像自律和信念可以協同作用，這個心法中的C和G步驟也可以強強聯手。如果在執行自我憐憫時，你想起為自己感到驕傲的原因，那麼在感恩時，你可以回想這些特質或成就，真正對自己所擁有的天賦充滿感激之情。關鍵是要與這種感覺連結起來，而不僅僅是想（或說或寫）這些語句。我可以對自己說：「我為你能寫出這本書而感到驕傲。」但如果我深吸一口氣，大聲說出來，並致力於感受這種自豪，它就會改變我的生理機能，我能立刻感覺到心在擴張，臉上開始浮現微笑。

如果你很難找到喜愛的自我特質，不妨聽我說一句，這在憂慮的人身上其實很常見！試著在網路上搜索「正面特質清單」，挑一些能引起你共鳴的特質。不要告訴我你沒有任何正面特質，那只是你的受害者心態在作祟。

除了省思現在的自己有哪些值得感恩的地方，我鼓勵你也下定決心，去尋找兒時你身上值得感恩的特質。你可以對自己說「我喜歡你的敏感和體貼」，或者「我喜歡你傑出的泳技」，或者「我喜歡你細心照料狗狗」，並且真切地感受每一句話。如果你能對著貼在浴室鏡子的照片這麼說，那就更好了。重要的是記住，雖然過度保護的自我長年對內在小孩進行自我打擊，但它也是你最優秀特質的來源！

建立正面的自我形象並與自我連結，有助於你建立信心。當你對自己有信心，無論專注於什麼，你都會得到更多，自信也會增加，你也會看到純真的自己身上有更多優點。如果說所有焦慮都是分離焦慮，所有警報都是分離警報，那麼當你培養自我憐憫、愛和感激時，就能治癒分離，警報也會一併治癒。警報消失後，焦慮的想法也隨之消失。

小時候，不確定性讓我們感到無能為力，但事實證明，這正是我們的力量所在：我們有能力接納並喜愛不確定性和未知，充滿信心和感激地執行ＡＢＣ心法；我們選擇看到內在小孩和生命的純真。

從致力於當下的自覺意識出發，你會看到從前的未知現在充滿了可能性和信念，而不是恐懼和憂慮。我們可以感激自己接納不確定的能力，將不確定視為生活樂趣和值得感受的一部分。當我們以這種方式看待不確定，它就具有平和開放的特質，再也不會讓我們感到恐懼並製造警報。我們不必用擔憂來填補不確定未來的空白，根本不需要用**任何東西**來填補它，不必用思考來填補每一刻，這對我來說是非常重大的啟示。不確定性帶來的痛苦是童年最大的挑戰，因此，成年後我們需要培養特殊的意識；當我們看到它，就不必成為它。

治療師和諮商心理師或許可以給你一些幫助，舊傷會因為與他人的連結而癒合得更快，特別是當對方是處理體內創傷的專家時，但真正的療癒是內在機制。在嘗試各種療法、藥物、植物、瑜伽和冥想後，我發現療癒的基礎是成人自我與兒童自我連結，心理與身體連結。為了療癒心理，我必須感受身體。為了獲得更美好的感覺，我必須增進感受的能力。

五十年前，那個驚恐的小男孩望著窗外的父親被帶走，他的警報大作，至今我依然感受得到。但我願意看到、聽到、接納、理解、愛並保護那個男孩（統稱為自我照護），因為我把他從過去的孤獨帶到今天。羅斯蒂現在和我一起生活，它知道我們在一起，就在此時此地，它覺得很安全，而且再也不用獨自回去。我看到兒時的自己和父親，我愛他們。我愛父親，因為他是善良、敏感、純真的靈魂；我也愛兒時的自己，因為他是善良、敏感的靈魂（現在依然如此）。我能感受到父親活在心中，當我成為女兒的父親時，我看到自己身上擁有他最美好的特質。我沒有把父親和他的痛苦推開，而是歡迎並珍惜他的存在，我知道我們是以一種充滿愛和憐憫的方式連結。我能感覺到羅斯蒂也活在心中，我們也以一種充滿愛和憐憫的方式連結。我愛一個純真的靈魂，在一月的那一天，我發現他過世，他選擇離開這個世界，留下一段最後的話：「這不是你的錯，也不是任何人的錯。愛你的爸爸。」我也愛發現他遺體的那個純真靈魂。

這確實不是誰的錯。世界是純真無辜的，我們也是。只是自我製造的障礙和主觀看法讓它看起來不是那麼回事。

後記

我寫這本書是為了讓父親的痛苦有意義，知道他承受的極端折磨能在世界上創造一些美好，這對我的幫助很大。我從自己和許多老師身上學到很多，以所學知識盡可能幫助飽受焦慮所苦的人，已經成為我的畢生職志。我常說，這輩子首要任務就是確保沒有人再像我一樣飽受焦慮的煎熬。我絕對相信本書和「你的身心處方：永久治癒焦慮」課程將改變全世界對焦慮的理解和治療方式，但我要重申：自我巨龍非常強大，它會鼓勵你放棄或「忘記」在這裡學到的東西，回到兒時高度警覺和擔憂的預設模式。

請不要讓這種情況發生。

謹此獻上我的愛。

羅素・甘迺迪醫師，二〇二四年四月十九日。

第一〇九章　最後一顆珠子

我從印度返家後，妻子辛西婭親手為我做了一串念珠，以一〇八顆玫瑰石英（代表無條件的愛）和稍大一點的第一〇九顆孔雀石（代表轉化）組成，我冥想時用它來記錄重複一〇八次的短語或意念，每重複一次咒語或意念就移動一顆珠子。當你完成一〇八次重複，來到較大的第一〇九顆珠子時，要感謝在人生旅途中幫助過你的老師和導師。

這是本書的第一〇九章，也是這趟寫書之旅的最後一顆「珠子」，我想感謝那些一路上幫助過我，讓我得以完成本書的人。

我對父親的感謝苦樂參半，他是促成本書出版最重要的因素，我認為給他最長的致謝合情合理。從我透過臥室窗戶目送他被救護車送走的那一刻起，我就告訴自己，我一定要讓這場混亂變得有意義。我知道父親對生活的期望遠遠超出疾病允許的範圍。從他早年在電台工作時開始，他就展現出與眾不同的特質，他的幽默感和聰明才智總是讓他大放異彩。但是，他也因為兒時嚴重的情緒和身體創傷而大受限制。

一九三四年十月五日，父親出生於加拿大安大略省薩德伯里（Sudbury），取名為貝芙麗・洛恩・傑瑪（Beverly Lorne Germa）。一九五五年以前，貝芙麗還是常見的男孩名字，但隨著他漸漸長大，這個名字愈來愈常被用作女孩的名字，這是他的另一個不利因素。他是早產兒，體重只有二十五盎司（七百一十公克）多一點。沒錯，二十五盎司，也就是一磅半多。我記得祖母說過，他輕到讓她可以把結婚戒指戴在他肩膀上。他們把他裝在鞋盒裡帶回家時，還以為他活不下來。但他還是活下來了。如今，即使兒科重症病房的技術再先進，以這等體重出生的嬰兒預後也很差。他是一個奇蹟。

我承認，剛出生就鬼門關前走一遭，為他帶來很大的痛苦。我確實後悔十幾歲時從情感上遠離他，因為他的精神崩潰常令人心碎且難堪。如今，我在很多方面都比他在世時更接近他，並以不同方式看待他。我知道，當初我眼中看到的都是他的病，而不是他本人。不過，我很慚愧地告訴你，那時我覺得父親讓我丟臉，所以考上醫學院後（他來不及看到我的成功，因為在我被錄取的六個月前他就已經去世），我把姓從原本的傑瑪改為母親娘家姓氏甘迺迪。

我喜歡開玩笑地說，甘迺迪醫師比傑瑪醫師好聽多了。

玩笑歸玩笑，記憶中，在他比較正常的那些日子裡，他會帶我去釣魚，教我運動和打撞球。在某種程度上，我覺得我正在實現他未完的使命，為世界帶來改變。因此，如果這本書對你有所啟發，如果你願意花點時間為他的犧牲表達感謝，我將大為感激，我知道他也一樣！

小時候是母親支撐整個家，我非常感激她。一九五八年，她從蘇格蘭移民加拿大，成為註冊護士。事實上，父親是她的病人，他們就是這樣認識的。母親常收聽父親的廣播節目，是他的忠實聽眾，在他康復後不久就成為他的妻子。

母親很堅強，我二〇二四年二月寫這篇文章時，她已經九十歲，身體依然硬朗，但非常焦慮（或者應該說是警報大作！）在父親多次自殺未遂、憂鬱、狂躁和瘋狂的過程中，我只見過她哭過幾次。因為她蘇格蘭式的職業道德，我們總是有地方住，有飯吃。為了維持家中生計，她經常加班，我對母親及她的諸多犧牲充滿感激。她的一生並不容易，但她始終以無私和堅定的態度，以及永遠恪守榮譽的精神，支持著我和弟弟。甘迺迪家族的座右銘是「做人必須考慮結局」，而她總是確保我們平安無事。

母親始終支持我，現在也支持我寫這本書。她很清楚焦慮和警報的感覺，因為她已經深受其害將近九十年。雖然經歷了風風雨雨，她一直保持傑出的幽默感，我也遺傳了這個特質，成為脫口秀演員，本書許多有趣的部分都來自她對笑聲的熱愛。

妻子辛西婭基本上救了我的命，因此，這本書能交到你的手上，她可以說居功厥偉。二〇一三年，我的阿基里斯腱斷裂，精神崩潰，無法想像有一天能將知識傳授給這世界。辛西婭從這段療癒之旅的起點就陪著我，幫助我恢復健康。我們一起參加許多培訓和工作坊的課程，能夠和她一起學習是一種恩賜。在本書的創作過程中，能夠借鑑她的身體經驗創傷治療專業知識是多麼寶貴。我的「辛辛」是真正美麗的靈魂，是上天恩賜的絕妙禮物。

我還要感謝幾位家人，包括弟弟史考特，他親身經歷父親的瘋狂，幸好後來建立了幸福的家庭。女兒莉安卓也曾與焦慮怪獸（和海怪！）對抗，但她一直在我的私生活和職業生涯中給予愛的支持。莉安卓還告訴我，愛是安全的，她逗我笑的能力也首屈一指。她還是我兩個外孫子女艾薇兒和安格斯（Angus）的母親，他們都遺傳了甘迺迪家族特有的幽默感。

感謝心靈導師吉拉・戈盧布，我永遠心存感激。我仍然記得二〇一四年十月那天，她和得力助手戴夫・羅默（Dave Romer）以及布瑞塔・弗洛巴赫（Britta Frombach）把我從情緒崩潰的死藤水之旅中接走。吉拉、布瑞塔和戴夫給我的教誨和支持為這本書的誕生奠定基礎，我將永遠感謝他們，感謝他們在一些非常黑暗的心理之夜給了我希望。

諾伊菲爾德博士是我非常珍貴的良師益友，他的教誨令我產生深深共鳴，陪伴著我朝向情緒愈來愈穩定的方向前進。我的警報理論大部分基礎都來自諾伊菲爾德博士，如果沒有他和諾伊菲爾德研究所，這本書就不會具備同樣的共鳴和深度。

還要感謝那些對我的生活和事業產生真正影響的醫師。約翰．諾斯沃西醫師（現任梅約診所執行長）是我在醫學院期間遇到最和藹可親、最富有同情心的醫師。此外，英屬哥倫比亞省維多利亞市的布魯斯．米田（Bruce Yoneda）醫師也是我的同事（還是前冰上曲棍球隊友），他品格高尚，樂於助人，在為我斷裂的阿基里斯腱動手術時不遺餘力。布魯斯非常照顧我，也幫助我在身心兩方面重新站起來。索爾．伊塞羅（Saul Isserow）醫師和麥克．穆爾維（Michael Mulvey）醫師也是傑出的專家，他們在一些非常黑暗的時期幫助了我。麥克是精神科醫師，始終支持我的非傳統理論！此外，還要感謝尼瑪．拉赫曼尼（Nima Rahmany）醫師，感謝他的友誼以及我們之間關於情緒和創傷癒合的無盡討論；還要感謝澳洲朋友兼同事珍．德雷珀（Jen Draper）醫師，感謝她的智慧和支持。

我確實有更靈性的一面，感謝靈媒黛布拉．多克森（Debra Doerksen）幫助我獲得直覺的天性，這對我理解創作本書所需資訊非常管用。此外，還要感謝愛德華．坦吉爾菲爾德（Edward Dangerfield），他幫助我利用呼吸進入更深層次的寧靜和智慧之境，這方面的技巧也已體現在書中。

我要特別感謝醫師同事基斯．霍爾登（Keith Holden），是他啟發了我，並開闢一條非傳統道路來治癒自己和他人。

感謝我的老師和治療師索菲亞．布霍爾茨（Sophia Buchholz）、琳達．斯特爾特（Linda Stelte）、伯恩斯．加洛韋（Berns Galloway）、泰特．麥克法蘭（Tait MacFarlane）和金吉．亨德森（Ginger Henderson），他們幫助我治癒創傷，也為本書貢獻了很多觀點，在此一併致謝！

多年來，許多人都為本書手稿提供寶貴的意見和支持，特別是好朋友安潔拉・里納爾迪斯（Angela Rinaldis）。謝謝妳，安潔拉，謝謝妳一直陪著我！

非常感謝臉書好友加琳娜・辛格（Galina Singer），十年前我向她徵求意見時，她鼓勵我寫作。加琳娜為我種下一顆種子，讓我相信自己真的可以成為優秀作家，寫出一本書。加琳娜並不認識我卻幫助我，原因無他，她是好人。你永遠不知道幫助人可以帶來什麼影響！

我還要感謝妮可・勒佩拉博士的教誨，她也被稱為整體心理學家。妮可的工作對我產生明顯的影響，這個世界有她多麼幸運。

覺醒村出版社（Awaken Village Press）的艾曼達・詹森（Amanda Johnson）在本書第一版的製作過程中貢獻良多，而第一版也真正開啟了我的作家生涯。朋友羅蘋・艾林森（Robyn Ellingson）告訴我，在二〇〇七年她建議我參加沙克第・姆的瑜伽教師培訓前，我就已經開始寫這本書了。十六年後，羅蘋仍在幫助我編修內容和提供建議！

我非常感謝梅爾・羅賓斯、冉甘・查特吉博士（Rangan Chatterjee）和克里斯・威廉森（Chris Williamson）邀請我在他們的播客中宣傳這本書。

英國艾柏里出版社（Ebury Press）的安雅・海伊斯（Anya Hayes）在看過恰特吉（Chatterjee）博士的節目後聯絡我，並萌生出版第二版的想法。安雅一直非常支持我，很感謝她主動提議製作第二版。

我與美國聖馬丁出版社的喬爾・福提諾斯（Joel Fotinos）和艾米麗・安德森（Emily Anderson）合作非常愉快。即使我在最後一刻還想做些改動，艾米麗依然超有耐心地配合！

數不清有多少次，經紀人傑夫・西爾伯曼（Jeff Silberman）超越份內職責，協助我擺脫困境，推動工作進展，真是個大好人！

我還要感謝「焦慮醫師」團隊的成員：迪米特拉・埃曼努艾拉・阿西馬基斯（Dimitra Emanuela Asimakis）、艾咪・蓋蘭（Emi Geylan）和麗安卓・雅洛麗絲（Leandra Yellowlees），她們寶貴的協助讓我打造理念並將作品推向全世界。

最後我要說，我見過有人把焦慮視為天賦。雖然我很想說焦慮是天賦，我很感激它，但我還沒有辦法做到。目前我能說的是：「我焦慮，但我可以愛這樣的自己！」

我深深感激的是，焦慮和警報確實幫助了我，讓我有機會看到並接納純真的自己，不管去哪裡都能帶著羅斯蒂。喔，對了，謝謝你，羅斯蒂，謝謝你的愛和支持。

專有名詞解析表

警報：一種埋藏在體內被啟動的能量，來自於體內儲存的未解舊創傷，是大腦中焦慮的根源。

警報——焦慮循環：本書的理論依據，一種自我強化的回饋循環。體內儲存的警報會觸發大腦的憂慮想法，而大腦的憂慮又會觸發體內儲存的警報。

杏仁核：位於大腦顳葉的雙側杏仁狀結構，幾乎與我們面臨的所有真實或想像中的危險有關。

焦慮：大腦為了把你留在腦中，遠離體內存儲的警報所帶來的舊痛苦，於是強迫性地製造警告、假設和最壞情況。

自律神經系統：人體周邊神經系統的一部分，負責傳遞內臟訊號，控制身體的自主與非自主功能。自律神經系統通常分為交感神經（戰鬥或逃跑）和副交感神經（休息和消化）兩個分支。

自覺意識：在本書中，自覺意識是指有意識地將注意力導向當下身體的感覺、感受、情緒、想法或憂慮。

背景警報：在我們的意識（大部分是無意識的）背景中，潛藏著令人不適的能量，驅動大腦的擔憂。

調控：在本書中，調控指的是自律神經系統學習自動調整、調節的過程。自律神經系統可以根據兒時環境中安全或危險的情況自我調整，優先對安全或危險做出回應。

認知：指有意識的思考、推理或記憶過程。

察覺、意識到：有意圖、主動的覺察或刻意引導的功能。

預設模式網路：大腦的一種網路模式，當我們並未專注於某項特定任務時，它會產生有組織的重複神經活動模式。對於那些容易焦慮和警報的人來說，可能會不知不覺地自動進入反覆思量和擔憂的狀態，而這種狀態可能是由預設模式網路主導的。

解離：一種不知不覺間與意識分離的過程，屬於白日夢及防禦性的方式，為了遠離令人痛苦的想法、感受或記憶。離開對身體的有意識感知，遁入遙遠的大腦無意識層面。

背側迷走神經關閉：人類的反應機制，類似動物被掠食者逼入絕境的凍結和／或假死過程。在這種狀態下，眼神接觸極少，聲音變得單調，肢體動作極少，面部失去血色和表情。從根本上說，這是一種解離的狀態，社會參與系統完全停擺。

自我：內心深處過度保護的無意識部分，會強迫性地試圖迴避或封鎖任何曾帶來不適或痛苦的人事物。

自我巨龍：我創造的強大但愚蠢的神話角色，用來解釋自我在人生中頑固而強大的影響力。

情緒釋放療法：透過拍打或撫觸身體，在體內產生有意識的感覺，進而帶動活在當下的自覺意識，使神經系統發生正面變化。

外感：人透過神經系統感知外部環境的過程。

前景警報：自律神經系統中交感神經分支的活動，是身體對真實或感知到的威脅做出的戰鬥、逃跑或凍結反應。

遺傳性家庭創傷：透過表觀遺傳性變化、學習行為以及內外環境壓力，從父母傳遞給後代的創傷經歷。

腦島或腦島皮質：在本書中泛指大腦的構造，用於調節和重現體內與背景警報直接相關的感覺。

整合：將分離的部分結合為功能正常的整體，實務上泛指將兒童時期功能失調的應對策略（如長期憂慮）整合到成人時期功能性及適應性的整體中。

內在家庭系統療法：由理查・施瓦茨（Richard Schwartz）博士首創的療法，運用「自我能量」將被情緒流放的內在帶入高我，整合成功為完整的整體。

內感：神經系統感知內在環境的過程，體內的背景警報會透過它驅動大腦的焦慮思維。

邊緣系統：泛指大腦中較具「情緒性」的部分。

搖頭丸：又名快樂丸，一種藥物／化學物質，透過強烈刺激血清素通路，產生一種與愛深刻連結的感覺。

神經感知：神經系統感知內外環境的過程。

副交感神經系統：自律神經系統的休息和消化分支，參與能量保存及情緒和身體調節。迷走神經是該系統的主要神經。

擺動：身體經驗療法的一種技巧，讓痛苦與愉快或中性感覺交替出現，藉此讓大腦的無意識層面知道，警報並不是我們存在的全部（儘管兒時可能有這種感覺）。

多重迷走神經理論：透過迷走神經的演化來解釋自律神經系統適應創傷的能力。處於「腹側迷走神經狀態」時，社會參與系統就會啟動，而處於「背側迷走神經狀態」時，你就會解離、關閉並出現明顯的社會連結遲鈍。

增強作用：神經信號或通路因反覆被啟動而變得更強、更容易被激發。

前額葉皮質：在本書中泛指大腦負責推理、調節行為和生理機能的構造。

迷幻物質：包括賽洛西賓、死藤水和迷幻藥在內的化合物，能消除意識與無意識的分離，消解以自我為基礎的「我」感，結果是將無意識的過程感知為似乎實際發生於意識層面。失去以自我為基礎的「我」感也會讓人覺得與萬物合一，而不是一個獨立的「我」。

強迫性重複：佛洛伊德提出的術語，代表一種強烈而無意識的衝動，會在成年生活中重現童年環境。

社會參與系統：人類的神經生物網路，透過目光接觸、語調和聲音韻律、肢體語言和面部表情等等，進行人與人的連結。

身體或軀體：泛指肉體。

身體經驗療法：由彼得．萊文博士首創的療法，利用對身體感覺的覺察來調節心理和神經系統。

壓力荷爾蒙：是腎上腺素、正腎上腺素和皮質醇的總稱，讓我們的身心做好準備，以應對真實或想像中的威脅。短期內我們對這些化學物質的耐受性很好，但長期接觸會削弱身心功能。

交感神經系統：自律神經系統的分支，用於啟動並激發行動，通常被稱為戰鬥或逃跑狀態。但是，如果被過度激發或啟動時間過長，可能導致凍結狀態。

無意識、**不自覺**：一種存在於意識之外的能量庫，包括感覺、想法、記憶和動力，也包括自兒時就編入體內的運動和自動行為模式。

迷走神經：第十對腦神經，也是副交感神經系統（休息和消化）的主要神經，還是多重迷走神經理論的主要角色。

寬容之窗：一個人能保持最佳功能的振作區域。背景警報會縮小這個最佳反應範圍，讓我們更容易出現被動反應，更難活在當下、理性和踏實感當中。

參考資料

Bird, Nicola. 2019. *A Little Peace of Mind: The Revolutionary Solution for Freedom from Anxiety, Panic Attacks and Stress*. London: Hay House UK.

Block, Peter. 2003. *The Answer to How Is Yes: Acting on What Matters*. San Francisco: Berrett-Koehler Publishers.

Block, Peter. 2008. *Community: The Structure of Belonging*. San Francisco: Berrett- Koehler Publishers.

Bradshaw, John. 2005. *Healing the Shame That Binds You: Recovery Classics Edition*. Deerfield Beach: Health Communications, Inc.

Bradshaw, John. 1999. *Homecoming: Reclaiming and Championing Your Inner Child*. New York: Bantam Doubleday Dell Audio.

Bridges, William. 2003. *Managing Transitions: Making the Most of Change*. Boston: Da Capo Lifelong Books.

Brown, Brené. 2019. *Braving the Wilderness: The Quest for True Belonging and the Courage to Stand Alone*. New York: Random House.

Brown, Brené. 2013. *The Power of Vulnerability: Teachings of Authenticity, Connection, and*

Courage. Louisville: Sounds True, Inc.

Brown, Brené. 2010. *The Gifts of Imperfection: Let Go of Who You Think You're Supposed to Be and Embrace Who You Are*. Center City: Hazelden Publishing.

Cease, Kyle. 2017. *I Hope I Screw This Up: How Falling in Love with Your Fears Can Change the World*. Webster: Audible Studios.

Chödrön, Pema. 2018. *The Places That Scare You: A Guide to Fearlessness in Difficult Times*. Boulder: Shambhala Publications.

Dana, Deb. 2018. *Polyvagal Theory in Therapy: Engaging the Rhythm of Regulation*. New York: W. W. Norton & Company.

Frankl, Viktor E. 2006. *Man's Search for Meaning*. Boston: Beacon Press.

Grof, Stanislav and Christina Grof. 2010. *Holotropic Breathwork: A New Approach to Self-Exploration and Therapy (SUNY Series in Transpersonal and Humanistic Psychology)*. Albany: Excelsior Editions; Illustrated Edition.

Hanson, Rick and Richard Mendius. 2009. *Buddha's Brain: The Practical Neuroscience of Happiness, Love, and Wisdom*. Oakland: New Harbinger Publications.

Hawkins, David R. 2014. *Power vs. Force: The Hidden Determinants of Human Behavior*. Carlsbad: Hay House Publishing.

Huber, Cheri. 2014. *Unconditional Self- Acceptance: The Do- It- Yourself Course*. Louisville: Sounds True, Inc.

Jeffers, Susan. 2012. *Feel the Fear and Do It Anyway.* London: Vermilion.

LeDoux, Joseph. 2016. *Anxious: Using the Brain to Understand and Treat Fear and Anxiety.* New York: Penguin Books.

Levine, Amir and Rachel Heller. 2012. *Attached: The New Science of Adult Attachment and How It Can Help You Find— and Keep— Love.* New York: TarcherPerigee.

Levine, Peter A. 2008. *Healing Trauma: A Pioneering Program for Restoring the Wisdom of Your Body.* Louisville: Sounds True, Inc.

Levine, Peter A. and Ann Frederick. 1997. *Waking the Tiger: Healing Trauma. Berkeley: North Atlantic Books.*

Lewis, Thomas, Fari Amini, and Richard Lannon. 2001. *A General Theory of Love.* New York: Vintage Books.

Lipton, Bruce H. 2016. *The Biology Of Belief: Unleashing the Power of Consciousness, Matter & Miracles.* Carlsbad: Hay House, Inc.

Maté, Gabor. 2022. *The Myth of Normal: Trauma, Illness, and Healing in a Toxic Culture.* New York: Avery Publishing.

Miller, Alice. 2008. *The Drama of the Gifted Child: The Search for the True Self.* New York: Basic Books.

Miller, Alice. 2005. *The Body Never Lies: The Lingering Effects of Hurtful Parenting.* New York: W. W. Norton & Company.

Myss, Caroline. 1998. *Why People Don't Heal and How They Can.* New York: Harmony Books.

Paul, Sheryl. 2019. *The Wisdom of Anxiety: How Worry and Intrusive Thoughts Are Gifts to Help You Heal.* Louisville: Sounds True, Inc.

Peterson, Jordan B. 2018. *12 Rules for Life: An Antidote to Chaos*. Toronto: Random House Canada.

Porges, Stephen W. 2011. *The Polyvagal Theory: Neurophysiological Foundations of Emotions, Attachment, Communication, and Self- Regulation.* New York: W.W. Norton & Company.

Rankin, Lissa. 2016. *The Fear Cure: Cultivating Courage as Medicine for the Body, Mind, and Soul.* Carlsbad: Hay House, Inc.

Robbins, Mel. 2017. *The 5 Second Rule: Transform Your Life, Work, and Confidence with Everyday Courage.* Brentwood: Savio Republic.

Schaub, Friedemann. 2012. *The Fear and Anxiety Solution: A Breakthrough Process for Healing and Empowerment with Your Subconscious Mind.* Louisville: Sounds True, Inc.

Sharma, Robin. 2007. *The Monk Who Sold His Ferrari.* New York: HarperCollins Publishers.

Siegel, Daniel J. 2010. *Mindsight: The New Science of Personal Transformation.* New York: Bantam Books.

Siegel, Daniel J. 2011. *The Neurobiology of "We": How Relationships, the Mind, and the Brain Interact to Shape Who We Are.* Louisville: Sounds True, Inc.

Singer, Michael A. 2007. *The Untethered Soul: The Journey Beyond Yourself.* Oakland: New

Harbinger Publications.

Tatkin, Stan. 2018. *Relationship Rx: Insights and Practices to Overcome Chronic Fighting and Return to Love.* Louisville: Sounds True, Inc.

Tolle, Eckhart. 2005. *A New Earth: Awakening to Your Life's Purpose.* New York: Penguin Books.

Tolle, Eckhart. 2004. *The Power of Now: A Guide to Spiritual Enlightenment.* Vancouver: Namaste Publishing.

Van der Kolk, Bessel A. 2015. *The Body Keeps the Score: Brain, Mind, and Body in the Healing of Trauma.* New York: Penguin Books.

Watt, Mélanie. 2006. *Scaredy Squirrel.* Toronto: Kids Can Press Ltd.

Wolynn, Mark. 2017. *It Didn't Start With You: How Inherited Family Trauma Shapes Who We Are and How to End the Cycle.* London: Vermilion.

作者介紹

羅素．甘迺迪醫師（Dr. Russell Kennedy）被譽為「焦慮醫師」，他是醫師、焦慮症專家、暢銷書作家、企業演講家、瑜伽和冥想老師，也是父親和祖父，更是正在康復的慮病症患者。

羅素醫師擁有醫學和神經科學大學學位，行醫生涯接觸過十多萬病人。他認為絕大多數精神疾病都始於兒童時期，為此，他在溫哥華諾伊菲爾德研究所接受發展心理學碩士培訓。

羅素的焦慮症始於混亂不堪的家庭，父親患有思覺失調症和雙向情緒障礙。成年後，他開始漫長而沮喪的焦慮療癒之路，其中不乏死胡同。身為醫師，多年來，羅素可以充分使用「現代」傳統心理學和精神病學所能提供的最佳方法和藥物，但傳統方法只能提供有限緩解。為了找到解決辦法，他奮力闖出一條非傳統道路，許多突破都來自於對非傳統、非典型和反直覺的追求。

他經常說，他需要幫助別人，而這是他無法幫助父親的，他不希望別人像他一樣受苦，於是努力幫助其他家庭治癒情緒問題，讓父親的痛苦變得有意義。不過，他的工作並非完全嚴肅，多年來，他白天是醫師，晚上則是脫口秀演員，在全國各地的俱樂部表演。

醫師身兼脫口秀演員很不尋常，但羅素坦承自己不是典型的醫師。他在印度的寺廟學習冥想和專注力，成為合格的瑜伽和冥想老師，執行整體自療呼吸法®，並服用迷幻藥（植物），盡可能觀察和體驗心理狀態。在服用治療劑量的迷幻藥時，他發現焦慮的根源，並利用這個知識發展出一套理論，最終達到治癒。這個理論就在他的著作中，沒有比親身經歷過迷宮並能為他人指明出路更好的嚮導。

請上官網 www.theanxietymd.com，與羅素一起繼續旅程。

國家圖書館出版品預行編目（CIP）資料

你就是自己的焦慮處方：專業心理醫師寫給情緒壓力族群的108則身心靈自癒指引 / 羅素・甘迺迪醫師（Dr. Russell Kennedy）著；蔡心語譯.
初版. -- 臺北市：商周出版，城邦文化事業股份有限公司出版：
英屬蓋曼群島商家庭傳媒股份有限公司城邦分公司發行, 2025.05
480面；14.8×21公分. -- (@AWAKE)
譯自：*The Anxiety Prescription: The Revolutionary Mind-Body Solution to Healing Your Chronic Anxiety*
ISBN 978-626-390-522-1（平裝）
1.CST: 焦慮症 2.CST: 心理治療
415.992　　114004525

@AWAKE系列

你就是自己的焦慮處方：

事業心理醫師寫給情緒壓力族群的 108 則身心靈自癒指引

原著書名／*The Anxiety Prescription: The Revolutionary Mind-Body Solution to Healing Your Chronic Anxiety*
作　　者／羅素・甘迺迪醫師（Dr. Russell Kennedy）
譯　　者／蔡心語
企畫選書／楊如玉
責任編輯／魏麗萍

版　　權／吳亭儀、游晨瑋
行銷業務／周丹蘋、林詩富
總 編 輯／楊如玉
總 經 理／彭之琬
事業群總經理／黃淑貞
發 行 人／何飛鵬
法律顧問／元禾法律事務所 王子文律師
出　　版／商周出版
城邦文化事業股份有限公司
台北市 115020 南港區昆陽街 16 號 4 樓
電話：(02) 25007008　傳真：(02)25007579
E-mail：bwp.service@cite.com.tw
Blog：http://bwp25007008.pixnet.net/blog
發　　行／英屬蓋曼群島商家庭傳媒股份有限公司城邦分公司
台北市南港區昆陽街 16 號 8 樓
書虫客服服務專線：(02)25007718；(02)25007719
服務時間：週一至週五上午 09:30-12:00；下午 13:30-17:00
24 小時傳真專線：(02)25001990；(02)25001991
劃撥帳號：19863813；戶名：書虫股份有限公司
讀者服務信箱：service@readingclub.com.tw
城邦讀書花園：www.cite.com.tw
香港發行所／城邦（香港）出版集團有限公司
香港九龍土瓜灣土瓜灣道 86 號順聯工業大廈 6 樓 A 室
E-mail：hkcite@biznetvigator.com
電話：(852) 25086231 傳真：(852) 25789337
馬新發行所／城邦（馬新）出版集團 Cité (M) Sdn. Bhd.
41, Jalan Radin Anum, Bandar Baru Sri Petaling,
57000 Kuala Lumpur, Malaysia.
Tel: (603) 90578822 Fax: (603) 90576622
Email: cite@cite.com.my

封面設計／周家瑤
內文排版／芯澤有限公司
印　　刷／卡樂彩色製版印刷有限公司
經 銷 商／聯合發行股份有限公司
電話：(02) 2917-8022 Fax: (02) 2911-0053
地址：新北市 231028 新店區寶橋路 235 巷 6 弄 6 號 2 樓

■ 2025 年 5 月初版　　Printed in Taiwan
定價 630 元

城邦讀書花園
www.cite.com.tw

ISBN 978-626-390-522-1（平裝）EISBN 978-626-390-519-1（EPUB）